互联网＋乡村医生培训教材

总主编　何清湖　宋春生

U0711550

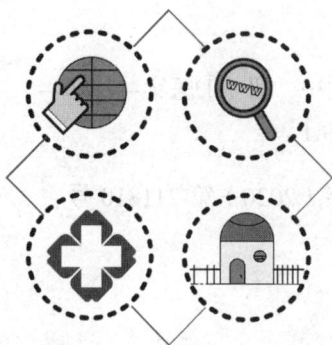

名医医案导读

（供乡村医生、全科医生等基层医护人员用）

主编　胡方林　刘桂荣

全国百佳图书出版单位
中国中医药出版社
·北京·

图书在版编目（CIP）数据

名医医案导读 / 胡方林，刘桂荣主编 . —北京：
中国中医药出版社，2021.1
互联网＋乡村医生培训教材
ISBN 978-7-5132-6499-0

Ⅰ . ①名… Ⅱ . ①胡… ②刘… Ⅲ . ①医案—中国—
职业培训—教材 Ⅳ . ① R249.1

中国版本图书馆 CIP 数据核字（2020）第 211810 号

中国中医药出版社出版
北京经济技术开发区科创十三街 31 号院二区 8 号楼
邮政编码 100176
传真 010-64405721
三河市同力彩印有限公司印刷
各地新华书店经销

开本 787×1092 1/16 印张 14.25 字数 272 千字
2020 年 1 月第 1 版 2021 年 1 月第 1 次印刷
书号 ISBN 978-7-5132-6499-0

定价 49.00 元
网址 www.cptcm.com

社 长 热 线 010-64405720
购 书 热 线 010-89535836
维 权 打 假 010-64405753

微信服务号 zgzyycbs
微商城网址 https://kdt.im/LIdUGr
官 方 微 博 http://e.weibo.com/cptcm
天猫旗舰店网址 https://zgzyycbs.tmall.com

如有印装质量问题请与本社出版部联系（010-64405510）

《名医医案导读》编委会

前　言

习近平总书记指出："没有全民健康，就没有全面小康。"2020年10月，中国共产党第十九届中央委员会第五次全体会议审议通过了《中共中央关于制定国民经济和社会发展第十四个五年规划和二〇三五年远景目标的建议》，其中明确指出："坚持把解决好'三农'问题作为全党工作重中之重，走中国特色社会主义乡村振兴道路，全面实施乡村振兴战略。"

随着社会主义新农村建设的不断推进、医药卫生体制改革的日益深化和农村疾病流行模式的逐步改变，农村居民对乡村医生的整体素质寄予了新的期待，农村卫生工作对乡村医生提出了更高要求。乡村医生是我国医疗卫生服务队伍的重要组成部分，是最贴近亿万农村居民的健康"守护人"，是发展农村医疗卫生事业、保障农村居民健康的重要力量。长期以来，受多种历史条件影响，我国乡村医生业务素养整体不高，乡村医疗服务水平比较低下，与乡村经济蓬勃发展、农村居民医疗卫生服务需求日益增长的速度不相适应。因此，全面加强乡村医生队伍建设，提升乡村医疗服务水平，构建和谐稳固的基层医疗服务体系，是新时代发展对乡村医疗服务提出的新要求，是达到全面实施乡村振兴战略目标的重要内容。

立足国情，紧扣需求，尊重规律，制定实施全面建成小康社会阶段的乡村医生教育规划，强化素质能力培养培训，加快乡村医生队伍向执业（助理）医师转化，提高整体服务水平，逐步缩小城乡基层卫生服务水平的差距，已经成为当前和今后一段时期深化医改、加强农村卫生工作、推进新农村建设、保障和改善民生的一项重要而紧迫的任务。

为全面落实党中央重要决策部署，中国中医药出版社和湖南中医药大学共同策划了《互联网＋乡村医生培训教材》的编写出版工作。旨在通过编写规范化教材，以互联网＋网络远程教学、面授讲座和临床辅导教学相结合等方式，提升乡村医生专业理论水平和临床操作技能，以满足新时代基层人民的健康需求。

为了编写好本套教材，我们前期做了广泛的调研，充分了解了基层乡村医生的切实需求，在此基础上科学设置了本套教材内容体系和分册章目。本套教材共设置了《中医基本理论》《经方临床应用》《中医经典名句》《中医适宜技术》《名医医案导读》《中医名方名药》《中草药辨识与应用》《健康教育中医基本内容》《初级卫生保健》《西医诊疗技能》《常见疾病防治》《危急重症处理》12 本分册，编写过程中注重突出以下"五性"特色。

1. 科学性。力求编写内容符合客观实际，概念、定义、论点正确，论据充分，实践技能操作以卫生部门标准或规范、行业标准、各学会规范指南等为依据，保证内容科学性。

2. 实用性。《互联网＋乡村医生培训教材》主要是针对在职的乡村医生，在教材编写的基本要求和框架下，以实际需求为导向，充分考虑基层医疗"简、便、廉、验"的客观要求，根据乡村医生的切实需求设置教材章目，注重技能水平的提高和规范化。

3. 先进性。医学是一门不断更新的学科，在本套教材的编写过程中尽可能纳入最新的诊疗理念和技术方法，避免理论与实践脱节。

4. 系统性。在明确培训的主要对象是在职乡村医生的基础上，有针对性地设置了培训章节和条目，内容强调六位一体（预防、医疗、康复、保健、计划生育、宣传教育），并充分考虑到学科的知识结构和学员认知结构，注意各章节之间的衔接性、连贯性及渗透性。

5. 启发性。医者意也，要启发悟性，引导乡村医生在培训教育和工作实践中不断发现问题、解决问题，从而在工作中不断提高自己的医疗实践能力。

另外，本套教材在整体展现形式上也有较大创新：以纸质教材为主体，辅以多元化的数字资源，如视频、音频、图片、PPT 等，涵盖理论阐述、临床操作等内容，充分体现互联网＋思维。

为了尽可能高标准地编写好全国首套基层医生规范化培训教材，我们公开在全国进行了各分册编写人员的遴选，参编人员主要来自全国各大高校和三级甲等医院中学验俱丰的医学专家、学者。全体编写人员肩负使命与责任，前后历时两年余，反复打磨，在完成教材基本内容的基础上，又完善了教学大纲和训练题库，并丰富了数字教学资源，力求编写出一套以在职乡村医生为主要对象、线上线下相融合的基层医生继续教育精品教材，填补乡村医生规范化培训教材的空白。

习近平总书记指出：当今世界正经历百年未有之大变局，我国正处于实现中华民族伟大复兴的关键时期。当前，我国医疗卫生事业发展迎来历史机遇期，进一步转变医学目的，实现我国医疗卫生工作重心下移、战略目标前移，需要全体医务工作者的共同努力。我们真诚希望本套教材的出版和使用，能够为我国乡村医生系统规范化培训提供教材蓝本，为全面提升乡村医疗卫生水平提供助力。

由于我们是首次系统编写乡村医生培训教材，加之融合互联网技术的应用，没有太多经验可以借鉴，本套教材的内容和形式尚有不足之处，希望广大读者能不吝指出，以便我们及时修订和完善，不断提高教材质量。也真诚希望广大乡村医生能够有所收获，在充满希望的美丽乡村建设中，更加有所作为！

何清湖　宋春生
2020 年 11 月孟冬

编写说明

　　《名医医案导读》是"互联网＋乡村医生培训教材"之一，适用于乡村全科医生课程教学和"互联网＋"背景下自学使用，既是学习历代名家临床经验的实用读本，又是广大医务人员的临床参考书。

　　本教材的编写力求突出实效性，突出中医医案学的特色，即读者通过医案的学习和分析，体悟中医名家的学术思想和临床经验，了解中医医案的发展脉络及中医医案风格特色，从而形成中医临床思维，提升其中医学术研究能力，强化和提高运用中医医案学理论和方法解决常见病、多发病、疑难杂证及危重病的综合分析能力和处理具体问题的能力，进一步提高医案的书写能力和质量。在内容上，本教材力求精练、简洁、真实，重点突出、深浅适度。

　　本教材的特点在于"辨证思路"和"治疗经验"，每个医案结合医家的学术思想和临床经验详细进行分析，使读者既能明晰个案，又能了解医家学术全貌和辨证论治的思路。

　　本教材在编写过程中，各位编委通力合作，保证了编写任务如期完成。其中概论由胡方林、刘桂荣编写，钱乙、叶桂医案由马玉芳编写，许叔微、李杲医案由吕凌编写，张从正医案由张星平编写，陈自明、李中梓医案由孙丽英编写，罗天益、朱震亨医案由胡素敏编写，汪机、张介宾医案由刘晓芳编写，薛己、喻昌医案由张亮亮编写，孙一奎、王维德医案由张明锐编写，缪希雍、秦伯未医案由张弘编写，陈实功、张锡纯医案由李丽编写，张璐医案由杨必安编写，薛雪、徐大椿医案由孙涛编写，余霖、吴瑭医案由杨云松编写，王士雄、蒲辅周医案由金钊编写，丁甘仁、李聪甫医案由庞杰编写，曹颖甫、岳美中医案由刘亚梅编写，施今墨、祝味菊医案由英洪友编写，程门雪医案由陈聪编写，章次公医案由李文华编写，姜春华医案由谷浩荣编写，关幼波医案由刘珊编写，邓铁涛医案由刘成丽编写，朱良春医案由师建平编写，刘渡舟、赵绍琴医案由熊俊编写，路志正医案由马凤丽编写，杨艳红担任学术秘书。首届全国名中医、湖南中医药大学第一附属医院"终身教授"王行宽教授在本教材编写过程中提出了宝贵意见并对教材进行了审定，在此一并表示感谢！

本教材系首次纳入"互联网＋乡村医生培训教材"，虽数易其稿，仍难免有不足之处，望广大同道及读者提出宝贵意见，以期再版时完善提高。

《名医医案导读》编委会

2019 年 12 月

目　录

第一章　概论

中医医案又称为诊籍、病案、验案、个案、脉案、方案等，是医家综合运用中医理法方药诊疗疾病的真实记录，反映了医家临床辨证、立法、处方用药的临床经验和思维过程。研究中医医案，分析提炼医案中蕴含的极具价值的中医学术思想和临床诊疗经验，对中医理论发展和临床实践进步大有裨益。

第一节　中医医案发展源流

中医医案约始于秦汉，发展于宋金元，成熟于明清，代有发展，世有偏重，不断积累，逐渐完善。

一、中医医案的起源

早期医案多朴实无华，散见于甲骨文、帛书、经史古籍之中。秦汉时期的医学典籍如《黄帝内经》《伤寒杂病论》亦记载部分医疗内容，虽非规范化的医案，实已具备医案之形。《史记》所载仓公淳于意的"诊籍"则被认为是早期医案的代表。

（一）考古发现及经典古籍中的医案记载

中医医案的起源最早可追溯至殷商时期。起源于公元前16世纪至公元前11世纪的甲骨文，就以象形文字记录了各种疾病，这些记载可以视为最原始而古朴的医案。马王堆汉墓出土的《五十二病方》《足臂十一脉灸经》等11种帛书，其中《五十二病方》是我国现存最早的临证医书，涉及疾病100多种，包括内、外、妇、儿、五官等各科疾病，较为详细地记录了有关病史和诊疗情况，可以说是中医医案的雏形。

　　散见于经史古籍中有关于医疗活动的记载，则是研究中医医案学术发展的宝贵文献资料。如东周或春秋早期成书的《周礼·天官冢宰》中，即有"医师掌医之政令，聚毒药以共（供）医事。凡邦之有疾病者、疕疡者造焉，则使医分而治之。岁终则稽其医事以制其食。十全为上，十失一次之，十失二次之，十失三次之，十失四为下"的记载，说明此时已经制定出完善的医事制度和考核标准。其中尤其值得我们注意的是，西周时期医疗行政长官为了评定医生俸禄多寡而进行年终考核，其所凭借的"医事"很可能就是一个个的医案记录。可惜这些宝贵的医案资料未能保存下来。又如《左传·昭公元年》就记有晋平公乏嗣的案例。公孙侨论断晋平公之病因是"同姓相婚，其生不殖"。这与《周礼》"同姓而婚，其殖不藩"及《国语·晋语》"同姓不婚，恶不殖也，是故娶妻避其同姓"一脉相承，说明我们的先民在周代就已经提出近亲不能结婚的科学主张。又如《韩非子》中记载的扁鹊见蔡桓公之事，言疾病初在腠理，后入肠胃、骨髓以至于不可救药，则反映了中医"治未病"的思想。这些记载可以看作古籍中原始的医案记录，只是都未能形成规范，更未形成规模。

（二）医学古籍中的医案记载

　　《黄帝内经》成书于战国末期到秦汉之间，若从医案研究的角度分析，书中许多对于病证、诊疗方法的论述已基本具备医案的要素。例如，《素问·病能论》"酒风"、《素问·奇病论》"脾瘅"、《灵枢·邪客》"不寐"的论述，均是既有病因病机、症状病形，又述辨证治法。可以说，《黄帝内经》的这些论述完全具备早期医案的基本特征。因此，刘权之在《杏轩医案》序文中有言："医案之作，谓与《灵枢》《素问》并传可也。"

　　东汉时期，医圣张仲景著《伤寒杂病论》一书，以条文的叙述形式将临证诊疗经验进行了高度的总结概括，奠定了中医辨证论治的理论体系。书中虽然没有完整的医案记录，但许多条文内容几与医案无异。如《伤寒论·辨太阳病脉证并治》中所论："伤寒中风，医反下之，其人下利，日数十行，谷不化，腹中雷鸣，心下痞硬而满，干呕，心烦不得安。医见心下痞，谓病不尽，复下之，其痞益甚。此非结热，但以胃中虚，客气上逆，故使硬也。甘草泻心汤主之。"可认为是以甘草泻心汤救他医误诊之患者的医案。又如《金匮要略·痉湿暍病脉证治》所载："病者一身尽疼，发热，日晡所剧者，名风湿。此病伤于汗出当风，或久伤取冷所致也。可与麻黄杏仁薏苡甘草汤。"此条内容具有详细的症状描述、病因病机分析以及治疗意见，可理解为某个医案首诊。再如《金匮要略·痰饮咳嗽病脉证治》中第35～40条，详细叙述了服用小青龙汤后出现的各种病情变化以及相应的治疗方法。此间复诊5次，变证迭起，药随证转，充分反映了辨证论治的原则性和灵活性，可谓一份完整的痰饮咳嗽医案记录。

（三）淳于意的"诊籍"

医案直接明确的源头当属西汉司马迁所著的《史记·扁鹊仓公列传》，其中详细记载了太仓公淳于意的25则"诊籍"内容。

淳于意（约前206—前150），今山东临淄人，我国西汉名医，曾任齐国太仓令，又称"太仓公"。淳于意在医学实践中非常重视病历的记录，创立了我国医学史上最早的病历档案，即"诊籍"。"诊籍"不但详细记述了治病过程中有关病证、病因病机、脉象的内容，还将病患的姓名、里籍（地址）、职业、病史等一一记录在案。正因为医疗资料记录翔实而完备，故"诊籍"被学术界认为是早期医案的代表。淳于意认为，治病必须有记录，这样不但可以检验自己诊断、治疗是否正确，还可以把这种记录流传后世。因此他每诊一病，必有诊断、治疗、预后、疗效等情况的详细记录。正如他在答汉文帝诏对时所言："今臣意所诊者，皆有诊籍。所以别之者，臣意所授师方适成，师死，以故表籍所诊，期决生死，观所得所失者合脉法，以故至今知之。"可见，创立"诊籍"的目的在于真实地记录病情，观察疗效，积累资料，总结经验，以提高临证水平。

分析"诊籍"可知，淳于意很重视诊断，临证时每以四诊合参分析病因、判断预后及转归。如齐丞相舍人奴有病气"望之杀然黄，察之如死青之兹"，推断其病为"伤脾气"，并预测"当至春鬲塞不通，不能食饮，法至夏泄而死"，其后果然应验。又如齐中大夫病"龋齿"，则是通过问诊察看后得知，并言病因为"得之风，及卧开口，食而不漱"。同时，"诊籍"中对于脉法记录也十分丰富，25例中采用脉诊者就达19例。记载的脉象有长、弦、大、数、沉、坚、鼓、滑、浮等18种，其中的10种脉象至今仍被临床应用。"诊籍"中有10例是淳于意通过脉诊来诊断病情、判断生死的。如诊齐郎中令循患病，脉诊后言"右口气急，脉无五脏气，右口脉大而数。数者中下热而涌，左为下，右为上，皆无五脏应，故曰涌疝"。这不仅反映了淳于意脉诊水平之高，亦说明在当时社会，切脉诊断疾病已普遍应用。

"诊籍"中涉及的汤药有下气汤、火齐汤、柔汤、苦参汤等；单味药则有莨菪、硝石、芫花；针灸则多选取足部经脉；其余还有诸如冷敷法及熏药法等。从其选用方药分析，火齐汤的使用频率最高，先后共5次。据考证火齐汤乃三黄汤。清代张璐有论："伊尹三黄汤，仓公名火齐汤，《金匮》名泻心汤。"该方当具清热解毒泻火之功，而相应的医案中也载有"一饮得前后溲""再饮大溲"等描述，方证相参，可知后世医家对于火齐汤的判断应当无误。另外如下气汤可降气、苦参汤能治龋、芫花驱虫、莨菪止痛等，这些用药经验也一直被中医界沿用至今。而"诊籍"中所提到的"半夏丸"，则被认为是中医最早使用丸药的记载。

值得一提的是，从25例"诊籍"所述之患者身份职名来看，既有王侯将相、达官显贵，也有平民百姓、贱籍仆役，其接诊治疗的范围较广，说明他在治病时能够一视同仁，无分贵贱。这种对患者平等相待的态度，体现了我国古代医家淳朴高尚的道德修养和职业操守。

二、中医医案的发展

汉代以后历代医家著述了大量的医书古籍，可谓卷帙浩繁，其中包含了非常丰富的医案文献。这些文献客观地反映了医家们的学术思想和临床经验，不断推动着中医学术的发展和进步。依历史时期先后，中医医案的发展历程可以分为魏晋隋唐、宋金元、明清以及近现代四个阶段。

（一）魏晋隋唐时期

魏晋南北朝至隋唐五代时期，由于战乱频繁，导致许多宝贵的文献资料损毁散佚。另一方面，此时期医界崇尚方书，保留至今的医籍多为此方面的著作。可以说，此时期的医案记录和研究并未取得突破性的进展。就目前研究发现，许多医案是从经史、医籍中整理而得到的。

历代史书多为名医作传，其中收载的部分医案得以流传至今。例如，《三国志》为名医华佗立传，记载生平事迹、医事活动及其创制的麻沸散、五禽戏等重要医学成就，并记录了 12 则诊治不同疾病的医案，反映了华佗精湛的医术和高尚的医德。《晋书》载有魏咏之天生兔唇，通过手术割补而得愈，这可称为最早的兔唇修补手术的记载。《南史》载薛伯宗用移陟手术治愈公孙泰的背疽，徐文伯用消石汤治愈宋路太后结石。《北史》载有姚僧垣三剂汤药治愈金州刺史痛痹，徐之才用汤药治愈武成王视歧，马嗣明用醋石粉治肿毒。《唐书》中则有许胤宗用防风黄芪汤熏蒸治愈王太后中风证，甄权针肩髃穴治愈风痹证，秦鸣鹤针刺百会、脑户穴治愈高宗头风证等医案。另外，诸如《集异记》《玉堂闲话》等笔记志异类书籍中亦有零星的医案记载。

此一时期，中医虽无专门的医案著作，但仍有许多珍贵的医案记录于相关医学著作之中。晋代王叔和的《脉经》是我国第一部脉学专著，除论述脉象诊法外，在卷八、卷九中还记录了 30 则医案，其中 7 则记录了患者的年龄，1 则记录了患者的身份。在这些医案中，不少都采用问答的记录形式，如少女月经停止是"避年"的解释，以及"带下"因瘀血在小腹而唇干口燥。葛洪撰《肘后备急方》8 卷，涉及临床各科各种急危疾病的治疗。该书虽然仅记录了数则医案，内容也较为简略，但仍具有较高的价值。皇甫谧所著《针灸甲乙经》是我国最早的针灸学专著，共 12 卷 120 篇，其中载有耳聋、失音、青盲及脾胃大肠受病引发腹胀、纳差、肠鸣等症状的辨证与针刺方法，也可算作早期医案的记述。及至唐代，纷乱的战事结束，社会趋于稳定，这为医学发展提供了便利。唐代孙思邈所著的《备急千金要方》及《千金翼方》记载了多则孙氏亲历或他人传闻的案例，如诊治因服石而导致消渴的病例、用芸苔叶自治丹毒、用常山太守方治寒痹等，虽然数量不多，却是珍贵的医案文献资料。王焘的《外台秘要》为汇集经验方的巨著，书中对各种传染病有精湛的论述，并附有简要的医案。另外，唐代著名文学家刘禹锡将收集的民间验方编纂成的《传信方》一书也存有少量医案。

总之，魏晋隋唐时期医案的发展尚处于探索阶段，医案记载和研究尚未引起医家的足够重视。古籍经史、医籍中的相关医案记载，仍然为后世医案学的形成创造了条件，奠定了基础。

（二）宋金元时期

宋代以降，医案开始盛行，进入了医案发展的辉煌时期。这一时期医案成就的取得与宋朝政府对医学发展的重视是分不开的。当时政府成立医政机构，广授医官，兴办医学教育。在此种社会环境下，学派迭起，诸家争鸣，中医学得以迅速发展。同时，政府成立校正医书局，对古籍进行校订，先后校注了《伤寒论》《金匮玉函经》《素问》等；组织人力修订了《开宝本草》《嘉祐本草》；官修方书《太平圣惠方》《圣济总录》《太平惠民和剂局方》等。医案的书写与积累得到了诸多医家的普遍重视，医家们开始以医案专著的形式验证前辈医家的理论观点，反映理论联系实际的治疗效果。医案书写相对开始规范化，同时出现了医案专著。最具代表性者当属《伤寒九十论》。

《伤寒九十论》为许叔微所著，成书于公元1133年。书中所论分为九十证，每证一案，先举医案，后列评论，实际为许氏选择临证治疗医案结合《黄帝内经》《伤寒论》加以讨论而成，堪称我国第一部医案专著。该书采取以案立名的编纂方法，先记录患者的姓名、性别、年龄、住址、就诊时间、发病经过、诊断治疗、方药运用、治疗效果，再以经典理论结合临床经验予以评析。书中所选择的医案多数记录完整，辨证准确，遣方规范，疗效确切。许氏晚年又著《普济本事方》一部，将毕生经验加以总结，为后世留下了宝贵的文献资料。该书开"以方类案"之先河，对医案学的发展具有一定的影响。书中的医案被后世《名医类案》《续名医类案》《古今医案按》等医案类书多次选用，愈加彰显了许氏著作的学术价值。此后，医案总结和研究日益增多，医案专著亦随之相继出现。

宋代钱乙所著《小儿药证直诀》为儿科学著作，载有医案23例，涉及病证10余种，采用以证类案形式编写，内容包括分析病因病机，阐述证治方药。该书充分体现了钱氏善于化裁古方和创制新方的学术特点，开创儿科专科医案的先河。

金元时期，民族融合态势初步形成，伴随着的是学派争鸣，医学繁荣发展。以刘完素（寒凉派）、张从正（攻下派）、李杲（补土派）、朱震亨（滋阴派）为代表的金元四大家应运而生，诸家学术特色鲜明，促使中医学术发生剧烈变革。金元四大家的医学著作，除了宣扬各自的学术观点之外，大多采取以论附案、以方附案的形式，使自己的观点得到充分的发挥和证明。如张从正（张子和）所著

《儒门事亲》中记载赵明之飧泄案用汗法治愈，符合"春伤于风，夏必飧泄"之经旨，体现其以攻邪为主的学术特点；朱震亨（朱丹溪）所著《格致余论》亦载杨兄鼓胀案，用补气行湿法予以治疗，表明他不单以滋阴为主，而是辨证化裁、灵活组方；又如李杲（李东垣）所著《脾胃论》中记载白文举黄疸案用健脾益气、清热泄湿之清神益气汤治疗，反映了其补脾升阳、扶正祛邪的学术特点。四大家的医案一般书写比较规范，内容简练，对后世临床医生具有较大的指导作用。

需要指出的是，此一时期也有医案独立成篇的医籍，如王好古的《阴证略例》、罗天益的《卫生宝鉴》等，都将"医论""治验"辑出专篇，集中收载典型医案。此外，尚有一些史志杂记，如《宋史》《元史》《齐东野语》《东坡杂记》《夷坚志》等，也有医案存录。以上表明这一时期的医家书写医案的自觉意识增强，连许多文人也受到了影响。此为中医医案趋于成熟的重要标志。

三、中医医案的成熟

（一）明清时期

迨至明代，诸多医家已开始注意医案书写的规范化，可谓医案学逐渐成熟的重要标志。而清代则进入了医案发展的鼎盛时期，许多医家不但重视医案的撰写，而且表现出不同的书写风格和特点。

医案书写的规范化，可以说是医案学发展的必然趋势。明代韩懋在《韩氏医通》中提到"望、闻、问、切、论、治六法必书"，其言："六法者，首填某地、某时，审风土时气也。次以明聪望之，闻之，不惜详问之，察其外也。然后切脉、论断、处方，得其真也。各各填注，庶几病者，持循持续，不为临敌易将之失，而医之心思既竭，百发百中矣。"这是韩氏对中医病案书写规范的认识及说明。吴崑的《脉语》在此基础上，提出"七书一引"格式，对患者体质、症状、脉象、治疗经过、病名标本、治则、方药应"一一详尽"，最后医生签名。应该说，两位医家对医案的格式、内容、形式做了较为详尽的规范，这对于提高医案书写水平、促进医案完整性具有重要价值，且有利于临床经验的总结。至清代，喻昌著《寓意草》将医案规范为"议病式"，内容包括患者的一般情况、现病史、个人史、体格检查、诊断、治疗、预后等，对中医医案的规范化、标准化产生了深远的影响。

医案学成熟的另一个重要标志是收集、整理中医各家医案的合编类医案著作问世。明代嘉靖年间，江瓘父子鉴于中医个案的日趋繁复，悉心考究，搜集自《史记》以下至明代凡1600余年的个案专著及散见于经史子集等书中的医案，加以分类整理，以类相成，编成《名医类案》12卷。证分205门，载2400余案，每案记载姓名、年龄、体质、症状、诊断和治疗，并加按语阐发己见。该书不但集明以前医案之大成，也开创了中医类案研究之先河。清代魏之琇在校订该书时，发现内容间有缺漏，遂博及诸家，又撰《续名医类案》一部，载录明代以后医家案例凡5800余例，每举一病，常列数家案例，以便从不同角度鉴别病证。《名医类案》《续名医类案》两书的问世，对于中医医案学的形成和发展影响深远。

据统计，明清时期刊行的个人医案专著共有三百余部。清代初期，以私淑易水学派的温补医案颇多，如高鼓峰《四明医案》、吕留良《东庄医案》继承了赵献可的学术思想，倡导六味丸、八味丸之类。而马元仪的《印机草》和尤在泾的《静香楼医案》则宗李中梓的观点，多应用脾肾双补之法。清代中期，具有代表性的著作当属华岫云收集叶天士医案汇编而成的《临证指南医案》，该书辨证灵活，用药精当，体现了叶氏思想的个性特征。针对临床各科病证，此书一扫温补与经方派的旧例，记载了诸如针对久痛顽疾当以通络为法，论治脾胃病则当以养胃阴为主，虚损之证则需用血肉有情之品等。该著作文字简约，寓意深刻，被称为临证医案之典范，对临床指导意义很大，是迄今为止版本最繁、校注最多、出版发行量最大的个案专著。清代道光之后，医案作品发展迅速，主流有三：其一是尊崇叶、吴的温病学派，代表人物有王孟英、俞震等。其二是孟河医派，此流派至晚清而达顶峰，代表医家有费伯雄、马培之，孟河医派的医案在治疗杂证方面善用经方，颇具特色。其三是世医，江苏陈、何二氏最具代表，陈氏至晚清陈莲舫御医已一十九代，而何氏至晚清何长治已二十四世，代有名医，医案用药稳健，书中按语中肯，论理渊博。此外，张锡纯等人的医案更具有划时代的意义，率先将西方医学结合到中医诊疗中来，衷中参西，为中医发展开辟了新的思路。此一时期，可以说是全国各地名医辈出，医案著作各具特色，行文方式多样，文字考究，机理分析细致入微，展现了当时的学术水平。

清代对医案著作的整理研究，是医案发展到鼎盛时期的又一重要标志。最典型的代表是俞震所著的《古今医案按》，全书收录医案1500余则，分证106门，选案精当，并在每类证后有自己的点评，包括对医案的理解、辨证关键、医家独具匠心之处等。点评每每发人深省，堪称研究医案类书之佼佼者，对后世影响深远。晚清名医王孟英认为此书可补《续名医类案》之不逮，并精选该书中按语之优者，复加按语编成《古今医案按选》，足以体现出俞氏此书的学术价值之高。

可以看出，清代的医案专著繁盛，众多医家不仅对医案的规范化书写十分重视，而且开始注重医案理论的研究。不同种类的合编类及评议类医案专著的出现，标志着中医医案的进一步发展。

（二）近现代时期

近现代时期，医案学发展迅猛，尤其是近30年来，医案著作层出不穷，各种类书逐渐增多，呈现欣欣向荣的态势。概述近现代医案的发展情况，大致可归纳为以下几方面。

其一，筛选评析古今医案。如近代何廉臣《全国名医验案类编》、张山雷《古今医案平议》、秦伯未《清代名医医案精华》以及现代鲁兆麟《二续名医类案》和《中国古今医案类编》、陶广正《古今名医医案选评》等，不但文献史料丰富，而且理法完备，是医案研究的重要资料。

其二，总结整理现代名医大家的医案。现代中医界涌现了许多名医大家，搜集整理这些医家的典型医案，提炼其学术精华，有益于中医学术的发展。针对这种情况，有学者搜集各地名医独到的典型验案，以常见病为纲目，出版了许多经验集、丛书等著作。例如史宇广等主编《当代名医精华》、董建华等主编《中国现代名中医医案精华》等即是这一类书籍的代表。此外，如施今墨、蒲辅周、程门雪、岳美中、秦伯未、刘渡舟、赵绍琴、时振声、关幼波、邓铁涛、朱良春、张琪等名医大家，均有个人医案著作出版，从而使名医临床经验得以发扬光大。

其三，宫廷医案研究。近20年来，这一方面的研究有了新的进展，是医案研究的重要组成部分。1980年，中国中医研究院（现中国中医科学院）成立清宫医案研究室，对故宫内数量多达三四万件的宫廷医案进行整理研究，揭示宫廷医学成就以及名医独到的经验，为医学界所瞩目。

其四，利用现代科技研究医案。利用现代科学技术、统计编程来研究医案，通过深度挖掘数据，从中找出规律，已成为时下研究医案、指导临床的常用方法。如1981年，中国中医科学院西苑医院在中国科学院计算机技术研究所的协助下，搜集整理妇科名家钱伯煊所治1200多例妇女的痛经医案，制成模拟诊疗系统，应用于临床，疗效较为满意，使许多患者受益。此后，关幼波治疗肝病，董建华治疗脾胃病，谢海洲治疗痹证与颅脑损伤后遗症，朱良春治疗风湿病等诊疗系统相继面世，取得了明显的医疗效益和社会效益。

此外，自清末张锡纯《医学衷中参西录》问世以来，由于西医学迅速发展，中西医结合类的医案开始出现，现代医案中采用西医病名和检验的内容逐渐增多，使现代中医医案的体例发生了许多变化，也为中医医案的研究提出了新的课题。

第二节　中医医案的作用与价值

扫一扫看课件

中医的生命力在于其切实的疗效。历代医家的医案中所记载的诊疗技术和神奇疗效，不仅为我们留下了宝贵的经验，同时也是中医理论的有力验证，为中医发展及中医理论的不断创新提供了切实的支持和依据。在医学科学飞速发展的今天，中医医案学作为中医药科学的重要组成部分，在中医药的临床、教学、科研活动中，体现出重要的作用与价值。

一、促进中医药学术经验传承和创新

中医医案有助于学习掌握历代医家的学术经验，提炼中医辨证论治的规律，发现中医理论的创新点。因此，中医医案在促进中医药学术经验的传承和创新方面，具有相当大的影响及意义。

（一）通过中医医案的学习，掌握名医大家的学术经验

清代著名医家俞震在其所著的《古今医案按》中有言："闻之名医能审一病之变与数病之变，而曲折以赴之，操纵于规矩之中，神明于规矩之外，靡不随手而应。始信法有尽，而用法之巧无尽也。"这表示，想要更好地学习和掌握历代医家的学术经验，达到"操纵于规矩之中，神明于规矩之外"的境界，医案及医案学的学习，是一条重要的途径。

清代名医叶天士在运用黄芪建中汤治疗虚劳病方面积累了丰富的经验，这些经验都散见于他的相关医案之中。《临证指南医案》中收载了叶天士运用黄芪建中汤治疗虚劳病的五则医案。其一为"劳力伤阳""烦倦神疲"；其二为"阴损乎及阳""寒热互起"；其三为"形神积劳，气泄失血，食减，喘促"；其四为"内损虚证""纳谷不肯长肌肉"；其五则为"内损怯证""久咳吸短如喘"。单纯的五则医案，看似并无深意，但如果通过医案学的研究方法去综合分析，就能得出叶天士运用黄芪建中汤治疗虚劳病的指征：久病乏力、食少纳差、时冷时热、喘促短气、操劳过度。依据此研究结果，就可以指导临床虚劳病的治疗。

（二）通过医案的整理研究，找寻中医辨证论治的规律

中医辨证论治其实是一种个体化的诊疗思维模式，在中医医案中有着具体的体现。我们可以通过统计分析的方法，整理研究中医医案，找寻出中医辨证论治的具体规律，进而丰富中医理论知识，指导临床诊疗。例如，我国学者就运用统计学方法，对古今700多位医家的一万余则温病医案进行了分析，揭示了温病临床诊治规律，确定了28种温病的临床诊断指标、证型辨证标准、基本方药和治疗效果，为探寻温热病中医辨证论治的规律，从整体上把握古今医家诊治温热病的经验奠定了基础。

电子诊疗系统是一种全新的医学诊疗模式。它是在对大量临床医案进行分析统计、厘清诊疗规律的基础上，再设计易用程序而制成的电子程序。目前，这种诊疗系统在国内部分医院已经投入使用，例如北京西苑医院的模拟钱伯煊诊治痛经的诊疗系统，北京东直门医院的董建华诊治脾胃病的诊疗系统等。这种中医电子诊疗系统的建立和应用，为中医医案研究开辟了新的探索领域。

（三）通过研究医案，发现中医理论的创新点

中医药发展的途径，在于充分传承的基础上与时俱进，不断创新。中医医案学的研究成果，在发现中医理论的创新点，不断促进中医学术的发展上，有着不可替代的作用。中医医案中不仅记载了古今医家诊治各种疾病的丰富经验，同时也蕴含着他们对于中医理论的深刻认识和创新观点，这些对于中医学术的发展具有积极的促进作用。

通过对《临证指南医案》的研究发现，一代温病大家叶天士十分重视对前人学术经验的继承与吸收。对于温病的理论认识，他不但充分吸收了刘河间辛凉解表的经验，同时还对吴又可的"邪从口鼻而入说"、盛启东的"热入心包说"、喻昌的"三焦分治论"等，都能兼容并蓄，择善而从。同时，叶天士师古却不泥古，善于从前人的理论和经验中汲取精华，结合具体的临证实践而创新发挥。仅在内科方面，叶氏就提出了"肝为刚脏"说、"养胃阴"说、"久病入络"说等具有创新意义的观点，对中医学术的完善和发展产生了深远的影响。

二、促进中医药现代化发展

医案中记载了大量的病证及对应的效验处方。这些处方的功效和主治病证不是一般性的总结概括，而是针对具体的疾病、证候。如果某患者的临床表现与某则医案中记载的病患表现非常相似或接近，那么该则医案中曾经取得确切疗效的处方，对于当前患者的治疗就具有十分重要的参考价值。实际上，每位医生经验的积累均符合这种模式，通过对先辈医案的研读、学习所获得的帮助也是如此。只是这种学习模式需要通过记忆、查阅文献书籍等方式来实现。时至今日，高度发展的计算机技术为医案的开发利用提供了强大的支持，我们可以借助计算机技术建立名医医案数据库以及开发相应的查询程序，准确快捷地查询，找出与当前患者病情最相符的名医医案和效验方剂或治疗方法，为临床医生提供最便捷有效的帮助。虽然患者的病情表现不尽相同，但病证的发生和表现总有一定的规律可循。数据库可以在允许的范围内找出最接近的案例，提供给临床医生进行参考。一方面，这种医案数据库系统的构建实现了名医大家经验知识的积累；另一方面，数据库的应用也能实现医疗经验的高效应用。这就是中医医案的研究对中医现代化发展所能提供的助力之一。

医案的记述与研习历来是中医学术传承的重要方式，医案的开发和利用是中医药宝库深入发掘的必然要求，且日益显示出其必要性和重要性。引入计算机技术并使之不断适应专业需要及用户需求，成了现今医案开发利用的趋势。计算机技术在医案开发利用方面的研究，目前主要体现在两个方面：一是医案数据库的建立；二是引入数学、统计学方法，对医案的各项内容进行深度的数据挖掘。前者是提高医案查阅效率、内容统计智能化的基础，后者则是发掘中医临床诊疗规

律的基本途径之一。在医案数据库建立方面，国内有学者进行了尝试，并搭建出了一些医案数据库。但需要明确的是，目前通过计算机技术研究中医医案方面，仍存在一定的局限性。比如国内尚没有成熟、开放的大型中医医案数据库，医案的利用形式单一，其查询仍需依赖书籍形式的文献，计算机及网络技术没有发挥出最大的作用。再者，中医术语尚缺乏规范性，医案整理的规范格式也尚未形成统一的标准。且目前医案的利用主要局限于一般内容的查询，开发方式单一，从原始医案中发掘出新价值的成果较少。此外，对于中医学而言，目前医案数据库统计的方法存在固有的局限性，且不考虑历代医家医案术语及表达方式的复杂多样性，即使经过严格整理加工后符合计算机查询、统计要求，由于中医医家各人的诊疗思想、选方用药的习惯不同，必然表现为个体的诊疗规律而难以统一，统计中机械统一的过程必然导致结果在中医学上的失真。以上这些问题，是目前中医药现代化需要面对和解决的问题，而中医医案的研究，正可为解决这些问题提供帮助和支持。这即是中医医案学的价值体现。

第三节 中医医案的研究内容

扫一扫看课件

中医医案的研究内容包括医案整理、医案参悟、医家学术经验和学术流派研究等。医案整理侧重于对古代医案的整理，包括古代医案的收集整理、善本影印、点校、注释、归类、汇编等，也包括探讨历代医案形成发展的阶段性特点和成就。医案参悟则是透过对医案的深入分析、领会，把握辨证思路、辨证要领，训练中医思维方式方法，能够开拓学习者的思路，取得登堂入室的钥匙。医家学术经验研究则注重医家学术思想、临床经验的研究。学术流派研究主要是在医家学术经验基础上，梳理汇集具有大致相同的目标、观点和方法的不同医家所主张的相同或相似的学术研究核心，形成学派系统完整的学术思想。

另外，随着医案研究的现代发展，医案研究也步入了现代化进程，包括对中医医案的规范化研究、数字化研究、当代医家的医案研究。

一、医案的整理研究

依据特定的标准，对历代医案进行汇总整理，是中医医案研究的内容之一。一般可将医案著作分为以下几类。

第一类，个人医案类。如《石山医案》《周慎斋医案》《孙文垣医案》《王肯堂医案》《奇效医述》《临证指南医案》等。

第二类，医籍附案类。如《景岳全书》《滇南本草》《医宗必读》《本草纲目》《针灸大成》《医学正传》等。

第三类，医案类书。如《名医类案》《续名医类案》等。

第四类，合刊类医案。如《三家合刻医案》《柳选四家医案》《孟河费氏医案》等。

第五类，专题类医案。如《奇症汇》《外证医案汇编》《经方实验录》《秦伯未膏方集》等。

第六类，专科类医案。如《内科摘要》《外科议案汇编》等。

第七类，经验集。如《医学衷中参西录》《朱小南妇科经验集》等。

第八类，医案研究与评注。如《古今医案按》《清宫医案研究》《王氏医案绎注》等。

上述的研究方法可以单独使用，而更多的是几种方法综合运用，这更有利于系统研究医家的临床思维及用药思路和规律。

二、医案参悟

通过对医案的阅读和思考，参考医案中的议论和评注以及按语，能从不同角度对医家的理法方药产生体会和领悟。所谓"医者，意也"，中医历来注重学习过程中的个人领悟，从医家独到的认识病证、辨析病证、判断病证、治疗病证，领悟其认知和思辨特点。这也是学习医案的重要环节和关键所在。

三、医家学术经验研究

历代医家在防治疾病的实践中，逐渐形成了自己独特的临床思维和学术思想，积累了丰富的诊疗经验，是我们学习和研究的宝贵资料和源泉。

（一）辨证治法规律研究

医案蕴涵诸多诊疗规律，研究、发现、总结这些规律，有助于临床水平的提高，也有助于医学理论的发展和完善。如通过对《临证指南医案》有关胃脘痛的医案进行研究分析可知，叶桂将胃脘痛分为 6 个证型——气机失调、痰湿阻滞、瘀血内阻、脾胃阳虚、胃阴不足以及气营两虚，有 7 种治法——通调气机、疏肝理气、祛湿化痰、调气活血、温通脾阳、滋养胃阴及辛开苦降、平调阴阳。这些研究成果对于临床诊疗颇具实用价值。

（二）遣方用药特色研究

医案蕴藏着医家丰富的遣方用药经验，尤其是各具特色的发明发现，对临床实践有很好的启发作用。如《本草纲目》记载：予年二十时，因感冒咳嗽既久，且犯戒，遂病骨蒸发热，肤如火燎，每日吐痰碗许，暑月烦渴，寝食几废，六脉浮洪，遍服柴胡、麦门冬、荆沥诸药，月余益剧，皆以为必死矣。先君偶思李东垣治肺热如火燎，烦躁引饮而昼盛者，气分热也，宜一味黄芩汤，以泻肺经气分之火。遂按方用片芩一两，水二钟，煎一钟，顿服。次日身热尽退，而咳嗽皆愈。（《本草纲目·卷十三·草部》）

另外，研究医案也有助于汲取前人失治误治的教训。如薛己曾治疗一案例："大尹刘孟春，素有痰，两臂作麻，两目流泪，服祛风化痰药，痰愈甚，臂反痛，不能伸，手指俱挛。余曰：麻属气盛，因前药而复伤肝，火盛而筋挛耳。况风自火出，当补脾肺，滋肾水，则风自息，热自退，痰自清。遂用六味地黄丸、补中益气汤，不三月而痊。"（《内科摘要·卷上·元气亏损内伤外感等症》）

四、医学流派研究

中医学发展的过程中，学术流派有举足轻重的作用，它是医学理论产生和发展的动力，是医学理论继承的重要途径。因此，研究医家和学术流派的学术思想和理论，对促进中医学发展具有重要意义。研究每个学术流派，首先要厘清其开创者及师承关系、分支学派情况，然后整理、归纳总结其学术理论的核心思想及演变过程，把握学术发展规律。如对李时珍医学思想的研究表明，李氏的学术思想体系与张洁古、李东垣学说一脉相承，非常重视调理脾胃元气在人体生理、病理和治疗上的作用。因此，"宗易水学说，立脏腑病机为纲""信东垣之学，以脾胃元气为本"是李氏主要的学术特色。在探讨医家的学术经验时，要以学术理论为中心，以便突出其学术思想和经验特点。例如朱丹溪的学术思想核心是"阳常有余，阴常不足"，只要抓住这一核心论点，那么在研究丹溪学派其他医家时，便能顺理成章，融会贯通。

一种学说之所以能够延续、经得起历史的考验，一定是具有继承和发展两个方面的特性。对医家与学派之间密切联系的规律性加以探讨，目的在于启发后人。例如吴鞠通在《温病条辨》中就推崇仲景经方，在书中记载的许多方剂，都能体现仲景处方用药的精髓，并有所创新，拓展了经方临床应用的新领域。其中，承气汤的发挥就是实例，吴氏在《伤寒论》三承气汤的基础上，创立了增液承气汤、宣白承气汤、牛黄承气汤、导赤承气汤、新加黄龙汤，不但使下法的应用更加完善，也避免了滥用承气汤攻下的危害。

五、医案现代化研究

在中医药的现代发展中，医案的研究也越来越多地借助于现代科技手段，获得了长足的进步。其中，医案的规范化和数字化是现代中医医案研究的热点，对促进中医药学的发展和完善具有重要意义。

医案的规范化研究主要包括：中医术语的规范化、医案格式的规范化、医案研究方法的规范化、医案管理的规范化等。

医案的数字化研究主要包括医案数据库的建立、医案数据挖掘系统的建立等。

不管是规范化研究还是数字化研究，都必须从传统中医药角度出发，以中医学理论为指导，严格遵循中医学自身发展规律，同时借鉴先进的科学理论、方法和技术手段，发掘中医临床诊疗规律，促进临床水平的提高，使其真正成为中医学发展的一种途径。

六、当代名老中医医案研究

当代名老中医典型医案的整理研究，是从"十五"国家科技攻关计划、"十一五"国家科技支撑计划"名老中医临床经验、学术思想传承研究"项目开始的。该类研究本着"立足现实，着眼理想；立足个体，着眼群体；立足继承，着眼创新"的顶层设计思想，集中筛选、提炼、整理当代名老中医回顾性和前瞻性医案，传承和发扬医家的学术思想和临证诊疗技能，从而促进中医药学术的进步和发展。针对名老中医医案的研究，应当着眼于三个方面，即研究设计原则、医案整理方法以及名医医案的撰写。

需要指出的是，医家的临床经验和学术思想是不同的两个层面。临床经验是名老中医医案的重要内容，医家通过反复临床总结形成的诊疗经验，反映了处理临床问题的熟练能力和判断能力。学术思想是名老中医医案的重要基础，是名老中医在长期从事临床、科研与教学活动中，对中医学术某一方面或某一个领域的问题，经过理性的思考与总结而形成的学术观点或学术理论，概括了名老中医多年临床经验的体会和认识，是系统传承名老中医经验的基础。在整理研究名老中医医案的过程中，需要区别学术思想和临床经验两个不同的层次，尤其应当注意不能以临床经验代替学术思想。

另外，整理研究医案应注重"以人为本"，注意突出医家的个性化特征，总结其创新性的学术观点，尤其是采用数据挖掘技术进行研究时，应该体现"人机结合，人为主导"的特点，留有足够的思考和探索空间，尽量避免统之以"整体观念、辨证论治、调和阴阳"等模式化内容作为医家学术特色的论述。

第四节 中医医案记录形式

扫一扫看课件

医案的书写根据记录特点，一般可分为实录式、追忆式、病历式3种形式。

一、实录式医案

实录式医案通称"脉案"，以清代较为多见，一般直接书写在处方笺上，前半部分为脉案之按语，后半部分为治病之药物，形式比较固定。其特点是：病情记录真实可靠，能真实体现医者诊治的原貌，包括理法方药、加工炮制等内容。如《临证指南医案》《柳选四家医案》《丁甘仁医案》《清代名医医案精华》等著作中所录医案，基本上都属于实录式医案。

二、追忆式医案

此类医案属医师诊治患者后，为记录诊疗过程与疗效，通过回忆所形成的文字材料。由于此类医案在回忆过程中加入作者的辨证思路和论治体会，所以有人又称之为医话性医案。其特点是：诊疗过程完备，论理清楚，文字流畅，常常是医家为总结整理平时所遇印象比较深刻的案例，或有独到经验之处，或引为论据论点之佐证。如《内科摘要》《岳美中医案》《清代名医医话精华》《洄溪医案》《诊余集》等。

三、病历式医案

这类医案受西医学病历书写格式的影响，分项记述，归纳清楚，记载较为全面，多参录西医的理化检查、诊断，故称为病历式医案，内容包括患者姓名、病名、病因、症状、诊断、疗法、处方、效果等项。这种记录形式虽条目清楚，但案中中医特有的辨证论治体系被割裂，使中医医案特色减弱，有的学者认为"这类医案应归于'短篇报道'或'个案报道'为好"。如《张锡纯医案》《全国名医验案类编》，以及现代门诊、住院病历。

第五节 中医医案书写风格

扫一扫看课件

因受医案作者的学识、爱好、文学修养等因素的影响，中医医案的书写有几种颇具特色的行文手法。如按行文次第分有顺叙、倒叙、插叙、夹叙等，如按语言修辞分亦有骈文、歌体等等；有的医家好文辞华丽，有的喜文字简练，亦有的喜翔实，可谓各具特色，丰富多彩。

一、顺叙式

顺叙式亦称直叙式，也可称记述式。其特点是依据临证诊治过程，先写望闻问切四诊所收集到的病状、病因病机，再写辨证论治、处方遣药。顺叙式条理清晰，层次分明，体现由浅入深、由此及彼的特色。由于这种医案的书写形式符合一般的诊治过程，或者说符合辨证论治的程序，因此，是医案书写中常用的一种体例，至今仍是临床医师记载医案的常用形式。

二、倒叙式

倒叙式是指书写医案时，先写病因病机进行辨证，然后再叙述症状表现。即将证候放于病因病机之后，或夹杂于病机阐述之中。其特点是：颠倒行文，思维跳跃度大，在患者讲述各种主观症状时要求医者在头脑中迅速分析出病因病机，并做出判断，组合成文。这就要求医家对疾病的病因病机有较成熟的认识，在医学理论方面亦较为精通，故此类医案之作非临床经验丰富者不能及。如《清代名医何元长医案》记有："劳倦内伤，咳呛失血，肢体痿顿，烦渴少寐，此营脉空虚，神不守舍也。损不肯复，深为可虑。党参三钱，上清胶二钱（烊冲），北沙参二钱，茯神二钱，煅牡蛎四钱，熟地五钱，麦门冬二钱，炒枣仁三钱，橘白一钱五分，怀牛膝炭二钱。"本案先述病因，次写症状，再分析病机，与临床实际诊疗过程顺序颠倒。

三、夹叙夹议式

夹叙夹议式是指书写医案时，边记叙症状，边分析病因、病机、病性、病位、病势，将病证与病因病机有机结合在一起。其特点是：病证与病机并重，丝丝入扣，理论与实践紧密联系，其分析深入，说理透彻。如《柳选四家医案·环溪草堂医案》载有："痰之标在肺胃，痰之本在脾肾。肾虚则水泛，脾虚则湿聚，二者均酿痰之本也。经曰：脾恶湿，肾恶燥。脾肾两虚，法当滋燥兼行，而痰恋肺胃，又宜标本同治。熟地、茅术、芝麻、炒陈皮、川贝、茯苓、半夏、紫菀。"

四、先案后论式

先案后论式是指在书写医案时，先将患者的病情、诊断、治疗方法等写成医案，然后再加评论或分析，提出作者对该案的心得、体会等。其特点是：重点多在案后的评论或分析中，既可从中医学理论方面加以阐发，也可从诊断、方药去发挥，其论可长可短，对读案者分析、研究医案很有帮助。这种书写体例尤为适合初学医者。如许叔微的《伤寒九十论》中记录的医案就是在医案后附仲景原文并加以评论或分析的。

五、方（药）论附案式

方（药）论附案式是指古人在论述某一方剂（药物）或某一理论后，为了说明方药效果或理论的正确性，附医案以印证之。方（药）论医案的书写体例，不见于医案专著之中，常在医家的著、论之中出现。如张锡纯《医学衷中参西录》药后、方后、论后均附有医案以证明其方之效。通过对医案的研究，能加深对该方的理解而更好地运用于临床。

六、去繁就简式

去繁就简式的特点是言简意赅，省略较多，往往仅记寥寥数语，然却是辨证之关键，用药之根柢。这类医案往往使学识浅薄者读之茫然。如《未刻本叶氏医案》中就有"脉细，熟地、当归、川石斛、茯神、炙草、麦门冬"之案例。本案只述脉象"脉细"，其他所有症状均省略。在理论上，阴、阳、气、血的虚损均可出现"脉细"之候，那么，究竟何种原因造成的呢？我们从所用方药的分析就可知是滋养阴血之药，既然是养阴药，当然患者应是阴血不足所致的脉细。这类医案记述简洁，有的医案中脉、舌记录不全，或者病机分析简洁而不细致；或者仅有方药而无治法；或者有方而无药，给学习者造成一定的困难，故后世书写医案多不采用这种体例。

七、病证相合式

病证相合式的特点是既保留中医传统的辨证论治特色，又采用了西医病名、理化检查。这类医案的书写体例在近现代医案中较多见，也涵盖现代的门诊病历和住院病历，兹不赘述。

八、正误式

正误式的特点是先误后正，以启后人。多读前贤和当代名医临证经验，尤其是误治、失治、救误之案，颇能吸取教训，提高医术。古代个人医案中此类误治医案记载较多。如吴篯《临证医案笔记》载："荣，据述缘欲后受寒，脐腹疼痛。服桂、附热药反身热烦躁，口渴舌焦，小便赤涩，诊脉浮大数滑。此先伤暑热，后犯房劳，复以热证而误用热药所致。即投白虎汤以清暑热，次日病势反增，询悉怕服凉药。余曰：脉证并非阴寒，矧当此酷热烦渴，尚堪温补耶？问：思西瓜否？答以想甚。即令买瓜，凭其尽量而饮，逾时病除过半。惟腹中稍有隐痛，遂用调气和营之剂而愈。"近有专录误案之作，如《古今救误》《中医失误百例分析》《中医误诊误治析微》等书。

九、骈文歌体式

在我国古代，医儒相通是普遍现象。儒者往往兼通医道，而名医大多亦具有很高的文学修养。历代名医在撰写医案时，除了重视医理的阐发外，也很讲究文采，注重修辞。在前人留下的医案中，就有以骈文或歌体写成的医案，称之为**骈文歌体式**医案。这种医案，除具医学价值之外，还有一定的文学鉴赏价值。如《金子久专辑·热毒发斑》载："无形之酒毒流及营卫，有形之食滞阻遏肠胃。营卫阻则气血失于宣通，肠胃滞则升降失其和畅。血滞化热，发现斑块；气滞化热，遂成肿痛。腑气不运，更衣艰难；胃气不降，呃忒连声。前经吐红吐黑，不外嗜酒致伤；现见脐痛腹疼，定是宿垢积聚。红非阳络之血，黑是胃底之浊；斑非外感之风，肿是酒热之毒。无形之热毒逐渐由肝传胃，唇为焦燥，眶为红肿；有形之食滞毕竟由胃入肠，腹为鸣响，腰为痛楚。左脉窒郁不畅，右脉滑涩不匀。病状已有十日，增剧仅有半旬。实症何疑，舍攻奚就？制大黄、枳实、厚朴、豆豉、大青叶、连翘、山栀、丹皮、桃仁、白茅根、忍冬藤、酒药二粒。原注：服后下黑粪二次，呃忒即止，肿痛亦减。"

第六节　中医医案学习要点与方法

中医医案浩如烟海，学者要想学通弄懂，绝非一朝一夕之功。需要学者选择

合适的医案，掌握正确的学习方法，真正心领神会、触类旁通，方可收到事半功倍之效。

一、学习方法

1. 熟悉医家生平 每位医家的学术经验、治疗用药特点与其所处的时代背景、地域、政治、经济、文化、社会地位等密切相关，熟悉这些情况就能加深对医家学术思想的理解。如，同处金元时期的刘完素和李杲在学术主张上就有极大差异。刘完素处于宋金时代，当时热性病流行，医者多用辛热之法，难于收效而多变证，他从长期临证实践中体会到火热是导致人体多种疾病的一个重要因素，故在《素问玄机原病式》中提出自己的见解："但依近世方论，而用辛热之药，病之微者，虽或误中，能令郁结开通，气液宣行，流湿润燥，热散气和而愈；其或势甚，而郁结不能开通者，旧病转加，热证新起，以至于死，终无所悟。"在理论上提出了"六气皆从火化""五志过极皆为热甚"等主张；在治疗上，善用寒凉之剂，对后世热病的论治具有较大影响。而李杲生活于金元时期，此时连年战争，使中国的经济、文化遭到很大的破坏，汉族人民受到了更残酷的剥削与压迫，人民辗转于颠沛流离的苦难生活之中，饥饿、劳役及精神上的创伤都严重地损害脾胃元气，削弱机体抗病能力而发生各种病证，故李杲创造性地提出"内伤脾胃，百病由生"的观点，在治疗上着意于补脾升阳之法。可见，熟悉医家所处的地域环境、个人生活经历等生平情况，对学习理解医案中的论点、治疗特点是有帮助的。

2. 结合医家著作 学习医案要与学习医家著作相结合，这对于加深领会医家的学术思想、临床经验是大有好处的。因为医家的学术观点、思想，主要体现在其著作之中。如朱震亨的学术思想渊源于《黄帝内经》，并继承了刘、张、李诸家学术思想，结合他自己的临床经验，进一步发展为"湿热相火，为病甚多"的观点，这主要反映在他的学术著作《格致余论》中。在治法上，朱震亨创用滋阴降火，其目的主要是为了使人体达到"阴平阳秘"。因此，学习朱震亨的医案要与《格致余论》相参阅，这样才能领会其临床治疗特色。又如学习张锡纯的医案要结合其著作《医学衷中参西录》，因为其书中医论、医话、医案、医方、药物解等篇内容前后连贯，只有相互联系、全面阅读，才能有助于对其医案的理解，加深对其学术思想的认识，促进对张锡纯临床用药特色的领会。

3. 选择适合医案 学习是一种由浅入深、循序渐进的积累过程，初习医案者要根据自己的中医学理论水平和临床经验的丰寡来选择适合自己水平的医案。由于古代医案年代久远，文意悬隔，字简意丰，没有一定的古代文史哲知识基础亦难以完全而准确领会作者的精神实质。因此，选择医案时要考虑自己古文水平和医学素养能否与之相适应。《临证指南医案·凡例》云："看此案，须文理清通之士，具虚心活泼灵机，曾将《灵》《素》及前贤诸书参究过一番者，方能领会此中意趣，吾知数人之中，仅有一二知音潜心默契。若初学质鲁之人，未能踏等而进，恐徒费心神耳。"作为初学者可选择追忆式医案，这类医案文意连贯，医理亦多贯通，这样就能读得懂，收益也就大。

4. 结合学科专业 阅读医案时还要结合自己所从事的学科专业来进行，或者根据自己的研究方向、研究课题等来选择各类医案。外科医师选读外科医案，针灸科医师选读针灸医案，这样学与用相结合，与要解决的临床实际问题相关，学习的兴趣才大，劲头也才足。总之，学习医案的目的是提高自己中医学理论水平和解决临床实际问题的能力，所以选择医案时要综合考虑自己的实际情况。

5. 以方测证、审证求因 以方测证、审证求因的方法，即按照中医理论从案中记载的病名、用方、主症等来揣摩病因病机、辨证论治、处方用药的思路与经验。在古代医案的记述中，由于有些医案是随诊记录，因时间仓促，记述简洁，言少意赅，往往记录不十分全面。在病案中，或少脉症，或无病因病机分析，或少治法，或方药记录不完整。对于这类医案也不应轻易放弃，而应当运用中医理论，仔细阅读，前后互参，通过对方药组成和功效的分析，推测该案的病因病机以及临床表现，补充和完善医案的不足，并通过临床进一步验证，更好地吸取前人的成功经验。所以，这种方药、脉症、病机、治法互测的方法，也是学习研究医案的一种常用方法。如《未刻本叶氏医案》中有："活血宣筋。归身，牛膝，穿山甲，杜仲，乳香，桃仁，生虎胫骨，红花。"本例的按语只有"活血宣筋"四个字，没有脉症和病因病机，只讲治疗方法。叶桂把治疗方法概括为"活血宣筋"，从处方用药来分析，牛膝、杜仲、虎胫骨补肝肾，强筋骨；归身、穿山甲、乳香、桃仁、红花养血化瘀止痛。从处方推测症状，患者当有腰膝酸软疼痛，遇寒或劳累更甚，脉细，舌质淡青。再从症状来探求病因病机，应为劳伤过度，以致肝肾两虚，筋骨失养，阳气不运，气血痹阻。从上述医案来看，运用"以方测证，审证求因"的方法来学习理解古人医案，把这些记录简略的医案加以归类，综合分析，就可以从中学习古代医学家丰富的临床经验。但是，这类医案对初学者来讲，不是主要学习的内容。

6. 根据医理揆度 按照中医理论，从案中记载的病名、病机、治法等来推测主症主法，揣摩辨证论治、处方用药的思路与经验。前人医案的写法和现在的病历记载有所不同，主要是根据现有症状，抓住辨证立法的关键，虽然记载较简略，但有理论依据可循。比如写"阳黄"，便是指目黄、小便黄、皮肤色黄鲜明等一系列湿热发黄证。而有时也提到未曾表现的症状以示鉴别，如以"小便不黄"来说明没有内热，以"大便不溏"来说明脾气尚健，以舌质的淡红、胖、老来说明症情的寒热虚实，作为用药的依据。还有一些众所周知的常法，医案中也不加复述。医案所记录的大多数是疑难的、复杂的、较特殊的、非典型的病证，故按语中往往只述及医者识证、立法、用药的关键之处。因此，我们可以通过医理来推测其隐而未述的症状与治法。

7.类案相互比较 比较法是建立联系、鉴别差异的方法之一，即通过两个以上的同类医案在主症、治法、方药上的相互比较，揭示作者辨证立法用药的主要经验与学术思想。各案的具体内容是千差万别的，但是如果医案出于医家一人之手，医家独特的学术观点、诊疗经验，必然清晰地反映在医案中；即便不是出于一时一人之手的医案，但只要是同一种疾病、同一张方剂、同一治法，其中的理法方药也必然有着或多或少的联系。因而，当读案时见到个别医案记录分析欠详时，运用比较的方法，就能使散在于医案中的辨证、立法、处方、用药的点滴经验联系起来，加深认识；同时，也能比较客观地掌握某些疾病的变化规律，弄清名医的学术思想与用药特点。华岫云曾将比较法作为读《临证指南医案》的重要方法加以介绍。他在《临证指南医案·凡例》中说："就一门而论，当察其病情、病状、脉象各异处，则知病名虽同而源不同矣。此案用何法，彼案另有何法；此案用何方，彼案另有何方。从其错综变化处，细心参玩……切勿草率看过，若但得其皮毛，而不得其神髓，终无益也。"运用比较法的关键是注意医案间的可比性。按照中医的特点，一般可从疾病、症状、治法、方药以及医家特点等方面进行比较和分类。

二、学习要点

学习医案除了掌握正确的阅读方法，还要把握阅读的基本要点。

1.首重识证 中医治病的精髓或特点是辨证论治，贯穿在辨证与论治两大方面的是中医的理法方药，而其中辨证是基础、是关键，只有辨证准确，立法和处方才有针对性，所谓"方从法出，法随证立"。正如华岫云所说："医道在于识证、立法、用方，此为三大关键，然三者之中，识证尤为紧要。"识证也就是辨证，辨证是为论治服务的，论治必须以辨证作为依据，二者是一个有机联系的整体。由此可见，学习医案的要点之一是如何辨识证候，即识证，这是我们医案课程要解决的重点。如《黄文东医案》中有浮肿案："王某，女，32岁，浮肿半年，平时饮食减少，神疲乏力，夜不安寐，头晕，心悸。以往月经超前而多，腹痛腰酸，大便干燥，口渴不欲饮，肝略大，脉细，舌质红带青，有红刺。血虚不能养肝，肝脾不和，运化失职，冲任不调，治拟健脾养肝、调理冲任之法。炒白术三钱，茯苓皮四钱，陈皮二钱，制香附三钱，白蒺藜三钱，炒枳壳一钱半，柏子仁三钱，麻仁三钱，浮小麦四钱，酸枣仁三钱（炒研），梗通草一钱。"黄文东主要是从脾虚水湿失运来辨识，脾虚令胃纳受阻，精血不生。脾运功能恢复正常则水湿、水谷代谢亦正常。可见，要读好医案，重点是掌握识证，因为医案本身就是辨证论治的产物。

由于古代医家书写医案有个人的习惯和随意性，因此如何识证，应有一定方法。在各式医案中，对诊治记录详细、治疗次数多、方药变更大的医案，要善于连贯分析。尽管病证的变化是复杂的，但又是有联系的，采取前后互参、层层解析的方法，就能达到前因与后果、理法与方药环环相扣之效果。有的医案有按语，有的医案有评注，这亦是我们学习医案时可以借鉴的。对于实录式医案，案中只记载关键性主症作为辨证立法之要点，如《近代中医流派经验集·范文虎医案》中有"邵师母，苦腹胀，膈下逐瘀汤"一案。本案证候记载只三字，为什么凭"苦腹胀"就使用膈下逐瘀汤呢？案中未曾语及有瘀血在内之词，但是，患者主要的痛苦是腹胀，且"苦"字还反映腹胀已久，患病非一日之意。腹胀之始多为气生，气病日久入血，造成气滞血瘀之腹胀，故范文虎用膈下逐瘀汤治之。从以上两例可知，实录式医案言简意赅，阅读这类医案通常用以方测证或审证求因法来解决。

2. 细究立法 "法随证立"，识证固然重要，但立法也同样不可偏废。若"有证既识矣，却立不出好法者，或法既立矣，却用不出至当不易好方者"，也是治不好病的。所以立法是紧扣辨证的第二个关键，亦是学习医案的要点。如在临床上有这样一组证候，全身浮肿，或面部浮肿，畏寒怕冷，大便溏薄，次数较正常多，舌质淡，舌体胖嫩，苔白，脉沉细，或脉沉细无力。该证辨证属于脾肾阳虚，水湿内停证，但在论治选方上，有的医家用真武汤、附子理中汤为治而效，有的用实脾饮、胃苓汤而建功，亦有重用人参、黄芪、仙茅、淫羊藿、鹿角胶而康者。再如临床常见这种情况，有些慢性病经几位医生诊治过，在辨证上基本一致，各人选用的方药又大同小异，有时往往仅一两味药的差异，或者仅是药量的增减，而疗效就大不一样。这就说明辨证是正确的，还要看立法是否与病情相符，用药是否贴切。就是说，"证"不可不辨，"治"不可不论，理法方药贯而通之，密而合之，不可偏弃。如《医宗必读》载治工部王汉梁案："郁怒成痞，形坚而甚痛，攻下太多，遂泄泻不止，一昼夜下一百余次。一月之间，肌体骨立，神气昏乱，舌不能言，已治终事，待毙而已。余诊之曰：在证虽无治理，在脉尤有生机，以真脏脉不见也。举家喜曰：诸医皆必死，何法治之而可再起耶？余曰：大虚之后，法当大温大补。一面用枯矾、龙骨、粟壳、樗根之类以固其肠，一面用人参二两、熟地五钱，以救其气。三日之间，服参半斤，进附二两，泻遂减半，舌转能言。更以补中益气加生附子、干姜，并五帖为一剂，一日饮尽。如是者一百日，精旺食进，泻减十九。然每日夜犹下四五行，两足痿废，用仙茅、巴戟、丁、附等为丸，参附汤并进，计一百四十日，而步履如常，痞泻悉愈。向使委信不专，有一人参以他说，有片语畏多服参附，安得有再生之日哉！详书之，以为信医不专者之药石。"本案之病因当属郁怒成痞，其症结在肝气郁滞而致诸症，故治当用"木郁达之"之法。而医者察之不确，误繁用下夺之法，数以百计，数月不止，致脾气虚极，精气神衰俱甚。继而症变多杂，险象环生，神昏气乱，舌不能言，两足痿疲等症，则知此症不是脾胃极虚，而是肾中元阳之气大亏大损，所幸其真脏脉未现，是知脾肾之气虽衰，而犹未至于竭绝。李中梓用枯矾、龙骨、粟壳、樗根等药涩其肠滑，先堵绝元气下脱之路，这是"急则治标"

之法，再用"下者举之"之则，大剂参、附补气固脱以扶其本，待元气稍固，复用补中益气加姜、附，以救治误下之逆。正如徐大椿在《临证指南医案·咳嗽门》批语中所说："凡述医案，必择大症及疑难症，人所不能治者数则，以立法度，以启心思，为后学之所法。"此语亦从另一个角度提示我们学习医案之方法和阅读医案之要点。

3. 揣度用方 阅读前人医案，除从辨证着眼外，其用药之精当处，亦应细心揣摩，取其所长，以资临证借鉴。古代医家治病多用经方，或者自创新方，是我们临床治疗疾病的宝贵借鉴。而如何灵活运用这些经验，确是中医学术探讨的一大课题。也因于此，仔细揣习前人用方遣药经验，亦是阅读医案的要点。如《经方实验录》载："汤左，二月二十八日。太阳中风，发热，有汗，恶风，头痛，鼻塞，脉浮而缓，桂枝汤主之。川桂枝三钱，生白芍三钱，生甘草钱半，生姜三片，红枣六枚。"又："治一湖北人叶君，住霞飞路霞飞坊。大暑之夜，游大世界屋顶花园，披襟当风，兼进冷饮，当时甚为愉快。顷之，觉恶寒，头痛，急急回家，伏枕而睡。适有友人来访，乃强起坐中庭，相与周旋，夜阑客去，背益寒，头痛更甚，自作紫苏生姜服之，得微汗，但不解。次早乞诊，病者被扶至楼下，即急呼闭户，且吐绿色痰浊甚多，盖系冰饮酿成也，两手臂出汗，抚之潮。随疏方，用：桂枝四钱，白芍三钱，甘草钱半，生姜五片，大枣七枚，浮萍三钱。"以上两例均用桂枝汤，第一案据《伤寒论》"太阳病，发热，汗出，恶风，脉缓者，名曰中风"，以及"太阳病，头痛，发热，汗出，恶风，桂枝汤主之"，用桂枝汤原方治之。据此可知，桂枝汤证的临床表现的主要症状为发热、恶风、汗出。第二案在用桂枝汤时为什么加浮萍？因其身无汗、头汗不多。这种灵活加减就是学习医案中的特殊之处。就临床实际而言，无论学习古方或今方，既要观其组方的理法，更要验之于临证。有效验的方药，自有理法存乎其间；效验不佳的方药，即于理法有所合，亦只有通过实践，不断改进，才能提高其疗效。

4. 用药技巧 历代医案众多，用常规方法治疗常见病的医案比较少见，而所记录的，大多是疑难的、复杂的、严重的和有特殊性的病证。其中有与众不同的治法，简便有效的验方，古方新用的体会，独特的药物配伍，对某种药物独到的应用经验，数种方法同时运用的综合疗法等。特别要注意经过反复验证的方药，超越前人的新疗法，对治疗疑难病证有新苗头的方药。举凡具有丰富临床经验的医家，无不在组方用药方面形成一定的特点，而这种特点又无不反映于相应的病案中。诸如刘完素擅用寒凉泻火之剂，朱震亨长于滋阴降火之药，皆可从他们的病案中找到相应的例证，关键就在于读案时要善于发现并总结这类例证。如参阅明代张介宾《景岳全书》的医案，可发现张介宾使用频次多的莫过于人参、熟地黄、附子、大黄四味药，无怪乎他自己曾称此四药"实乃药中之四维，病而至于可畏，势非庸庸所济者，非此四物不可"，并据此而誉人参、熟地黄为"良相"，附子、大黄为"良将"（《景岳全书·本草》"附子"条）。可见善用此四药乃张介宾临证的一大特点。

此外，医案中治疗疾病所用的剂型、剂量和煎药、服药的方法，是直接影响中医治疗效果的一个重要因素。这些内容都是中医治疗学中不可缺少的组成部分，亦是我们学习医案的一个重要方面。因为只有适合病情需要的剂型、剂量，才能更好地符合治疗要求并发挥药效。随着医药技术的发展，历代医家在长期临床实践中创造了多种适合疾病治疗的剂型，在医案中有大量的记载和丰富的运用经验。如《临证指南医案·中风》中有治钱某案，案中对每味中药炮制、煎法、服法等都有明确要求："偏枯在左，血虚不荣筋骨，内风袭络，脉左缓大，制首乌四两（烘），枸杞子二两（去蒂），归身二两（用独枝，去梢），怀牛膝二两（蒸），明天麻二两（面煨），三角胡麻二两（打碎，水洗十次，烘），黄甘菊三两（水煎汁），川石斛四两（水煎汁），小黑豆皮四两（煎汁），用三汁膏加蜜，丸极细，早服四钱，滚水送。"这种每味药物均注明炮制法、煎法、服法、剂量等要求的做法，在当今的临床中是不多见的，而其目的是通过这些具体明确的要求来提高疗效。

需要强调的是，成功的案例可载可读，但"智者千虑，必有一失"。在临床上即使是诊疗水平极高的医师，在一生繁忙而又复杂的诊疗过程中，亦难免有不同程度的失误，可能导致轻者以重，重者以死。正所谓"前车之覆，后车之鉴"。在我们学习医案的过程中，医家的误治之案及其救误回春之术，尤堪深研。

三、复习思考题

1. 最早的中医医案专著是什么？有何特点？
2. 学习中医医案有何作用与价值？
3. 简述医案的研究内容。
4. 医案的书写形式有哪些？
5. 简述医案的学习要点。

扫一扫知答案

第二章 宋金元名医医案

第一节 钱乙医案

扫一扫看课件

一、名医简介

钱乙（约1032—1113），字仲阳，宋代东平郡（今山东郓城东平）人，享年82岁，著名的儿科学专家。据《宋史》记载，钱乙祖籍浙江钱塘，至曾祖钱赟，北迁郓州。父名钱颢，善用针灸治病。3岁时，因其父浪游海上而不返，母亲病故，于是随姑丈吕氏学医，20岁时开始悬壶。元丰年中，长公主的女儿有疾，通过钱乙诊治而病愈，授以翰林医学士；次年，皇子仪国公病瘛疭，他用黄土汤治愈，被提升为太医丞。钱乙在分析小儿生理病理特点的基础上，创立儿科五脏虚实寒热辨证方法；又在顾护脾胃的基础上，创制了大量有效方剂，至今广泛应用于临床。纪晓岚《四库全书总目提要》评价说："小儿经方，千古罕见，自乙始别为专门，而其书亦为幼科之鼻祖，后人得其绪论，往往有回生之功。"钱氏精通儿科，结合数十年的临床经验，著成《小儿药证直诀》（该书由其学生阎季忠搜集他生前论述、方剂编辑而成）。全书共三卷，上卷论脉法治法，中卷为医案，共收录钱氏儿科医案23则，下卷为方剂。这是我国现存最早的、以原本形式保存下来的、系统完整的儿科学专著，被历代医家所重视。

二、医案导读

（一）咳嗽气喘案

东都张氏孙，九岁，病肺热，他医以犀、珠、龙、麝、生牛黄治之，一月不愈。其证：嗽喘，闷乱，饮水不止，全不能食。钱氏用使君子丸、益黄散。张曰：本有热，何以又行温药？他医用凉药攻之，一月尚无效。钱曰：凉药久则寒不能食，小儿虚不能食，当补脾，候饮食如故，即泻肺经，病必愈矣。服补脾药二日，其子欲饮食，钱以泻白散泻其肺，遂愈。张曰：何以不虚？钱曰：先实其脾，然后泻肺，故不虚也。(《小儿药证直诀·卷中》)

【辨证思路】

本案小儿九岁，主症表现为：咳嗽喘息，闷乱，饮水不止，不能食。《小儿药证直诀·卷上·五脏病》曰："肺主喘，实则闷乱喘促，有饮水者，有不饮水者；虚则哽气，长出气。"据此，患儿之病当属肺中实热，前医曾用凉血清热、重镇安神等药治疗1个月，未愈。小儿脏腑娇嫩，一旦患病，则易实易虚。前医过用寒凉之品，反损脾胃，致使脾肺同病。钱氏依据病史，判断刻下症当属凉药过用的虚实夹杂症。因久用寒凉，胃失受纳，脾失健运，导致饮食停滞，水湿不化，湿热蕴郁为痰，痰热上蕴于肺，表现为咳嗽气喘；痰热内遏心包，神明被扰，故闷乱；肺热不除，津伤气耗则饮水不止。

【治疗经验】

钱氏先用使君子散（使君子、苦楝子、白芜荑、甘草）消除积滞，更以益黄散（陈皮、丁香、诃子、青皮、甘草）健运脾气，则滞气得行，脾胃运化功能得以恢复，饮食即进。钱乙运用培土生金法，在恢复脾胃之气的前提下，再给以泻白散，泻肺清热，止咳平喘，邪去则正安。

(二) 发热案

朱监簿子五岁，夜发热，晓即如故。众医有作伤寒者，有作热治者，以凉药解之不愈。其候多涎而喜睡。他医以铁粉圆下涎，其病益甚，至五日，大引饮。钱氏曰：不可下之。乃取白术散末一两，煎汁三升，使任其意取足服。朱生曰：饮多不作泻否？钱曰：无生水不能作泻，纵泻不足怪也，但不可下耳。朱生曰：先治何病？钱曰：止渴治痰，退热清里，皆此药也。至晚服尽。钱看之曰：更可服三升。又煎白术散三升，服尽得稍愈。第三日又服白术散三升，其子不渴无涎。又投阿胶散二服而愈。(《小儿药证直诀·卷中》)

【辨证思路】

本案患儿夜热朝凉，属虚热。经凉药误治，重损脾胃之阳气，痰湿内生，故喜睡多涎，实属脾虚痰盛征象。后又有医生用铁粉丸（平肝安神，用于治疗小儿高热、痰涎壅盛、抽搐等症）镇坠化痰，使中焦之气再次受戕，病情加重。患儿中焦气虚，痰湿阻滞，不能升津达于咽喉，故大渴引饮。

【治疗经验】

钱氏治此证从脾胃着手，培中央以灌四旁。白术散（又名七味白术散，由人参、白茯苓、炒白术、藿香叶、木香、甘草、葛根组成）健脾升清，化湿醒胃，是儿科平补之妙药，尤其适用于误药后损伤脾阳。钱氏此案不用散而用汤饮，且大剂量给药，是因为脾胃之气重伤，散剂的药末渣滓，多投之恐不易消化，少与之则病重药轻；汤药荡涤，浓煎频服，切合病机，重症当急治。后又用阿胶散（阿胶、牛蒡子、甘草、马兜铃、杏仁、糯米）补肺阴而善后。钱乙用法之灵，选方之当，令人叹服。

（三）吐泻案

广亲宫七太尉七岁，吐泻。是时七月，其证全不食而昏睡，睡觉而闷乱，哽气，干哕，大便或有或无，不渴。众医作惊治之，疑睡故也。钱曰：先补脾，后退热。与使君子丸补脾；退热，石膏汤。次日，又以水银、硫黄二物下之，生姜水调下一字。钱曰：凡吐泻，五月内，九分下而一分补；八月内，十分补而无一分下。此者是脾虚泻，医妄治之。至于虚损，下之即死，当即补脾，若以使君子丸即缓。钱又留温胃益脾药止之。医者李生曰：何食而哕？钱曰：脾虚而不能食，津少即哕逆。曰：何泻青褐水？曰：肠胃至虚，冷极故也。钱治而愈。（《小儿药证直诀·卷中》）

【辨证思路】

小儿脏腑娇弱，形气未充，调护失宜，外易为六淫所侵，内易为饮食所伤，又有虚实寒热迅速转化的发病特点。《小儿药证直诀·卷上·五脏病》曰："脾主困，实则困睡，身热，饮水；虚则吐泻，生风。"此案患儿先有吐泻，不食而昏睡，本为脾胃气虚兼外感湿热之证，但却误当惊风而治，使脾胃之阳气重损。脾胃升降功能失调，导致清阳不升、浊阴不降，故吐泻不止、气短而嗜睡，胃气伤损而发呃逆。肠胃虚冷，积滞不行，所以闷乱。

【治疗经验】

纵观《小儿药证直诀》，钱氏治疗小儿胃有虚寒，津液亏耗，中气下陷之病证，常选用白术散。白术散中有葛根，此药升动胃气使浊气上升，当为禁剂，此患儿本已呕吐、呃逆，故不可投。此案先以用使君子丸健脾和胃，再用石膏汤清泻胃热，后又用温胃益脾法。胃肠积滞泻下，为防止脾胃之气受损，再用温脾益胃法，吐泻即止。本案用药随病情而变化，钱氏论吐泻症用补用下以时令月节为准的治疗经验，值得后世研究。

（四）急惊案

四大王宫五太尉，因坠秋千发惊搐，医以发热药治之不愈。钱氏曰：本急惊，后生大热，当先退其热。以大黄丸、玉露散、惺惺丸加牛黄、龙、麝解之。不愈，至三日，肌肤上热。钱曰：更二日不愈，必发斑疮，盖热不能出也。他医初用药发散，发散入表，表热即斑生。本初惊时，当用利惊药下之，今发散，乃逆也。后二日，果斑出，以必胜膏治之，七日愈。（《小儿药证直诀·卷中》）

【辨证思路】

本案患儿因坠而惊，因惊而搐，诊断为"急惊"。《小儿药证直诀·卷上·五脏病》说："心主惊。实则叫哭发热，饮水而摇（一作搐）；虚则卧而悸动不安。"小儿神气怯弱，暴受惊恐，震动心神，心火炎上，发为惊搐。急惊本是心实热，而本案患儿初病之时，俗医误认是外感，妄投发散，助热达表而出现发斑（此症发于心火，非通常所谓胃热发斑）。如若在受惊之初，就使用利惊丸（青黛、轻粉各一钱，牵牛末五钱，天竺黄二钱。上为末，白面糊丸，如小豆大，二十丸，薄荷汤下。一法炼蜜丸，如芡实大一粒，化下），泻火降气，则心火不能炎上，就不会出现抽搐。

【治疗经验】

急惊病属心气热者，钱乙用导赤散（生地黄、生甘草、木通、竹叶），属心实热者，用泻心汤（大黄、黄芩、黄连）治之。针对本案心火有余的高热、惊搐，钱乙用大黄丸（大黄、黄芩）泄热，玉露散（寒水石、石膏、生甘草）清热，惺惺丸（辰砂、青礞石、金牙石、雄黄、蟾灰、牛黄、龙脑、麝香、蛇黄）涤痰镇惊安神。诸方合施，皆为治实热生惊的正治法。值得注意的是，惺惺丸有龙脑、麝香、牛黄，芳香走窜，恐嫌泄散，所以热不能退，结聚于表，而发斑，此是误投表药，逼热达表所致。至斑已发，钱氏以必胜膏（即牛李膏，牛李子，上杵汁，石器内密封），证明此患儿始终是大实大热证候。

扫一扫 知答案

三、复习思考题

1. 钱乙认为小儿病理的特点是什么？临床用药有哪些特色？
2. 白术散的组方特点是什么？钱乙临床如何应用？

第二节　许叔微医案

扫一扫 看课件

一、名医简介

许叔微（1079—1154），字知可，南宋真州（今江苏仪征）白沙人，宋代研究伤寒的著名医家。11岁时，父母因遭时疾相继辞世，许氏痛及里无良医，故在习儒的同时精研医学，以治病活人为己任。曾任徽州、杭州府学教授及翰林集贤院学士，后世称之为"许学士"，后回归乡里，潜心岐黄，以救物为心，不求回报。许氏善于采撮诸家之精要，又重视临床的实际效果，是医学理论联系实践的典范。学术上，许氏旁引曲证，详尽剖析了伤寒病的证候特点、方剂功效与药物特性，重视辨证论治，提出"表里虚实"为辨证之关键。同时在杂病证治方面重视脾肾的作用，精于古方，善创新方，受到后世众多医家的重视。他的著作主要有《伤寒百证歌》《伤寒发微论》《伤寒九十论》（以上合称《许氏伤寒论著三种》）和《类证普济本事方》，其中《伤寒九十论》为我国现存最早的医案专著。

二、医案导读

（一）伤寒案

尝记一亲戚病伤寒，身热头疼无汗，大便不通已四五日。予讯问之，见医者治大黄、朴硝等欲下之。予曰：子姑少待。予为视之，脉浮缓，卧密室中，自称其恶风。予曰：表证如此。虽大便不通数日，腹又不胀，别无所苦，何遽便下？大抵仲景法须表证罢方可下，不尔，邪乘虚入，不为结胸，必为热利也。予作桂枝麻黄各半汤，继以小柴胡。漐漐汗出，大便亦通而解。仲景云：凡伤寒之病，多从风寒得之，始表中风寒入里则不消矣。拟欲攻之，当先解表，乃可下之。若表已解，而内不消，大满大实坚，有燥屎自可除下之，虽四五日，不能为祸也。若不宜下而便攻之，内虚热入，协热遂利，烦躁诸变，不可胜数。轻者困笃，重者必死矣。（《普济本事方·伤寒时疫》）

【辨证思路】

许氏在《普济本事方·伤寒时疫》中指出"仲景虽云不避晨夜，即宜便治，医者亦须顾其表里虚实，待其时日。若不循次第，虽暂时得安，亏损五脏，以促寿限，何足尚哉？"许氏认为，仲景《伤寒论》辨证的关键在于辨清表里虚实，《伤寒百证歌·表里虚实歌》曰："伤寒最要辨表里虚实为先。有表实，有表虚，有里实，有里虚，有表里俱实，有表里俱虚。先辨此六者，然后用药，无不差矣。"可见，"表里虚实"四字为伤寒辨证纲领。

本案患者伤于风寒，症见身热头疼无汗，大便四五日不行，脉浮缓而恶风。寒邪袭表，卫阳被郁而见身热；寒则气收，经脉不利而头疼；寒主闭藏，肌腠闭塞而无汗；风寒之邪在表则脉浮缓；风寒束表，腠理开阖失施则恶风；胃腑不通则大便闭结。综合辨证乃是表证兼有里实者。

【治疗经验】

本案即伤寒论治"循次第"思想的具体应用。许氏认为"大抵仲景法，须表证罢方可下"，意即有表证时要先解表后攻里，这是仲景论治外感病的基本原则。许氏遵《伤寒论·伤寒例》"当先解表，乃可下之"的原则，先投桂枝麻黄各半汤辛温解表，后以小柴胡汤和解表里，患者汗出便通而解。桂枝麻黄各半汤具有小发其汗、祛邪不伤正的作用，能发散表邪；小柴胡汤能疏利三焦，调达上下，和畅气机，胃气因和。许氏按《伤寒论》理法辨治，真谓丝丝入扣。其治法充分体现了伤寒下不厌迟、先表后里的论治思想。

（二）惊悸失眠案

绍兴癸丑，予待次[1]四明，有董生者，患神气不宁，每卧则魂飞扬，觉身在床而神魂离体，惊悸多魇，通夕无寐，更数医而不效，予为诊视。询之，曰：医作何病治？董曰：众皆以为心病。予曰：以脉言之，肝经受邪，非心病也。肝经因虚，邪气袭之，肝藏魂者也，游魂为变。平人肝不受邪，故卧则魂归于肝，神静而得寐。今肝有邪，魂不得归，是以卧则魂扬若离体也。肝主怒，故小怒则剧。董欣然曰：前此未之闻，虽未服药，已觉沉疴去体矣，愿求药法。予曰：公且持此说与众医议所治之方，而徐质之。阅旬日复至，云：医遍议古今方书，无与病相对者。故予处此二方（编者注：真珠母丸、独活汤）以赠，服一月而病悉除。此方大抵以真珠母为君，龙齿佐之，真珠母入肝经为第一，龙齿与肝相类故也。（《普济本事方·中风肝胆筋骨诸风》）

【辨证思路】

本案患者主要表现为魂魄飞扬，惊悸失眠多梦，小怒则剧，许氏结合脉象认为病在肝而不在心，推测其脉必弦，可见本案的辨证关键在于辨清病位。中医学认为"肝藏魂"，结合《素问·阴阳应象大论》"在志为怒，怒伤肝"，故所受之邪，乃属情志为病。至于"肝经因虚"，结合珍珠丸的功用，当为肝血不足，因肝血不足，肝失疏泄，情志失调，故见魂不守舍，神气不宁，导致惊悸失眠的发生。

【治疗经验】

因本案病变部位在肝，临床表现为神志不安，治疗自当从肝论治。珍珠丸（珍珠母、熟地黄、当归、人参、柏子仁、酸枣仁、茯神、犀角、龙齿、沉香、辰砂）滋水涵木、安魂息风；独活汤（独活、羌活、防风、人参、前胡、细辛、五味子、沙参、白茯苓、半夏曲、酸枣仁、甘草、生姜、乌梅）祛风养血，敛阴扶正。两方配合使用，于阴虚阳亢而肝经有邪之失眠证最为合拍，故服药一月而病悉除。

运用心理疗法亦是本案的突出特点。许氏先向患者耐心讲明病情，说理详明透彻，使患者心悦诚服，顿觉"沉疴去体"，未用药而胜于药，对于本病的治疗起了至关重要的作用。重视心理治疗是中医治病的一个基本原则，也为历代医家所吸取。

（三）呕吐案

丁未岁夏，族妹因伤寒已汗后，呕吐不止，强药不下，医以丁香、硝石、硫黄、藿香等药治之，盖作胃冷治也。予往视之曰：此汗后余热尚留胃脘，若投以热药，如以火济火，安能止也？故以香薷汤、竹茹汤，三服愈。（《伤寒九十论·胃热呕吐证第七十》）

---

1 待次：古代官吏授职后，依次按资历补缺。

【辨证思路】

伤寒汗后呕吐不止，其原因有寒热两端。本案以丁香、硝石、硫黄、藿香等药治之不效，乃汗后余热留于胃中，证属胃热。据《伤寒百证歌·吐逆歌》的论述，患者还可能有烦渴、脉数、手心热等症状，若用热药治之则如以火济火，势必危矣。因此以香薷汤、竹茹汤治疗，三服而愈。

【治疗经验】

在论治内伤杂病时，许氏十分注重脾胃的作用，并把调补脾胃的方法灵活运用于各种疾病的治疗之中。本案病属呕吐，证为胃热，故许氏应用香薷汤（香薷、扁豆、厚朴、茯神、甘草）、竹茹汤（竹茹、干葛、甘草、半夏、生姜、大枣）清养胃阴，降逆止呕。除了清养胃阴法之外，许氏还善用健脾益气法、理中补脾法、温阳化湿法、温脾导滞法、调中健脾法、燥脾填臼法等，值得我们深入学习和借鉴。

（四）热入血室案

辛亥中寓居毗陵，学官王仲礼，其妹病伤寒发寒热，遇夜则如有鬼物所凭，六七日忽昏塞，涎响如引锯，牙关紧急，瞑目不知人，病势极危。召予视，予曰：得病之初，曾值月经来否？其家曰：月经方来，病作而经遂止，得一二日，发寒热，昼虽静，夜则有鬼祟，从昨日来，涎生不省人事。予曰：此热入血室证也。仲景云：妇人中风，发热恶寒，经水适来，昼则明了，暮则谵语，如见鬼状，发作有时，此名热入血室。医者不晓，以刚剂与之，遂致胸膈不利，涎潮上脘，喘急息高，昏冒不知人。当先化其涎，后除其热。予急以一呷散与之，两时顷，涎下得睡，即省人事，次授以小柴胡加地黄汤，三服而热除，不汗而自解矣。（《普济本事方·伤寒时疫上》）

【辨证思路】

《伤寒论》第144条原文曰："妇人中风，七八日，续得寒热，发作有时，经水适断者，此为热入血室，其血必结，故使如疟状，发作有时，小柴胡汤主之。"本案患者病作而经水适断、发寒热以及入夜神昏谵语等症状，符合上述条文所论热入血室的诊断标准；但牙关紧急、昏塞、不省人事，则非本证之所应有。结合问诊可知，本证的病机特点一是经期外感，热入血室，血热互结；二是误用辛温发汗，伤及津液，加之热邪煎灼，灼津为痰，痰涎阻塞胸膈，蒙蔽心包。许氏临证善断不乱，急用一呷散先化胸中之痰以"急则治标"，待至涎下神清，再用小柴胡加地黄汤以治其本，三服而热除，不汗而自解。

【治疗经验】

本案患者的病理比较复杂，既有热入血室、瘀热互结、瘀阻胞宫，又有痰涎壅盛、痰蒙神窍、痰热袭肺。许叔微对其治疗不拘成法，而是根据病情和误治的情况，针对涎、瘀、热三邪所致不同，按照证候轻重，以痰蒙神窍为急，制订出"先化其涎，后除其热"的治疗方案。先用一呷散药少力专化胸中之痰，服后两时许，涎下得睡，即省人事。一呷散出自《魏氏家藏方》，由天南星、白僵蚕、全蝎组成，有消豁痰涎之用，主治卒中，昏不知人，痰气上壅，以及一切风痰壅塞，命在须臾者。次用透里达表的小柴胡汤以和解表里，加地黄以清热凉血，取得十分满意的疗效。

扫一扫知答案

三、复习思考题

1. 许叔微论治伤寒的特点是什么？
2. 许叔微从肝论治惊悸失眠的用药特点是什么？

第三节　张从正医案

扫一扫看课件

一、名医简介

张从正（1156—1228），字子和，号戴人，金睢州考城（即今河南兰考县，一说为民权县）人，因睢州春秋战国时属戴国，故其自号戴人，因居宛丘（今河南淮阳县东南）较久，又有"宛丘"之称，金元四大家之一。《归潜志》言其"为人放诞，无威仪。颇读书、作诗，嗜酒。久居陈，游余先子门。后召入太医院，旋告去，隐。然名重东州。"《金史·列传》言其"精于医，贯穿《难》《素》之学，其法宗刘守真，用药多寒凉，然起疾救死多取效。"张氏强调邪气为疾病产生的主要因素，主张邪留正伤、邪去正安，临证善用汗、吐、下三法，丰富和发展了中医汗、吐、下三法的内涵并积累了宝贵的临床经验。《金史·列传》言："古医书有汗下吐法……各有经络脉理，世传黄帝、岐伯所为书也，从正用之最精，号张子和汗下吐法。"该记载不仅肯定了张氏之学源于《黄帝内经》《难经》等经典，且深受刘完素影响，非孟浪之治，又对张氏汗下吐法的水平和临床疗效给予了高度的肯定。除此之外，张氏还发挥了药攻食养观点，并在中医情志疾病治疗等领域颇有建树。其友人及弟子麻九畴等辑其草稿，整理其经验，编成《儒门事亲》15卷，流传于世。另有《张子和心镜别集》（又名《伤寒心镜》），系其门人常德之作，收于《刘河间医学六书》中。

二、医案导读

（一）飧泄案

赵明之，米谷不消，腹作雷鸣，自五月至六月不愈。诸医以为脾受大寒，故并与圣散子、豆蔻丸，虽止一二日，药力尽而复作。诸医不知药之非，反责明之不忌口。戴人至而笑曰：春伤于风，夏必飧泄。飧泄者，米谷不化，而直过下出也。又曰：米谷不化，热气在下，久风入中。中者，脾胃也。风属甲乙，脾胃属戊己，甲乙能克戊己，肠中有风故鸣。《经》曰：岁木太过，风气流行，脾土受邪，民病飧泄。诊其两手脉皆浮数，为风在表也，可汗之。直断曰：风随汗出。以火二盆，暗置床之下，不令病人见火，恐增其热。给之入室，使服涌剂，以麻黄投之，乃闭其户，从外锁之，汗出如洗。待一时许开户，减火一半，须臾汗止，泄亦止。（《儒门事亲·卷六·风形》）

【辨证思路】

本案患者米谷不消，腹作雷鸣，极易让人认为是"脾受大寒"，圣散子（《太平惠民和剂局方》方组成：厚朴、白术、防风、吴茱萸、泽泻、附子、高良姜、猪苓、藿香、苍术、麻黄、细辛、芍药、独活、半夏、茯苓、柴胡、枳壳、炙甘草、草豆蔻仁、石菖蒲）、豆蔻丸（《圣济总录》方组：肉豆蔻、羌活、防风、桔梗、陈橘皮、独活、薏苡仁、人参、草豆蔻、芎䓖、甘草、木香），此二方皆具有温阳、除湿、祛风之效，属攻补兼施之剂，然药效仅维持一二日，可知辨证不准。张子和引用《黄帝内经》"春伤于风，夏生飧泄"之理，指出患者米谷不化，腹作雷鸣，皆因风邪留中所致：风属木而脾胃属土，木克土，土气被克伐太过则脾气运化不足，精微下流则表现为完谷不化；肠中乃水谷精微所过之处，其性下流，如肠中有风，风性清扬，肠道风水相搏，上下两难，则腹作雷鸣，诊其两手脉，皆浮数，为风气在表，故可用汗法治之。

【治疗经验】

"风随汗出"是本案治疗的核心思想。张从正以火盆暗置床下，是通过外治温疗之法帮助患者发汗，令患者内服麻黄剂以期辛温解表，祛风外达。内外合治，双管齐下，故而患者汗出如洗，风随汗解，飧泄自止。本案之理源于《黄帝内经》"春伤于风，夏生飧泄"，后世医家就此亦多有发挥，如后世喻昌治痢之"逆流挽舟"法，亦可视为张氏思想之再发挥。

喻昌验案：喻嘉言治周信川，年七十三岁，平素体坚，不觉其老。秋月病痢，久而不愈，至冬月成休息痢，昼夜十余行，面目浮肿，肌肤晦黑。喻诊其脉，沉数有力。谓曰："此阳邪陷入于阴之证也，当用逆流挽舟法，提其邪，转从表出，则趋下之势止，而病可愈。"于是以人参败毒散煎好，用厚被围椅上坐定，置火其下，更以布条卷成鹅蛋状，置椅褥上殿定肛门，使内气不得下走，方以前药热服。良久又进前药，遂觉皮间津津微润，再溅以滚汤，教令努力忍便，不得移身。如此约二时之久，病者心躁畏热，忍不可忍，始令连被带汗，卧于床上。是晚止下痢二次。已后改用补中益气汤，不旬日而痊愈。

（二）痿病案

宛丘营军校三人，皆病痿，积年不瘥。腰以下，肿痛不举，遍身疮赤，两目昏暗，唇干舌燥，求疗于戴人。戴人欲投泻剂，二人不从，为他医温补之药所惑，皆死。其同病有宋子玉者，俄省曰：彼已热死，我其改之？敬邀戴人。戴人曰：公之疾，服热药久矣。先去其药邪，然后及病邪，可下三百行。子玉曰：敬从教。先以舟车丸、浚川散，大下一盆许。明日减三分，两足旧不仁，是日觉痛痒。累至三百行始安。戴人曰：诸痿独取阳明。阳明者，胃与大肠也。此言不止谓针也，针与药同也。（《儒门事亲·卷六·热形》）

【辨证思路】

痿证是指肢体痿弱无力，不能随意运动的一类病证。病因有外感与内伤两类。外感多由温热毒邪或湿热浸淫，耗伤肺胃津液而成。内伤多为饮食或久病劳倦等因素，损及脏腑，导致脾胃虚弱、肝肾亏损所致。该案描述患者三人皆病痿，虽未详述，然通过其症状"腰以下，肿痛不举，遍身疮赤，两目昏暗，唇干舌燥"来看，绝非单纯脏腑亏虚，实乃因五脏元真不足，又过服温补之剂，气血不能流通，以致化生火邪，流行全身所致。

【治疗经验】

张从正"先去其药邪，然后及病邪"实乃本案点睛之笔，张氏主张"治病当论药攻"，用汗吐下三法祛邪，其目的是使"邪去而元气自复"，所谓"损有余乃所以补其不足"，故"不补之中有真补存焉"。因患者为他医温补之药所惑，惯服补剂以致体内阳热火毒亢盛，故而张氏以舟车丸（出自《太平圣惠方》，组成为甘遂、大戟、芫花、大黄、木香、槟榔、青皮、陈皮、牵牛子、轻粉）、浚川散（大黄、甘遂、牵牛子、木香、郁李仁、芒硝）大下，实是祛邪以扶正。最后，张氏以《素问·痿论》"治痿独取阳明"来总结，一方面呼应了本案的痿证诊断，需从阳明入手治疗，更重要的是提醒医生临证之时要补泻兼顾，针药并用，不能忘记在某些情况下，不补甚至泻法之中，亦有真补存焉。

（三）不寐案

一富家妇人，伤思虑过甚，二年不寐，无药可疗。其夫求戴人治之。戴人曰：两手脉俱缓，此脾受之也。脾主思故也。乃与其夫，以怒而激之。多取其财，饮酒数日，不处一法而去。其人大怒汗出，是夜困眠，如此者，八九日不寤，自是而食进，脉得其平。（《儒门事亲·内伤形》）

【辨证思路】

此患者为富家妇人，因思虑过甚而不寐已有两载。张子和巧用五行相胜之理治之。两手脉俱缓，说明病位在脾。《灵枢·本神》曰"……脾藏营，营舍意"，明代张景岳在《景岳全书·杂证谟》中言"寐本乎神，神其主也。神安则寐，神不安则不寐"，清代魏之琇在《续名医类案》中归纳前人理论曰"人之安睡，神归心，魄归肺，魂归肝，意归脾，志藏肾，五脏各安其位而寝"。该妇人乃因思虑过度，脾气郁结，导致脾不藏营，意不能安舍于脾所致不寐，正如张氏在《儒门事亲》中所说："思气所至，为不眠……"

【治疗经验】

张子和精研《黄帝内经》"怒伤肝，悲胜怒……喜伤心，恐胜喜……思伤脾，怒胜思……忧伤肺，喜胜忧……恐伤肾，思胜恐"的"以情胜情"理论，并依据其在中医情志疾病治疗领域积攒的丰富临床经验，在《儒门事亲》中明确指出："悲可以治怒，以怆恻苦楚之言感之；喜可以治悲，以谑浪亵狎之言娱之；恐可以治喜，以迫遽死亡之言怖之；怒可以治思，以污辱欺罔之言触之；思可以治恐，以虑彼志此之言夺之。"并强调情志治疗的关键因素在于"凡此五者，必诡诈谲怪，无所不至，然后可以动人耳目，易人视听"。在中医神志疾病的临证过程中，准确把握患者病位，利用五行相胜、以情胜情之法，结合模拟场景，往往可获奇效。

根据以上原理，张子和与患者家属巧妙设局，根据《黄帝内经》"思伤脾，怒胜思"理论，利用木能制土、木能疏土之理，通过激怒患者，令患者肝气上升，来疏解郁结之脾气，令气机条达，则脾意得以安舍，不寐自消。《儒门事亲》之："怒可以治思，以污辱欺罔之言触之"，此其治也。

（四）惊恐案

卫德新之妻，旅中宿于楼上，夜值盗劫人烧舍，惊坠床下。自后每闻有响，则惊倒不知人，家人辈蹑足而行，莫敢冒触有声，岁余不痊。诸医作心病治之，人参、珍珠及定志丸，皆无效。戴人见而断之曰：惊者为阳，从外入也；恐者为阴，从内出也。惊者，为自不知故也；恐者，自知也。足少阳胆经属肝木，胆者，敢也。惊怕则胆伤矣。乃命二侍女执其两手，按高椅之上，当面前，下置一小几。戴人曰：娘子当视此。一木猛击之，其妇人大惊。戴人曰：我以木击几，何以惊乎？伺少定击之，惊也缓。又斯须，连击三五次；又以杖击门；又暗使人击背后之窗。徐徐惊定而笑曰：是何治法？戴人曰：《内经》云：惊者平之。平者，常也。平常见之必无惊。是夜使人击其门窗，自夕达曙。夫惊者，神上越也。一二日，虽闻雷而不惊。德新素不喜戴人，至是终身厌服，如有言戴人不知医者，执戈以逐之。（《儒门事亲·卷七·内伤形》）

【辨证思路】

本案实为张从正情志疗法的代表性名案。患者卫德新之妻，旅宿在外，又夜遇劫匪，虽幸得保命，然因受惊恐导致不敢闻任何声响，否则即惊倒不知人，诸医束手。张从正从"惊"和"恐"的区别入手，综合分析，既治惊也治恐；惊恐同治，而且颇有创新。首先分析出该患者受惊在先，病位在胆，此为主要病因，从《黄帝内经》"惊则气乱"认识到"夫惊者，神上越也"，治当使患者下视，从下以收神，故令患者独坐高椅，子和则"当面前，下置一小几"，以木击几，此其治法一也；又从《黄帝内经》"惊者平之"的理论出发，不同以往"惊者平之"治用重镇安神之药，创造性地提出"惊者平之""平者常也"的理论，医者以木击几，反复多次，又暗遣旁人多造声响，出其不意，而且"自夕达曙"，反复刺激患者，令患者对声响刺激"习以为常"，最终"虽闻雷而不惊"，此其治法二也；其次，细致分析本案病因尚有患者"惊坠床下"，必有《黄帝内经》所谓"恐伤肾"也，而治疗也必须周密设计，综合治疗，根据《黄帝内经》"恐伤肾，思胜恐"的原则，综合以上治疗原则，以木击几，并反复启发、调动患者思维，终至"思"以胜"恐"，此其治法三也。可见本案乃张子和灵活运用《黄帝内经》"惊则气乱""惊者平之""恐伤肾，思胜恐"等神志理论，细致分析、周密设计、辨证思维严谨的经典范例。

【治疗经验】

本案是中医神志疾病治疗的经典范例，医者运用突然而少见的不良敏感刺激转化为普通而寻常的非敏感刺激，张从正认为"惊者，为自不知故也；恐者，自知也……平者，常也，平常见之必无惊"。以惊恐之法，巧妙运用来治疗由惊恐所导致的惊悸症，创新性地发挥了中医情志相胜理论；在某些特定的状态下，本来无害或无关的体验令人产生恐惧感，而这种应激的负强化和泛化，会使其惧怕包括声响在内的任何刺激。张子和用木棍敲击木几，令患者长时间暴露在恐惧的逼迫情境中，达到"移精变气"，改变内在旧情境的目的，这些经验对于今天医学心理学中某些心理敏感性疾病的治疗具有重要的启迪和指导意义。

清代名医王士雄慨叹本案"可谓一言破的"，张从正的临证机巧确非常人所及。本案治疗一则"从下击几，使之下视，所以收神"，以治"惊"则"神上越也"；二则创新"惊者平之"的理解，以"平常"解之；三则妙用"恐伤肾，思胜恐"，并且辨证精细、设计严谨，堪称后人神志治疗之楷模。正如清代王孟英所说，"亘古以来，善治病者莫如戴人，不仅以汗吐下三法见长也"。

三、复习思考题

1. 张从正邪气致病的观点是什么？
2. 张从正为什么认为血气流通为贵？
3. 张子和汗吐下三法的主要内容是什么？

第四节　李杲医案

扫一扫看课件

一、名医简介

李杲（1180—1251），字明之，晚号东垣老人，宋金时真定（今河北正定）人，金元四大家之一。根据《元史》记载，李杲年少时即对医药产生了兴趣，后因母病被庸医所误，捐千金为贽，从张元素学医，尽得其传而多阐发。他在张元素脏腑辨证的启发下，对《黄帝内经》《难经》等经典深有研究，并结合自己的临床经验提出了"内伤脾胃，百病由生"的论点，创立了脾胃学说。李杲在理论方面重点阐发了脾胃的生理功能，从病因、病机、症状、脉象、治法诸方面对内伤热中和外感热病做了详细的分析；遣药制方方面，强调补中益气、升阳散火，对后世医家影响十分深远。李杲的代表作有《脾胃论》《内外伤辨惑论》《兰室秘藏》等。

二、医案导读

（一）麻木案

李正臣夫人病，诊得六脉俱中得弦洪缓相合，按之无力。弦在上，是风热下陷入阴中，阳道不行。其证闭目则浑身麻木，昼减而夜甚，觉而开目则麻木渐退，久则绝止。常开其目，此症不作。惧其麻木，不敢合眼，致不得眠。身体皆重，时有痰嗽，觉胸中常似有痰而不利，时烦躁，气短促而喘。肌肤充盛，饮食不减，大小便如常。惟畏其麻木不敢合眼为最苦。观其色脉形病，相应而不逆。《内经》曰：阳盛瞋目而动，轻；阴病闭目而静，重。又云：诸脉皆属于目。《灵枢经》云：开目则阳道行阳气遍布周身，闭目则阳道闭而不行。如昼夜之分，知其阳衰而阴旺也。且麻木为风，三尺之童皆以为然，细较之则有区别耳。久坐而起，亦有麻木；如绳缚之久，释之觉麻作而不敢动，良久则自已。以此验之，非为风邪，乃气不行。主治之当补其肺中之气，则麻木自去矣。如经脉中阴火乘其阳分，火动于中为麻木也，当兼去其阴火则愈矣。时痰嗽者，秋凉在外在上而作也，当以温剂实其皮毛。身重脉缓者，湿气伏匿而作也。时见燥作，当升阳助气益血，微泻阴火与湿，通行经脉，调其阴阳而已矣。非五脏六腑之本有邪也。此药（补气升阳和中汤）主之：生甘草（去肾热）、酒黄柏（泻火除湿）、茯苓（除湿导火）、泽泻（除湿导火）、升麻（行阳助经）、柴胡各一钱，苍术（除湿补中）、草豆蔻仁（益阳退外寒）各一钱五分，橘皮、当归身、白术各二钱，白芍药、人参各三钱，佛耳草、炙甘草各四钱，黄芪五钱。上㕮咀，每服五钱，水二盏，煎至一盏，去粗，食远服之。（《兰室秘藏·妇人门》）

【辨证思路】

麻木指肌肤知觉消失，不知痛痒，临床当有虚实之分。本案患者浑身麻木，昼减而夜甚，且有"闭目则麻，开目则退"的特点。李杲明确提出该麻木"非为风邪，乃气不行"。以"气不行"则血亦不行，气血运行不畅，机体失荣则麻木。人身阴阳之气，随人之动静而不同。《素问·生气通天论》指出："阳气者一日而主外，日中而阳气隆，日西而阳气已虚，气门乃闭。"白昼阳气盛，可补虚弱之气，气行则血行，血行则麻木可缓，反之则甚。《灵枢·卫气行》认为："平旦阴尽，阳气出于目，目张则气上行于头，循项下足太阳，循背下至小指之端……复合于目，故为一周。"开目则阳道行，闭目则阳道闭，因此麻木感随开闭目而减轻或加重。由于阳气不得升发，脾虚失运，脾气下流，故身体皆重；脾虚失运，湿痰内生，加之阴火上冲，肺气膹郁，故时有痰嗽，觉胸中常似有痰而不利，气短促而喘也。烦躁又为阴火上升之象。肌肤充盛，来自脾不运湿而多痰；阴火上乘土位，故能消谷而饮食如故。六脉俱中得弦洪缓相合，按之无力，乃阳气不得舒伸，里虚而阳气下陷入阴中的综合征象。根据上述分析，李杲断本病为"阳衰而阴旺也"，即"元气不足，阴火亢盛"所致，故选用补气升阳和中汤升阳助气益血，微泻阴火与湿，通行经脉，调其阴阳。

【治疗经验】

本案治疗思想以益气升阳为重点，佐以去湿通经。李杲在理论上非常重视升举阳气，认为只有阳气上升，阴火才能潜降。但他并未忽视潜降阴火的一面，因为升阳气和降阴火是相辅相成的，阴火的潜降亦有助于阳气的升发。只不过两者中，升发是主要的、基本的，潜降是次要的、权宜的。从本案可以看出，李杲治疗麻木虽以益气升阳为主，但又根据兼证的不同而灵活变通，方中的泻火药是在"火与元气不两立"的理论指导下，用以去贼火而升阳气。

（二）头痛案

范天騋之内，素有脾胃之证，时显烦躁，胸中不利，大便不通。初冬出外而晚归，为寒气怫郁，闷乱大作，火不得升故也。医疑有热，治以疏风丸，大便行而病不减。又疑药力小，复加七八十丸，下两行，前证仍不减，复添吐逆，食不能停，痰唾稠黏，涌出不止，眼黑头旋，恶心烦闷，气短促上喘无力，不欲言。心神颠倒，兀兀不止，目不敢开，如在风云中。头苦痛如裂，身重如山，四肢厥冷，不得安卧。余谓前证乃胃气已损，复下两次，则重虚其胃，而痰厥头痛作矣。制半夏白术天麻汤主之而愈。

半夏白术天麻汤：黄柏（二分），干姜（二分），天麻、苍术、白茯苓、黄芪、泽泻、人参（以上各五分），白术、炒曲（以上各一钱），半夏、大麦蘖面、橘皮（以上各一钱五分）。上件㕮咀。每服半两，水二盏煎至一盏，去渣，带热服，食前。此头痛苦甚，谓之足太阴痰厥头痛，非半夏不能疗；眼黑头旋，风虚内作，非天麻不能除，其苗为定风草，独不为风所动也。黄芪甘温，泻火，补元气；人参甘温，泻火，补中益气；二术俱甘苦温，甘除湿，补中益气；泽泻利小便导湿；橘皮苦温益气，调中升阳；曲消食，荡胃中滞气；大麦蘖面宽中助胃气；干姜辛热以涤中寒；黄柏苦大寒，酒洗以主冬天少火在泉发躁也。（《脾胃论·半夏白术天麻汤》）

【辨证思路】

患者脾胃素虚，运化乏力，酿生痰湿，升降失常，故时显烦躁，胸中不利，大便不通。入冬之际外感寒邪，阳气怫郁，上下不得交通，故闷乱大作，更兼吐逆，痰唾稠黏，涌出不止，诸症蜂起。前医只看到烦躁闷乱的现象，而忽视脾胃虚弱的本质，一再给予苦寒疏利之剂，致胃气重虚，土虚木乘，肝风内动，进而导致升降失调，痰气上升，出现头痛、呕吐、眩晕、头苦痛如裂等症状，为典型的太阴"痰厥头痛"。丹溪有云，阳气怫郁，百病生焉。

【治疗经验】

金元以前，医家论治头痛多遵从《伤寒论》分经论治法，但《伤寒论》关于头痛证治仅见于太阳、阳明、少阳、厥阴四经，李杲在《兰室秘藏·头痛门》中补充了太阴、少阴头痛的证治，并进一步指出六经头痛之异。太阴头痛实由脾失健运，痰浊阻滞，清窍不利，从而提出"痰厥头痛"之名，开从痰论治头痛之法门。本案因患者脾胃素虚，外感风寒则诸症并作，引起呕吐泄泻、痰涎上涌，所谓"热病未已，寒病复起"。本案治疗上，李杲联合使用补中益气、升阳散火诸药，提出"痰厥头痛，非半夏不能疗""风虚内作，非天麻不能除"，为后世从痰论治头痛奠定了基础。李杲立方重在恢复脾胃功能，用参、术、苓合黄芪补中益气以扶正，曲、麦、陈皮理脾胃助消化。其中天麻祛风，半夏燥湿化痰，干姜温胃，泽泻利水，黄柏制燥，都是从调理脾胃出发，脾胃一健，则清升浊降而诸症自除，是探本求源之法。

（三）泄泻案

予病脾胃久衰，视听半失，此阴盛乘阳，加之气短，精神不足，此由弦脉令虚，多言之过，皆阳气衰弱，不得舒伸，伏匿于阴中耳。癸卯岁六七月间，淫雨阴寒，逾月不止，时人多病泄利，湿多成五泄故也。一日，予体重、肢节疼痛，大便泄并下者三，而小便闭塞。思其治法，按《内经·标本论》：大小便不利，无问标本，先利大小便。又云：在下者，引而竭之，亦是先利小便也。又云：诸泄利，小便不利，先分别之。又云：治湿不利小便，非其治也。皆当利其小便，必用淡味渗泄之剂以利之，是其法也。噫！圣人之法，虽布在方册，其不尽者，可以求责耳。今客邪寒湿之淫，从外而入里，以暴加之，若从以上法度，用淡渗之剂以除之，病虽即已，是降之又降，是复益其阴，而重竭其阳气矣，是阳气愈削，而精神愈短矣，是阴重强而阳重衰矣，反助其邪之谓也。故必用升阳风药即瘗，以羌活、独活、柴胡、升麻各一钱，防风根截半钱，炙甘草根截半钱，同㕮咀，水四中盏，煎至一盏，去渣，稍热服。大法云：湿寒之胜，助风以平之。又曰：下者举之，得阳气升腾而去矣。又法云：客者除之，是因曲而为之直也。夫圣人之法，可以类推，举一而知百病者，若不达升降浮沉之理，而一概施治，其愈者幸也。（《脾胃论·调理脾胃治验治法用药若不明升降浮沉差互反损论》）

【辨证思路】

脾胃是精气升降运动的枢纽，李杲认为"盖胃为水谷之海，饮食入胃，而精气先输脾归肺，上行春夏之令，以滋养周身，乃清气为天者也；升已而下输膀胱，行秋冬之令，为传化糟粕，转味而出，乃浊阴为地者也。若夫顺四时之气，起居有时，以避寒暑，饮食有节，及不暴喜怒，以颐神志，常欲四时均平，而无偏胜则安。不然，损伤脾胃，真气下溜，或下泄而久不能升，是有秋冬而无春夏，乃生长之用，陷于殒杀之气，而百病皆起"。本案脾胃久衰，元气不足，清阳之气无以上升，故见视听半失，又元气不足致阴火上冲，"火与元气不两立"，阴火亢盛则更损元气，加之言多伤气，故见气短、精神不足；外感寒湿，困阻脾胃，影响脾胃升降之机，故见体重、肢节疼痛，大便泄泻，而小便闭塞。由于其病机为阳虚下陷，故以羌活、独活、柴胡、升麻等药升阳除湿止泻。

【治疗经验】

本案为李杲脾胃升降理论在临床运用的代表医案，体现了风药升阳的用药特点。李杲认为，人身精气的升降运动，有赖于脾胃居于中央土位以为枢纽。各种原因导致脾胃气虚，则升降功能随之失常，百病由此而生，即"内伤脾胃，百病由生"的观点。李杲在理论上重视脾气的升发，在组方用药时也突出了这一特点。风药之名称，首见于李杲著作，指升麻、柴胡、防风等味薄气轻，具有发散上升作用的药物。本案方用羌活、独活、防风祛风散寒除湿，柴胡、升麻升发清阳之气，佐以炙甘草益气和中、调和药性。如此配伍，客者除之，风药以胜湿寒之邪；下者举之，得阳气升腾而去矣。李杲学问之精深、用药之精准，由此可见一斑。

（四）黄疸案

戊申六月初，枢判白文举，年六十二，素有脾胃虚损病。目疾时作，身面目睛俱黄，小便或黄或白，大便不调，饮食减少，气短上气，怠惰嗜卧，四肢不收。至六月中，目疾复作，医以泻肝散下数行，而前疾剧增。予谓：大黄、牵牛，虽除湿热，而不能走经络，下咽不入肝经，先入胃中。大黄苦寒，重虚其胃；牵牛其味至辛，能泻气，重虚肺本，嗽大作。盖标实不去，本虚愈甚。加之适当暑雨之际，素有黄证之人，所以增剧也。此当补肺脾之本脏，泻外经中之湿热，制清神益气汤主之而愈。清神益气汤：茯苓、升麻以上各二分，泽泻、苍术、防风以上各三分，生姜五分，青皮一分，橘皮、生甘草、白芍药、白术以上各二分，人参五分，黄柏一分，麦门冬、人参以上各二分，五味子三分。上件锉如麻豆大，都作一服，水二盏，煎至一盏，去渣，稍热空心服。（《脾胃论·调理脾胃治验治法用药若不明升降浮沉差互反损论》）

【辨证思路】

本案患者年过花甲，素有脾胃虚损病。脾胃虚弱，元气不足，故见大便不调、饮食减少、怠惰嗜卧、四肢不收等症；土虚木乘，故目疾时作；脾虚生湿，郁而蕴热，故发黄疸，热盛时则尿黄，热减而虚明显时则尿白；脾胃一虚，肺气先绝，故见气短上气；暑天多雨，湿热熏蒸，则益其病；医者误下，重虚其胃，所以病情增剧。可见，本案的治疗重点在于补益脾胃，脾胃健运，元气旺盛，清阳上升则诸病自退，故李杲制清神益气汤主之而愈。

【治疗经验】

李杲一再强调，人体精气升降浮沉的关键在于脾胃，由升降失常引起的各种疾病亦可通过调理脾胃而痊愈，本案即反映了从脾胃论治黄疸、目疾的经验。清神益气汤能补脾胃升阳气，标本兼治。方中茯苓、升麻、泽泻、苍术、防风、生姜诸药，走经除湿而不守，故不特泻本脏脾肺，并能升补中气之虚。青皮、橘皮、生甘草、白芍药、白术、人参等，皆能守本而不走经，故既能补脏腑之元气，又不滋经络中之邪气。黄柏清热燥湿以退黄，人参、麦冬、五味子为生脉散原方，针对肺之气阴两伤、咳嗽大作，合而用之，扶正又祛湿热之邪。本方人参前用五分，后用二分，共为七分。后之二分为生脉散原方，故重出。本案重点在于补益脾胃，脾胃气足，清阳上升，目疾、面黄等症皆可自愈；同时佐以祛湿泻火药物，以增进疗效。

三、复习思考题

1. 李杲阐发脾胃生理功能的主要论点是什么？
2. 如何理解李杲"火与元气不两立"的医学思想？
3. 李杲治疗内伤热中证的用药法度是什么？

扫一扫 知答案

第五节　陈自明医案

扫一扫看课件

一、名医简介

陈自明（1190—1270），字良甫，晚年自号"药隐老人"，南宋临川（今江西抚州）人，南宋著名医学家。出身于中医世家，三世业医，从小随父学医，治学非常刻苦认真。14岁即已通晓《黄帝内经》《神农本草经》《伤寒杂病论》等经典著作，精通内、外、妇、儿各科，于妇科和外科的研究尤为精深。陈自明确立了妇产科证治以肝脾为纲领，认为"滋其化源，其经自通"；重视气血理论，强调"妇人以血为本"，注重补养气血；阐发冲任二脉在妇科的重要作用；概括类分带下，谓妇人带下之症，与带脉受损相关；总结了妇科用药的特有规律。陈自明对痈疽病重视整体治疗，强调开门逐寇、内外兼治。认为"外科疮疡"是人体脏腑气血寒热虚实盛衰变化的结果，在治疗上不能局限于一方一药，不能仅局部攻毒，而应内外合一，服敷兼施，标本结合。著有《妇人大全良方》《外科精要》《备急管见大全良方》《诊脉要诀》等。与崔嘉彦、严用和、危亦林、龚廷贤、李梴、龚居中、喻昌、黄宫绣、谢星焕并列为江西历史上十大名医。

二、医案导读

（一）痛经案

罗安人每遇经脉行时，则脐与小腹下痛不可忍，服药无效，仆以桂枝桃仁汤愈。自后再发，一投而瘥。桂枝桃仁汤：桂枝、白芍、生地黄各二钱，桃仁七枚（去皮尖），甘草一钱，姜水煎。（《妇人大全良方·妇人疝瘕诸气方论第七》）

【辨证思路】

痛经主要病机在于邪气内伏或精血素亏，经期前后冲任二脉气血的生理变化导致胞宫的气血运行不畅，"不通则痛"；或胞宫失于濡养，"不荣则痛"。本案患者经行时脐与小腹下痛不可忍，应属实属瘀。或因经期感受寒邪，或过食寒凉生冷，以致寒邪乘虚客于冲任，与血相搏，从而冲任、胞宫气血阻滞，"不通则痛"。

【治疗经验】

痛经治疗以调理子宫、冲任气血为主，具体治法有温、补、通、调四大法则。本案用桂枝桃仁汤破瘀止痛。桂枝辛散温通，行血脉，温经散寒；桃仁为活血破瘀之要药，伍桂枝一温一通，活血化瘀之功倍增。"妇人以血为本"，临证需固护阴血，故用白芍、生地黄养血滋阴，并防化瘀伤血。甘草益气和中，白芍缓急止痛。生姜水煎，意在和胃散寒。全方兼备化瘀、温散、止痛、补益之功。

（二）妊娠子悬案

丁未六月间，罗新恩孺人黄氏有孕七个月，远出而归。忽然胎上冲心而痛，卧坐不安。两医治之无效，遂说胎已死矣。便将蓖麻子去皮研烂，加麝香调贴脐中以下之，命在垂危。召仆诊视，两尺脉沉绝，他脉平和。仆问二医者曰：契兄作何证治之？答曰：死胎也。何以知之？答曰：两尺脉绝，以此知之。仆问之曰：此说出在何经？二医无答。遂问仆曰：门下作何证治之？仆答曰：此子悬也。若是胎死，却有辨处。夫面赤舌青者，子死母活；面青舌青吐沫者，母死子活；唇口俱青者，母子俱死，是其验也。今面色不赤，舌色不青，其子未死；其证不安，冲心而痛，是胎上逼心，谓之子悬。宜紫苏饮子治，药十服，而胎近下矣。紫苏饮，当归三分，甘草一分，大腹皮、人参、川芎、陈皮、白芍各半两，紫苏一两。上㕮咀，每服半两。水一盏半，姜四片，葱白七寸，煎至七分，去滓，空心温服。（《妇人大全良方·卷十二·妊娠胎上逼心方论第八》）

【辨证思路】

胎儿冲心而痛谓子悬。妊娠胎动之因，"或饮食起居，或冲任风寒，或跌仆击触，或怒伤肝火，或脾气虚弱，当各推其因而治之。若因母病而胎动，但治其母；若因胎动而母病，唯当安其胎"。孕妇怀孕七个月，远出而归，舟车劳顿，引发胎动，痛甚则坐卧不安。其他医生治疗无效，又诊其两尺脉绝，便认为胎儿已死，欲引产堕胎。然陈自明独具慧眼，观察到患者面色不赤，舌色不青，由此推断其子未死，因饮食起居失宜，气血运行不畅，胎动气逆，胎儿上逼于心，故坐卧不安，闷绝不堪。因此及时阻止了前医欲堕胎的孟浪做法，改用安胎顺气的紫苏饮子安胎顺气，母子平安。

【治疗经验】

"妊娠用药，不可轻用桂枝、半夏、桃仁、朴硝等伤胎药"，故用紫苏为君理气安胎，臣以人参补气，陈皮、大腹皮、川芎行气消胀安胎，佐以当归养血，甘草为使调和药性，合方共奏安胎顺气之功。夫妊娠将养得所，则气血调和，胎儿则安，当产亦易。

（三）妊娠下血案

一妇人妊娠六月，每动怒即下血，甚至寒热头痛，胁胀腹疼，作呕少食。余谓寒热头痛，乃肝火上冲；胁胀腹痛，乃肝气不行；作呕少食，乃肝侮脾胃；小便下血，乃肝火血热。用小柴胡加白芍、炒黑山栀子、茯苓、白术而愈。（《妇人大全良方·卷十二》）

【辨证思路】

妇人妊娠下血的诱因是愤怒，中医学认为，怒则肝气横逆，藏血失职。陈自明在案中分析道："寒热头痛，乃肝火上冲；胁胀腹痛，乃肝气不行；作呕少食，乃肝侮脾胃；小便下血，乃肝火血热。"由此可见，病机关键在肝脾失调。

【治疗经验】

用小柴胡汤为基础方来疏肝解郁清热，调和肝脾，伍白芍和解退热，加黑栀子增清泄肝热之力，以茯苓、白术全健脾生血之功，且有安胎之妙。

（四）痈疽案

水部曹文兆，背胛患之，半月余，疮头如粟且多，内痛如刺，其脉歇止。此元气虚而疽蓄于内，非灸不可。遂灼二三十余壮，余以六君加藿香、归数剂，疮势渐起，内痛顿去，胃脉渐至。但疮色紫，瘀肉不溃，此阳气虚也。燃桑枝灸患处，以解散其毒，补接阳气，仍以前药，加参、芪、归、桂，色赤脓稠，瘀肉渐腐，两月而愈。夫邪气沉伏，真气怯弱，不能起发，须灸而兼大补。若投以常药，待其自溃，鲜有不误者。（《外科精要·疮出未辨用津润墨围论》）

【辨证思路】

陈自明根据经络虚实进行辨证施治，并从痈疽的肿势、疼痛、脉象和兼证等方面进行了论述。他详述了表里、切脉、阴阳辨证和手法辨脓等方法，指出了痈疽初起的证候和脉象，阐明了痈和疽的脉证不同。他重视整体辨证，但也没有忽视局部症状。他从痈疽的肤色、硬度、热与不热三个方面辨析脓的有无，为是否切开排脓提供参考。本案患者"背胛患之，半月余，疮头如粟且多，内痛如刺，其脉歇止"，为"此元气虚而疽蓄于内"；"疮色紫，瘀肉不溃"，为"阳气虚也"；患者经治疗后"胃脉渐至"，则发病之时脉当沉细。综合病机为"邪气沉伏，真气怯弱，不能起发"。

【治疗经验】

陈自明提出的外科治疡法，注重人体脏腑气血寒热虚实的变化等整体与局部、体表与脏腑的辩证统一，治疗上从脏腑气血全局的变化来考虑，提出了"内外合一"和"邪有出路"的治疗思想，充分体现了中医辨证施治、整体观念的特点。使"邪有出路"的治法为灸法。痈疽初起均宜艾灸，灸法可使毒外泄，还可使气血流动，疮毒消散。如骑竹马取穴灸和隔蒜灸是"使毒气有路而出，不攻于内"；灸足三里法是"引热就下"等。陈自明将灸法用于阳热证。本案根据病因病机和临床表现，陈氏提出"非灸不可"，"遂灼二三十余壮"后"疮势渐起，内痛顿去，胃脉渐至"，然后"燃桑枝灸患处，以解散其毒，补接阳气……色赤脓稠，瘀肉渐腐，两月而愈"。本案充分体现了陈氏在治疗痈疽等外科疾病方面重视灸疗的特点。

陈氏在《外科精要》中专列《调节饮食当平胃气论》，以彰其注重脾胃的宗旨。论曰："大抵病疮毒后，燃热痛楚，心气烦壅，胸膈妨闷，不能饮食，所以患疮毒人，须借饮食滋味，以养其精，以助其真，不日可补安全。经云：脾为仓廪之官，胃为水谷之海，主养四旁，须用调理，进食为上。不然则真元虚耗，形体尪羸，恶气内攻，最难调护，可服茯苓开胃散、人参汤、排脓内补十宣散之类是也。"本案在运用灸法的同时，"以六君加藿香、归数剂，疮势渐起，内痛顿去，胃脉渐至"，调补脾胃，继以"前药，加参、芪、归、桂，色赤脓稠，瘀肉渐腐，两月而愈。"

1. 试述陈自明对妇科生理、病理的认识。
2. 简述陈自明辨治妇产科疾病的治疗原则。
3. 陈自明总结妊娠用药规律是什么？
4. 简述陈自明治疗痈疽的思路和经验。

扫一扫知答案

第六节　罗天益医案

扫一扫看课件

一、名医简介

罗天益（1220—1290），字谦甫，金末元初真定藁城（今河北省正定）人，为李杲入室弟子，从李杲学医十多年，对李杲的学术有较为深透的理解和心得。入元后，曾任职太医，并一再"从军""随军"，几次奉诏旨前往六盘山为丞相及长官等治病，故其晚年所治者多为上层人物及蒙古王公。罗氏治学，精研经典，重视实践，师事李杲，旁参诸家，博采众长，是一位既精理论，又善实践的医家。提出劳倦伤脾，分"虚中有寒""虚中有热"；详论"食伤脾胃""饮伤脾胃"；治脾不囿于李杲益气升阳诸方，使脾胃病的辨治渐趋完善。《卫生宝鉴》是其代表著作。该书以李东垣学术思想为基础，旁采诸家之说，并结合自己的经验整理而成，是一部有价值的临床著作。全书二十四卷，另补遗一卷。卷一至三为"药误永鉴"，意为"知前车之覆，恐后人蹈之也"，就临床上一些值得注意的问题加以讨论。卷四至二十为"名方类集"，共记载方剂七百七十余首，其中不少是罗氏自制方。卷二十一为"药类法象"，按药物气味厚薄以及升降浮沉的作用进行分类，并对109种药物的功用主治、配伍及炮制等加以说明。卷二十二至二十四为"医验纪述"。另补遗一卷，为后世重刊时所增，主要收载一些治疗内伤、外感的经验方。此书理法方药俱备，条理井然，并附验案48例，是罗氏学术主张的极好验证。

二、医案导读

（一）中风案

北京按察书吏李仲宽，年逾五旬，至元己巳春，患风证。半身不遂，四肢麻痹，言语謇涩，精神昏愦。一友处一法，用大黄半斤，黑豆三升，水一斗，同煮豆熟，去大黄，新汲水淘净黑豆，每日服二三合，则风热自去，服之过半。又一友云，通圣散、四物汤、黄连解毒汤，相合服之，其效尤速。服月余，精神愈困，遂还真定，归家养病。亲旧献方无数，不能悉录，又增暗哑不能言，气冷手足寒。命予诊视，细询前由，尽得其说。予诊之，六脉如蛛丝细。予谓之曰：夫病有表里虚实寒热不等，药有君臣佐使大小奇偶之制，君所服药无考凭，故病愈甚，今为不救，君自取耳。未几而死。

有曹通甫外郎妻萧氏，六旬有余，孤寒无依，春月忽患风疾，半身不遂，语言謇涩，精神昏愦，口眼㖞斜，与李仲宽证同。予刺十二经井穴，接其经络不通，又灸肩井、曲池。详病时月，处药服之，减半。予曰：不须服药，病将自愈。明年春，张子敬郎中家见行步如故。予叹曰：夫人病全得不乱服药之力。由此论李仲宽乱服药，终身不救；萧氏贫困，恬憺自如获安。《内经》曰：用药无据，反为气贼，圣人戒之。一日，姚雪斋举许先生之言曰：富贵人有二事反不如贫贱人，有过恶不能匡救，有病不能医疗。噫，其李氏之谓欤。（《卫生宝鉴·用药无据反为气贼》）

【辨证思路】

中风一证，自《内经》直至唐代多从外风论治。宋金元时期，刘完素首提中风病与热有关，李东垣认为风跟虚有关。罗天益继承前人经验，倡导中风为正虚外感，热胜风动，在《卫生宝鉴·中风论》中说："风者百病之始，善行而数变。行者动也，风本为热，热胜则风动。"本案所论两患者均为年高之人，因气血不足，感受风邪，中于经络，故见半身不遂、四肢麻痹、言语謇涩、口眼㖞斜等症，并由经络而及脏腑，见精神昏愦。

【治疗经验】

罗氏强调"用药无据"之害。同患中风之人，一者听信他人之言胡乱服药而死，一者经罗天益调治慎用药物而愈，事实胜于雄辩。一为富贵之人，不明医理，胡乱用药造成严重后果；一为老妇人，孤寒无依，但恬淡自如，虽患中风，只施以针灸，在辨证的基础上施针用药。两位中风患者，预后有霄壤之别的原因，罗氏感叹曰："夫人病全得不乱服药之力。"

罗氏针对时人不知养生之理，妄服药物乱投医的现象，专撰"无病服药辨""春服宣药辨""用药无据反为气贼""戒妄下""轻易服药戒""妄投药戒""福医治病"等篇，强调无病服药，以及妄服药物乱投医的危害，以为后人借鉴。本文罗氏所记两案均为中风，且证候相同，但结果有霄壤之别。有鉴于此，罗氏引证张元素之说："无病服药，乃无事生事，此诚不易之论。人之养身，幸五脏之安泰，六腑之和平，谨于摄生。春夏奉以生长之道，秋冬奉以收藏之理，饮食之有节，起居而有常，少思寡欲，恬憺虚无，精神内守，此无病之时，不药之药也。"

此外罗氏指出，"医者必先审岁时太过不及之运，察人之血气饮食勇怯之殊，病有虚实浅深在经在脏之别，药有君臣佐使大小奇偶之制，治有缓急因用引用返正之则"。万不可"不精于医，不通于脉，不观诸经本草，赖以命通运达而号为福医"，此等医论均有现实意义，足以警示后学。

需要注意的是，本案现在的认识当属阴虚动风，治宜滋阴息风，案中用药重在补中益气，虽有滋阴之品白芍和当归，但针对阴液大伤尚难救耗散之阴，此亦是本案疗程较长，从六月发病至秋而愈的原因。然罗氏已初步认识到本案病机与肝有关，故方中白芍在滋阴养液的同时亦能柔肝缓急舒筋以止急搐，为本案可贵之处。案中治法"益水之源以救其逆"，以及宗《内经》之旨"治以甘寒，以酸收之"之法，可谓后世"滋阴息风"法的先驱。

（二）虚劳案

佚庵刘尚书第五太子常少卿叔谦之内李氏，中统三年春，欲归宁父母不得，情动与中，又因劳役，四肢困倦，躁热恶寒，时作疼痛，不欲食，食即呕吐，气弱短促，怠惰嗜卧。医作伤寒治之，解表发汗，次日传变，又以大小柴胡之类治之，至十余日之后病证愈剧。病家云：前药无效，莫非他病否？医曰：此伤寒六经传变，至再经传尽，当得汗而愈。翌日，见爪甲微青黑色，足胫至腰如冰冷，目上视而睹不转睛，咽嗌不利，小腹冷，气上冲心而痛，呕吐不止，气短欲绝，召予治之。予诊其脉沉细而微，不见伤寒之证。此属中气不足，妄作伤寒治之，发表攻里，中气愈损，坏证明矣。太夫人泣下避席曰：病固危困，君尽心救治。予以辛热之药，哎咀一两，作一服，至夜药熟而不能饮，续续灌下一口，饮至半夜，稍有呻吟之声，身体渐温，忽索粥饮，至旦食粥两次。又煎一服，投之。至日高，众医皆至，诊之曰：脉生证回矣。众喜而退。后越三日，太夫人曰：病人大便不利，或以用脾约丸润之可乎？予曰：前证用大辛热之剂，阳生阴退而愈，若以大黄之剂下之，恐寒不协，转生他证。众以为不然，遂用脾约丸二十丸润之，至夜下利两行。翌日面色微青，精神困弱，呕吐复作。予再以辛热前药温之而愈矣。故制此方。

温中益气汤：附子、干姜各五钱，草豆蔻、甘草各三钱，益智仁、白芍药、丁香、藿香、白术各二钱，人参、陈皮、吴茱萸各一钱半，当归一钱。上十三味，哎咀，每服五钱，水二盏，煎至一盏，去渣，温服食前。病势大者，服一两重。

论曰：《内经》云：寒淫于内，治以辛热，佐以苦甘温。附子、干姜大辛热，助阳退阴，故以为君。丁香、藿香、豆蔻、益智、茱萸辛热，温中止吐，用以为臣。人参、当归、白术、陈皮、白芍药、炙甘草苦甘温，补中益气，和血脉协力用以为佐使矣。（《卫生宝鉴·卷十八·中气不足治验》）

【辨证思路】

李东垣《脾胃论·饮食劳倦所伤始为热中论》有"始病热中，若未传为寒中"之论，罗氏承其说而加以发挥，把劳倦所伤分为虚中有寒、虚中有热两类进行阐述。本案患者因忧思、劳役过度而致脾气亏虚，中气不足，故见四肢困倦，不欲食，气弱短促，怠惰嗜卧等症，为典型的内伤热中证，亦即罗氏所谓"劳倦所伤，虚中有热"病变。他医见其有恶寒，时作疼痛，而以伤寒治之，解表、和解、攻里治之，以致中气愈损，阳微欲绝，见"爪甲微青黑色，足胫至腰如冰冷，目上视而睛不转睛，咽嗌不利，小腹冷，气上冲心而痛，呕吐不止，气短欲绝"，脉沉细而微，变生"虚中有寒"，病势极危。

【治疗经验】

本案初病之时，治当升阳益气，而医反误汗误下，以致中气愈损，阳微欲绝，此时，正确的治法应是扶阳救逆，温中益气，罗氏依据《内经》制方法则，把四逆、理中以及东垣草豆蔻丸等方综合于一方，名为温中益气汤，徐徐灌下，以助阳退阴而获效，为发展东垣脾胃论治之典型。然三日后，出现大便不利，此当为阳气不运，传导失职所致，他医以为燥结，不究本源，投以麻仁脾约丸清润之剂，复伤中阳，以致旧病复作，越医越重，罗氏再投前方而效，医贵识证，信矣！

（三）抽搐案

中山王知府次子薛里，年十三岁。六月十三日暴雨方过，池水泛溢，因而戏水，衣服尽湿，其母责之。至晚，觉精神昏愦，怠惰嗜卧。次日，病头痛身热，腿脚沉重。一女医用和解散发之，闭户塞牖，覆以重衾，以致苦热不胜禁，遂发狂言，欲去其衾。明日，寻衣撮空，又以承气汤下之。下后，语言渐不出，四肢不能收持，有时项强，手足瘛疭，搐急而挛，目左视而白睛多，口唇肌肉蠕动，饮食减少，形体羸瘦。命予治之，具说前由，予详之，盖伤湿而失于过汗也。且人之元气，起于脐下肾间，动气周于身，通行百脉。今盛暑之时，大发其汗，汗多则亡阳。百脉行涩，故三焦之气不能上荣心肺，心火旺而肺气焦。况因惊恐内蓄，《内经》曰"恐则气下"。阳主声，阳既亡而声不出也。阳气者，精则养神，柔则养筋。又曰"夺血无汗，夺汗无血"。今发汗过多，气血俱衰，筋无所养，其病为痉，则项强手足疭，搐急而挛。目通于肝，肝者，筋之合也，筋既燥而无润，故目左视而白睛多。肌肉者，脾也，脾热则肌肉蠕动，故口唇蠕动，有时而作。经曰：肉痿者，得之湿地也。脾热者，肌肉不仁，发为肉痿。痿者，挛弱无力，运动久而不仁。阳主于动，今气欲竭，热留于脾，故四肢不用，此伤湿过汗而成坏证明矣。当治时之热，益水之源救其逆，补上升生发之气。《黄帝针经》曰："上气不足，推而扬之。"此之谓也。以人参益气汤治之。《内经》曰："热淫所胜，治以甘寒，以酸收之。"人参、黄芪之甘温，补其不足之气而缓其急搐，故以为君。肾恶燥，急食辛以润之，生甘草甘微寒，黄柏苦辛寒，以救肾水而生津液，故以为臣。当归辛温和血脉；橘皮苦辛，白术苦甘，炙甘草甘温，益脾胃，进饮食；肺欲收，急食酸以收之，白芍药之酸微寒，以收耗散之气而补肺金，故以为佐。升麻、柴胡苦平，上升生发不足之气，故以为使，乃从阴引阳之谓也。

人参益气汤：黄芪五分，人参、黄柏（去皮）、升麻、柴胡、白芍药各三分，当归、白术、炙甘草各二分，陈皮三分，生甘草二分。上十一味，㕮咀，都为一服，水二盏半，先浸两时辰，煎至一盏，去渣热服，早食后、午饭前各一服。投之三日后，语声渐出，少能步行，四肢柔和，食饮渐进，至秋而愈。（《卫生宝鉴·卷二十四·过汗亡阳变证治验》）

【辨证思路】

此乃风寒夹湿，过汗妄下导致阴竭阳亡，变证丛生。本案始则外感寒湿，邪在肌表，湿性重浊，继则受责肝气郁于内，外感内伤，营卫不调，故头痛身热，精神昏愦（实为极困疲之象，非神志昏迷也），怠惰嗜卧，腿脚沉重。后发汗太过，又遭妄下，津气大伤，阴竭阳亡，筋脉失养，肝风内动，神因之不安而欲狂，筋因之失养而抽搐，诸变证由生，而见狂言、项强、瘛疭、挛急、目窜、唇蠕等。

案中罗氏运用脏腑辨证，实从易水张元素而出，本案实为伤湿后过汗误下而阴液大伤，筋脉失养所致虚风内动之证，故见项强、瘛疭、挛急、目窜、唇蠕等候。但金元时期还处在由外风到内风认识的转变时期，中医学尚无肝风内动的成熟认识，罗氏师李东垣之说从元气不足辨证，分析"目通于肝，肝者，筋之合也，筋既燥而无润，故目左视而白睛多"，虽未明确提出"肝风内动"，实际上应当是讨论"肝风内动"的先驱，这一点较清代医家更早，也更难能可贵。

【治疗经验】

罗氏对脾胃内伤病的治疗，本着《内经》"脾苦湿，急食苦以燥之"，"脾欲缓，急食甘以缓之"，"用苦泻之，甘补之"的原则，主张甘辛温补，慎用寒凉，并反对滥用下法。罗氏以人参益气汤救误，颇为切中病机。盖人参益气汤实由补中益气汤合芍药甘草汤加黄柏而成。补中益气汤益气回阳生津，芍药甘草汤酸甘化阴、柔肝缓急，黄柏、生甘草泄热坚阴，此乃李东垣补中益气、升阳泻火之法，故药后渐得痊愈。罗氏运用脾胃学说，从外感内伤立论，针对误汗、误下后脾虚有热、心神失养、血不养筋、食少体羸的复杂病机，以补中益气汤加味化裁治之，力救项强、瘛疭等险症，最后收功。

（四）伤食案

癸丑岁，予随王府承应至瓜忽都地面住冬，有博兔赤马剌，约年三旬有余，因猎得兔，以火炙食之，各人皆食一枚，惟马剌独食一枚半，抵暮至营，极困倦，渴饮潼乳斗余。是夜腹胀如鼓，疼痛闷乱，卧而欲起，起而复卧，欲吐不吐，欲泻不泻，手足无所措，举家惊慌，请予治之，具说饮食之由。诊其脉，气口大一倍于人迎，乃应食伤太阴经之候也，右手关脉又且有力。盖烧肉干燥，因而多食则致渴饮，干肉得潼乳之湿，是以滂满于肠胃，肠胃乃伤，非峻急之剂则不能去。遂以备急丸五粒，觉腹中转矢气，欲利不利，复投备急丸五粒，又与无忧散五钱，须臾大吐，又利十余行，皆物与清水相合而下，约二斗余，腹中空快，渐渐气调。至平旦，以薄粥饮少少与之。三日后，再以参术之药调其中气，七日而愈。（《卫生宝鉴·饮食自倍肠胃乃伤治验》）

【辨证思路】

本案因暴食炙煿肉食，又暴饮湩乳斗余，致肠胃损伤，湿热蕴结，脾胃气滞，渐成伤食重症：腹胀疼痛，起卧不安，手足无措，欲吐不吐，欲泻不泻，气口大一倍于人迎，右关有力（王叔和将寸口脉分为左人迎、右气口，后世多从其说，《脉经》曰：气口紧盛伤于食），说明饮食不节，肠胃俱实，胃气不能腐熟，脾气不能运化，三焦之气不能升降，以成疾患。罗氏在《素问·痹论》"阴气者静则神藏，躁则消亡，饮食自倍，肠胃乃伤"的论述中，体会到"食物无务于多，贵在能节，所以保冲和而遂颐养也，若贪多务饱，饫塞难消，徒积暗伤，以召疾患"。说明饮食不节，肠胃俱实，胃气不能腐熟，脾气不能运化，三焦之气不能升降，以成疾患，并指出养生之道在于节食。罗天益指出："盖食物饱甚，耗气非一，或食不下而上涌，呕吐以耗灵源；或饮不消而作痰，咯唾以耗神水。大便频数而泄，耗谷气之化生；溲便滑利而浊，耗源泉之浸润。至于精清冷而下漏，汗淋漓而外泄，莫不由食物之过伤，滋味之太厚。如能节满意之食，省爽口之味，常不至于饱甚者，即顿顿必无伤，物物皆为益，糟粕变化，早晚溲便，按时精华，和凝上下，津液含蓄，神藏内守，荣卫外固，邪毒不能犯，疾疢无由作。"

【治疗经验】

罗天益根据胃伤多少和轻重而选用不同的治法和方剂。他说："如气口一盛，得脉六至，则伤于厥阴，乃伤之轻也，枳术丸之类主之。气口二盛，脉得七至，则伤于少阴，乃伤之重也，雄黄圣饼子、木香槟榔丸、枳壳丸之类主之。气口三盛，脉得八至九至，则伤太阴，填塞闷乱则心胃大痛，备急丸、神保丸、消积丸之类主之，兀兀欲吐则已，俗呼食迷风是也。"本案即属伤于太阴，故治以备急丸、无忧散，须臾大吐，又利十余行，腹中空快，渐渐气调。备急丸（即三物备急丸）峻下之剂，主治心腹胀满急痛，大小便不通；无忧散（以天南星为末）峻吐之剂，以吐胃中之食饮。再以薄粥及参术之药调养，自当痊愈。肉积、乳饮上下分消，则气机畅通，后加以调养痊愈。

三、复习思考题

1. 罗天益认为中风的病机特点是什么？
2. 罗天益治疗脾胃病的特点是什么？
3. 罗天益重视三焦辨治体现在哪些方面？

扫一扫知答案

第七节　朱震亨医案

一、名医简介

朱震亨（1281—1358），字彦修，元代婺州义乌（今浙江义乌市）人。因世居丹溪，故学者尊之为丹溪翁。推崇刘完素、李杲及张从正三家之学，援引理学阐发医理，倡导相火论和阳有余阴不足论，阐发阴虚火旺的病因病机和治法方药，探讨杂病论治特点和规律，对后世产生了重要影响，故明代王纶有"杂病用丹溪"一说。朱震亨的代表著作是《格致余论》《局方发挥》。《金匮钩玄》《脉因证治》《丹溪心法》等系朱震亨的门人或私淑者根据其医学理论和临床经验整理而成。

二、医案导读

（一）咳嗽案

丹溪治一男子，三十五岁，因连夜劳倦不得睡，感嗽疾，痰如黄白脓，嗽声不出。时初春大寒，医与小青龙汤四帖，觉咽喉有血腥气上逆，遂吐血线自口中左边出一条，顷遂止，如此每一昼夜十余次。诊其脉弦大散弱，左大为甚。人倦而苦于嗽。丹溪云：此劳倦感寒，因服燥热之剂以动其血，不急治，恐成肺痿。遂与参、芪、术、归、芍、陈皮、炙甘草、生甘草、不去节麻黄，煎成，入藕汁。服两日而病减嗽止，却于前药去麻黄，又与四帖，而血证除，脉之散大未收敛，人亦倦甚，食少。遂于前药去藕汁，加黄芩、砂仁、半夏，至半月而安。（《古今医案按·卷五·咳嗽》）

【辨证思路】

咳与嗽的病因不同：咳多外感，嗽多内伤。病机亦不同："咳为肺气伤而不清也，嗽是脾湿动而为痰也。"（刘完素《素问病机气宜保命集》）"嗽"证"病在脾，脾藏痰，故痰出而嗽止。""有声无痰曰咳。非无痰，痰不易出也。"（沈金鳌）本案患者为壮年男性，因连夜劳倦不得睡，感受外邪而嗽，痰如黄白脓。因正值初春大寒，他医误用小青龙汤，燥热动血，而发咽喉血腥气上逆，更加疲倦。其脉弦大为有热，散弱为劳倦所伤。

【治疗经验】

本案之嗽证，朱丹溪结合其脉象，在扶正祛邪原则之下，采用健脾理气、清热化痰的治疗思路。用人参、黄芪、白术、炙甘草、陈皮、生甘草益气健脾，针对劳倦伤脾之病机；用当归、白芍养血滋阴，针对燥热动血之机；加不去节麻黄宣散外邪。药煎成后，将藕汁冲入药内，以滋阴止血。血止去藕汁，加黄芩清肺热，加半夏与陈皮相合，理气化痰，再加砂仁助脾胃运化。

（二）痛风（痹证）案

一男子年三十六，业农而贫，秋深忽浑身发热，两臂臑及腕、两足及胻皆痛如锻，日轻夜重。医加风药则愈痛，血药则不效，以待死而已。两手脉皆涩而数，右甚于左。其饮食如平日，因痛而形瘦如削。用苍术一钱半，生附一片，生甘草二钱，麻黄五分，桃仁九个（研），酒黄柏一钱半。上作一帖煎，入姜汁些少，令辣。服至四帖后去附子，加牛膝一钱重，八帖后气上喘促，不得睡，痛却减，意其血虚必服麻黄过剂，阳虚祛发动而上奔，当补血而镇之，遂以四物汤减芎加人参五钱、五味子十二粒，以其味酸，收敛逆上之气，作一帖服，至二帖喘定而安。后三日脉之数减大半，涩如旧，问其痛，则日不减，然呻吟之声却无，察其气似无力，自谓不弱，遂以四物汤加牛膝、白术、人参、桃仁、陈皮、甘草、槟榔、生姜三片，煎服至五十帖而安。复因举重痛复作，饮食亦少，亦以此药加黄芪三钱，又十帖方痊愈。大率痛风，因血受热。（《丹溪治法心要·痛风》）

【辨证思路】

朱丹溪在《格致余论·痛风》中说："彼痛风者，大率因血受热已自沸腾，其后或涉冷水，或立湿地，或扇取凉，或卧当风，寒凉外抟，热血得寒，污浊凝涩，所以作痛。夜则痛甚，行于阴也。"本案患者壮年，长期从事农业生产活动，具备以上发病条件，感受风、热、暑、湿、寒之邪，隐匿深秋发病，湿邪阻滞气血运行，郁而化热，出现浑身发热，两臂臑及腕、两足及胻皆痛如锻，日轻夜重之病证。他医用疏风药愈痛，血药不效。诊其脉，两手脉皆涩而数，是气血阻滞，郁热内盛之象。朱丹溪总结："大率痛风，因血受热。"

【治疗经验】

纵观朱丹溪理论与临床用药经验，痛风是由于血虚于内，风寒湿之邪客于外，导致血凝气滞，经络不通，治疗常用辛药宣通为主。此案为湿郁化热的痛风，以二妙散加减，方以苍术、酒黄柏清利湿热，加生附子温阳止痛，佐以麻黄、姜汁通阳祛湿、行气止痛，血瘀脉涩，佐以桃仁以通络活血。服四剂后，恐多服耗血，遂去附子，加牛膝，引湿热下行，同时补益肝肾。8剂后气上喘促不得眠，改用四物汤去川芎，加人参、五味子，养血调血、补气敛气定喘。药用三日，湿热大去，但尚有血虚，则以四物汤加味。后因劳累复发，再加黄芪补益中气。此案中，患者血虚为本，湿热为标，朱丹溪先以清湿热治标，同时兼顾其正气，后补血治本，这启发我们在临床用药应结合其体质、嗜食偏好及临证表现判断标本虚实，处方时审慎思考，分清虚实缓急，辨证用药。

（三）呃逆案

赵立道，年近五十，质弱而多怒。七月炎暑，大饥索饭，其家不能急具，因大怒，两日后得滞下病，口渴，自以冷水调生蜜饮之甚快，滞下亦渐缓。如此者五七日，召予视。脉稍大不数，遂令止蜜水，渴时但令以人参、白术煎汤调益元散与之，滞下亦渐收。七八日后，觉倦甚发呃，予知其因下久而阴虚也，令其守前药。然滞下尚未止，又以炼蜜饮。如此者三日，呃犹未止。众皆尤药之未当，将以姜、附饮之。予曰：补药无速效，附子非补阴者，服之必死。众曰：冷水饭多得无寒乎？予曰：炎暑如此，饮凉非寒，勿多疑，待以日数，力到当自止。又四日而呃止，滞下亦安。（《格至余论·呃逆论》）

【辨证思路】

患者年近五十，体质素弱而多怒，此次因大饥胃虚，加以大怒，肝木克脾，正值炎暑之时感受湿热之邪，蕴于肠间而发为"滞下"（即痢疾）。患者口渴欲饮，为湿热伤阴之象，其脉稍大不数，为脾胃气衰之证。滞下渐愈，患者出现倦怠呃逆之证。丹溪认为："呃，病气逆也。气自脐下直冲，上出于口而作声之名也。"《素问·至真要大论》有"诸逆冲上，皆属于火"。李东垣说"火，气之贼也"。朱丹溪深受影响，在李东垣脾虚胃弱的基础上，提出"阴火上冲"为呃逆之病机。朱丹溪认为，人体生命过程中，存在着"阳有余而阴不足"的状态，加之情欲无涯而致相火妄动，动极则更伤阴精，阴愈伤而火愈炽，即所谓"阴为火所乘"而致呃逆。

【治疗经验】

本案呃逆证，朱丹溪抓住脾胃气虚、阴火（湿热）上冲两个病机关键。法随证立，方从法出。在患者饮用冷水调生蜜养阴的基础上，再用人参、白术益气健脾，再加益元散（六一散加辰砂）清暑祛湿，缓缓图治而呃止，滞下之病也随之而愈。

（四）痛经案

一妇年四十余，月经不调，行时腹痛，行后又有三四日淋沥，皆秽水，口渴面黄，倦怠无力。以白术一两，归身尾六钱，陈皮七钱，黄连三钱，木通二钱，生芪、黄芩各二钱，炙甘草一钱，分作八帖，下五灵脂丸四十粒，食前服。（《古今医案按·经水》）

【辨证思路】

本案患者年过四旬，气血渐亏，主症表现为行时腹痛，经行后又有三四日，经血淋漓不断。《景岳全书》说："经水源源而来，生化于脾。"《素问·上古天真论》说："女子六七，三阳脉衰于上，面皆焦，发始白。"患者气血亏虚，不荣则痛，脾虚失于统摄，故月经淋漓，面黄、倦怠无力。素体脾虚，气机升降失常，水湿停滞，故积水，以药测证，湿郁化火故口渴。

【治疗经验】

本案用药特点是汤丸并用，攻补兼施。以健脾益气、养血活血止痛为主，辅以清热祛湿。重用白术一两，配归身、黄芪、陈皮、炙甘草健脾益气、养血止血以治本，附用黄连、黄芩清热燥湿，少量的木通引湿热自小便而出，达到祛除湿郁的目的。针对行时腹痛的主症表现，配合五灵脂丸，活血散瘀止痛以治标。

三、复习思考题

1. 丹溪论痛风的主要病机及治疗特点是什么？

2. 丹溪如何治疗阴虚火旺证？

扫一扫知答案

第三章 明代名医医案

第一节 汪机医案

一、名医简介

汪机（1463—1539），字省之，祁门（安徽省祁门县）朴墅人，因居祁门石山之南，故乡人尊之曰石山居士，人称汪石山。汪氏初为邑庠弟子员，屡试不第，则"弃去科举浮文，肆力医家诸书"，深入钻研医理，不断进行临证实践，使其"诊治病者，百试百中，捷如桴鼓，声名益彰"，遂成一代名医。汪机发挥朱丹溪"阳有余阴不足"之论，而为"卫有余营不足"之说，继承金元四大家思想，认为不仅朱丹溪的滋阴是为补营，而且李东垣的补气亦为补营，营气则借脾胃而生，故临床善用参芪以补营，擅于综合前人之说，又结合自身的临床体会。汪机的著作颇多，经其撰编、校对、辑佚的书有《运气易览》《针灸问对》《医学原理》《脉诀刊误集解》《推求师意》《外科理例》《痘治理辨》《本草汇编》《伤寒选录》等，其临床验案则由其弟子整理编辑为《石山医案》。

二、医案导读

（一）腹痛案

罗汝声，年五十余，形瘦而黑，理疏而涩，忽病腹痛，午后愈甚。医曰：此气痛也，治以快气之药，痛益加。又曰：午后血行于阴分，痛加者，血滞于阴也。煎以四物加乳、没，服之亦不减。诣居士诊之，脉浮细而结，或五七至一止，或十四五至一止。经论止脉渐退者生，渐进者死。今止脉频则反轻，疏则反重，与《脉经》实相矛盾。居士熟思少顷，曰：得之矣。止脉疏而痛甚者，以热动而脉速；频而反轻者，以热退而脉迟故耳。病属阴虚火动无疑。且察其病起于劳欲，劳则伤心而火动，欲则伤肾而水亏。以人参、白芍补脾为君，熟地、归身滋肾为臣，黄柏、知母、麦冬清心为佐，山楂、陈皮行滞为使，人乳、童便或出或入，惟人参加至四钱或五钱，遇痛进之则愈。或曰：诸痛与瘦黑人及阴虚火动，参、芪在所当禁，今用之固效，谓何？居士曰：药无常性，以血药引之则从血，以气药引之则从气，佐之以热则热，佐之以寒则寒，在人善用之耳。况人参不特补气，亦能补血。故曰血虚气弱，当从长沙而用人参是也。所谓诸痛不可用参、芪者，以暴病形实者言耳。罗君年逾五十，气血向虚矣，不用补法，气何由行？痛何由止？经曰：壮者气行则愈是也。（《石山医案·附录·石山居士传》）

【辨证思路】

本案乃劳欲太过，心肾两伤，水亏火动所致。本案脉症，初看似相矛盾。经细思，汪氏得以明白：止脉疏而痛甚者，以热动而脉速；频而反轻者，以热退而脉迟故耳。据此，汪氏经进一步分析，得出病属肾阴虚火动证。病者年事已高，素体虚弱，复劳欲太过，劳则伤心而火动，欲则伤肾而水亏。水亏火旺，更伤气血，气行愈不畅，且肾水愈亏，愈不能制约心火，心火愈亢愈灼伤肾水，两相掣肘。心火愈亢，气血愈衰，气愈不行，故脉数而时来一止，腹反痛甚；火退则脉迟而时来一止，气血耗伤较轻，气稍得行故痛减，故汪氏认为"病属阴虚火动"。

【治疗经验】

针对阴虚火动之腹痛，汪氏采用治以益气养血，壮水抑火，疏畅气机之法。以人参益气补脾为君；芍药、熟地黄、归身滋阴补血，大补肾水，且兼以芍药缓急止痛为臣；黄柏、知母、麦冬清心泻火，山楂、陈皮行滞为佐，人乳、童便出入加减为使，共奏滋阴降火、益气养血、疏畅气机之功。合而用之，使气血得行，气机得畅，腹痛得止。另外，对于阴虚火动证，汪氏一反常规，加服人参、黄芪，起到较好的效果。乃因病者年高气血衰弱，不用补法，气难畅行，腹痛难止。由此，可以看出汪氏临证能灵活运用，不拘常法，不泥常见，其察病情、讲病因，精细无比。

（二）白浊案

一人年逾三十。季夏日午，房后多汗，晚浴又近女色，因患白浊。医用胃苓汤，加右眼作痛。用四物汤入三黄服之，睡醒口愈加苦，又加左膝肿痛。仲冬不药浊止。渐次延及背痛，不能转侧，日轻夜重。嚏则如绳束撮，腰胁痛不可忍，呵气亦应背痛。或时梦遗。次年正月请予诊治，脉皆缓弱无力，左脉缓而略滑。曰：此脾肾病也。遂以人参、黄芪各二钱，茯、术、归身、麦门冬各一钱，牛膝、神曲、陈皮、黄柏各七分，甘草、五味各五分，煎服三十余帖，仍以龟板、参、芪、黄柏各二两，熟地、山萸肉、枸杞、杜仲、归、茯、牛膝各一两，丸服

而愈。(《石山医案·白浊》)

【辨证思路】

患者因房劳而出现白浊症，经他医屡次治疗，均无显效，迁延半年之久，病情更加严重。来诊时，以梦遗，伴有腰胁、背、膝等处疼痛为主要表现。其脉皆缓弱无力，一派虚弱之象。左脉虽缓而略有滑象，左候心肝肾，心主血，肝藏血，肾藏精，又精血同源，故为气血虚弱，伴有相火妄动之象，故证属气血虚弱，脾肾不足。脾主四肢肌肉，脾为气血生化之源，故脾虚则全身肌肉疼痛，且血不足，无以养筋，则筋骨疼痛不舒。肾虚不固则梦遗，梦遗则精损，精损则骨弱，也是腰、膝、背疼痛之因。

【治疗经验】

患者白浊，病在脾肾。因患病在季夏，医以胃苓汤祛湿和胃，以顺其时，不仅症无好转，反而出现眼痛，因病不在胃，徒用温燥利湿。又用四物汤加三黄，是朱震亨滋阴降火的思路。脾为后天之本，肾为先天之本，脾肾同病，汪氏先从脾论治，在补中益气汤基础上，因病偏中下二焦，去掉升麻、柴胡，加健脾之茯苓、滋阴之麦冬各一钱，降相火之黄柏七分，补肾涩精之五味子五分，又加入牛膝，以补肝肾强筋骨，再加神曲以和胃。汪氏善用补中益气汤，组方精当，使其方可上可下，治从其中。汤者荡也，丸者缓也，先煎汤服一月，后以朱丹溪大补阴丸合六味丸滋养阴精，加其善用之参、芪制丸收功。

(三) 调经案

一妇瘦小，年二十余，经水紫色，或前或后，临行腹痛，恶寒喜热，或时感寒，腹亦作痛。脉皆细濡近滑，两尺重按略洪而滑。予曰：血热也。或谓恶寒如此，何得为热？曰：此热极似寒也。遂用黄连酒煮四两，香附、归身尾各二两，五灵脂一两，为末粥丸，空腹吞之，病退。(《石山医案·调经》)

【辨证思路】

患者月经先后无定期，经水色紫，腹痛，遇寒更甚，又伴恶寒喜热之象，看似有寒，但脉有洪滑之象，脉症不符。汪氏细察脉象，舍症从脉，认为此患者虽有明显寒象，但实质为热极似寒，火极似水之象，病机实质为血热。

【治疗经验】

辨证为热，则治疗原则理当"热者寒之"，清热凉血，然而骤用凉药，恐发生格拒，患者难以服用。故虽以黄连清热为君，但用了酒煮的方法，缓其大寒之性。女子以肝为先天，肝藏血，香附能入肝行血，为妇科要药。因血热必伤血耗阴，故用归身养血，归尾活血，五灵脂活血止痛。空腹吞服使药效直达病所。

(四) 膈噎案

一人年六十逾，色紫。平素过劳好酒，病膈。食至膈不下，就化为脓痰吐出，食肉过宿，吐出尚不化也。初卧则气壅不安，稍久则定。医用五膈宽中散、丁沉透膈汤，或用四物加寒凉之剂，或用二陈加耗消之剂，罔有效者。来就余治。脉皆浮洪弦虚。予曰：此大虚症也。医见此脉，以为热症，而用凉药，则愈助其阴，而伤其阳。若以为痰为气，而用二陈香燥之剂，则愈耗其气，而伤其胃，是以病益甚也。况此病得之酒与劳也。酒性酷烈，耗血耗气，莫此为甚。又加以劳伤其胃，且年逾六十，血气已衰，脉见浮洪弦虚，非吉兆也。宜以人参三钱，白术、归身、麦门冬各一钱，白芍药八分，黄连三分，干姜四分，黄芩五分，陈皮七分，香附六分，煎服五帖，脉敛而膈颇宽，食亦进矣。(《石山医案·膈噎》)

【辨证思路】

患者年事已高，每次饮食之后至膈不下，口中常吐脓痰，肉食不化，每于睡眠之时有气壅塞感，他医据症用药，先后使用温中行气宽膈、养血清热、理气化痰等法治疗，罔效。汪氏诊其脉浮洪弦虚，再结合平素过度劳伤和嗜酒的生活习惯，过劳损脾气，嗜酒伤胃阴，致使脾胃运化失调、升降失司，湿郁而化火，故表现为食至膈不下，吐脓痰，如盲目使用朱丹溪滋阴降火之法，更是伤胃；用二陈汤理气化痰，也是犯了虚虚实实之误。

【治疗经验】

针对患者年逾六十，血气已衰的体质特点，汪氏用人参大补元气，配归身、白芍、麦冬以养胃阴；配白术以补气健脾；针对湿郁化火，以黄芩、黄连并用，配以干姜，寒温并用以除痞闷，再加陈皮、香附，共奏健运中焦、化湿除热之效力。全方寒温并用，攻补兼施，并以人参为灵魂，大补元气，使脾胃升降运化之机得以恢复，胸膈壅塞之气消除，饮食可进。

三、复习思考题

1. 汪机有何代表性理论？
2. 汪机临床常用药物有哪些？请举例说明。
3. 汪机辨证主要特点有哪些？

扫一扫 知答案

第二节　薛己医案

扫一扫 看课件

一、名医简介

薛己（1487—1559），字新甫，号立斋，明代吴县（今江苏苏州）人。父薛恺，精于医术，尤擅儿科，曾任太医院医士、院使。薛己幼承家学，初为疡医，后以内科驰名，妇、儿、骨伤、口齿科亦通。正德年间入太医院，历任医士、吏目、御医、院判，直至院使，掌管院事。中年归里，肆力著述。薛己既受家传，又私淑易水之学，对易水学派所开创的从内因立论及脏腑辨证方法多有继承，擅以脏腑五行生克论病。五脏之中，尤重脾胃肾命。他一方面宗李东垣之学，强调脾胃虚损在杂病诊治中的重要作用；另一方面又承王冰、钱乙之说，重视肾中水火，为后世阐发"肾命学说"奠定了基础。选方用药，常用不过数十张方剂，如四君、六君、异功、补中益气、归脾、八珍、十全大补、六味、八味等，但加减变化左右逢源。时人评价"其治病不问大小，必以治本为第一义。无急效，无近期，纾徐从容，不劳而病自愈"（《疡疡机要·沈启元序》）。这种用药风格，正是薛己着力于脏腑辨证又造诣精深的体现。薛己一生著作甚丰，所著医书涉及临床各科，多以自己亲身经历的病案为主，融理法方药于其中，颇具特色。主要著作有《内科摘要》《外科发挥》《外科心法》《疡疡机要》《女科撮要》《保婴撮要》《口齿类要》《正体类要》《本草约言》等。

二、医案导读

（一）风寒流涕案

一儒者，素勤苦，恶风寒，鼻流清涕，寒禁嚏喷。余曰：此脾肺气虚不能实腠理。彼不信，服祛风之药，肢体麻倦，痰涎自出，殊类中风。余曰：此因风剂耗散元气，阴火乘其土位。遂以补中益气加麦门、五味治之而愈。（《内科摘要·卷上·元气亏损内伤外感等症》）

【辨证思路】

此案"恶风寒，鼻流清涕，寒禁嚏喷"，看似小症，临床中却颇易犯与医案中患者所犯的同样错误，即认为"有一分恶寒，便有一分表证"，不辨虚实，直以祛风发表药治之，终成《伤寒论》中所言"筋惕肉瞤""心下悸，头眩，身瞤动，振振欲擗地"之误。此案描述虽颇为简略，但薛己记载患者为"一儒者，素勤苦"。推究其意，儒者，说明患者非体质健壮的劳动人民；素勤苦，可推及患者多脑力消耗而少体力劳动。此类人往往正气不足。这种体质不耐攻伐，即使有外感的存在，亦应充分考虑正虚的因素，对祛风解表药的使用必须慎重，谨防犯虚虚之戒。案中用祛风药后所出现的"肢体麻倦，痰涎自出"可以佐证患者确为这种不耐攻伐的体质。因此，薛己断为"风剂耗散元气，阴火乘其土位"。

【治疗经验】

此类疾病，有以驱邪为治者，方用麻黄汤、小青龙汤、荆防败毒散之属；也有以扶正为治者，方用桂枝汤、补中益气汤、玉屏风散之属，总在权衡正虚与邪实。因此清晰的鉴别诊断是正确治疗的第一步。李杲正是有感于此，作《内外伤辨惑论》，其中"辨寒热""辨外感八风邪"，对"恶风寒""流清涕"二症详加鉴别："外感寒邪，发热恶寒，寒热并作……其恶寒也，虽重衣下幕，逼近烈火，终不能抵其寒，一时一日，增加愈甚，必待传入里作下证乃罢。其寒热齐作，无有间断也。""内伤不足之病，表上无阳，不能禁风寒也，此则常常有之……但避风寒及温暖处，或添衣盖，温养其皮肤，所恶风寒便不见矣。""内伤饮食不节，劳役所伤，皆不足之病也。其内伤亦恶风自汗，若在温暖无风处，则不恶矣，与外伤鼻流清涕，头痛自汗颇相似，细分之特异耳。外感风邪，其恶风，自汗，头痛，鼻流清涕，常常有之，一日一时，增加愈甚，直至传入里作下证乃罢。"薛己医案虽症状描述简略，但从患者的体质及误治后的反应，可就具体症状的发病特点推测一二。

薛己私淑李杲之学，对脾肺气虚者尤为留意。《内科摘要》中，类似医案还有两例可互参："金宪阮君聘，咳嗽面白，鼻流清涕，此脾肺虚而兼外邪，用补中益气加茯苓、半夏、五味治之而愈，又用六君、芎、归之类而安。""一男子面白，鼻流清涕，不闻香秽三年矣。用补中益气汤加麦冬、山栀而愈。"薛己认为此类情况，在发病机理上"因饥饱劳役所伤脾胃，发生之气不能上升，邪害空窍，故不利而不闻香臭者，宜养脾胃，使阳气上行则鼻通矣。按东垣云：胆移热于脑，则辛颎鼻渊，治之以防风汤。大抵胃气不和之所致者多矣。"本案用补中益气汤，是治本之法，培土生金；生脉饮是收敛为风药所耗散的元气而用。

（二）痢疾案

太常边华泉，呕吐不食，腹痛后重，自用大黄等药一剂，腹痛益甚，自汗发热，昏愦，脉大。余用参、术各一两，炙甘草、炮姜各三钱，升麻一钱，一钟而苏，又用补中益气加炮姜，二剂而愈。（《内科摘要·卷上·脾胃亏损停食痢疾等症》）

【辨证思路】

以"腹痛后重"为主要表现的痢疾，常规思路多遵循刘完素"调气则后重自除，行血则便脓自愈"，以芍药汤为主。如薛己治"判官汪天锡，年六十余。患痢腹痛后重，热渴引冷，饮食不进，用芍药汤内加大黄一两，四剂稍应，仍用前药，大黄减半，数剂而愈"。可见薛己认为芍药汤适用于实热证，但此等体质并不多见。《内科摘要》中所收录医案以虚证为多。具体到此案患者见呕吐不食，当有食伤于胃；腹痛后重，当知积滞在肠；用大黄而腹痛加重，自汗发热，是脾阳受损。

【治疗经验】

对于此类疾病的治疗，薛己强调辨虚实而治："脉沉而有力者，属里实也，宜下之；沉而无力者，属里虚也，宜补之。元气虚滑者，宜温之、涩之。脉滑而数者，有宿食也，当下之。脉浮大，此为虚而强下之故也。脉浮革者，因而肠鸣，当温之。下痢腹坚者，当下之。下痢谵语有燥屎，当下之。下痢三部脉皆平，按之心下坚，急下之。下痢脉大浮弦，当自愈。下痢腹满痛为实，当下之。治者审焉！"属实证者，湿热郁结，腹痛而后重，怕手按腹，或脉洪实，为积滞闭结，宜用芍药汤，饮食停滞，用二陈汤加香连丸。属虚证者，腹痛后重，喜手按腹，或脉微细，为大肠气虚，脾胃虚寒，法当温补，以六君子、补中益气为主。

本案用大剂理中汤温补脾阳，加升麻，以本有后重，用大黄攻伐之后，气陷更甚，故用小剂量升麻升阳举陷。阳回之后，再以补中益气汤加炮姜温补脾胃之本而愈。此案亦提示所谓"调气则后重自除"，不可简单地局限于芍药汤中"木香"所代表的理气法，气虚下陷亦可造成虚性的里急后重，不可不知。

（三）中风案

外舅，年六十余，素善饮，两臂作痛，恪服祛风治痿之药，更加麻木发热，体软痰涌，腿膝拘痛，口噤语涩，头目晕重，口角流涎，身如虫行，搔起白屑，始信。谓余曰：何也？余曰：臂麻体软，脾无用也；痰涎自出，脾不能摄也；口斜语涩，脾气伤也；头目晕重，脾气不能升也；痒起白屑，脾气不能营也。遂用补中益气加神曲、半夏、茯苓三十余剂，诸症悉退，又用参术煎膏治之而愈。（《内科摘要·卷上·元气亏损内伤外感等症》）

【辨证思路】

此案中患者表现为"善饮，两臂作痛"，从常规的治法来说，以祛风通络的方法治疗并无差误。薛己此案意在强调，祛风通络之法使用的前提在于邪实而正不虚，否则会出现如案中所表现的诸多副作用。薛己综合臂麻体软、痰涎自出、口斜语涩、头目晕重、痒起白屑诸症，以一元论的思维断之为脾气不足，以补中益气汤加味治之。

【治疗经验】

《内科摘要·元气亏损内伤外感等症》中记载了多例类似的医案，均经服用"祛风""祛风化痰"药加重，以补法得愈者。对中风的认识，薛己受李杲影响颇深。李杲认为："中风者，非外来风邪，乃本气病也。凡人年愈四旬，气衰者，多有此疾。壮岁之际，无有也。若肥盛，则间有之，亦形胜气衰如此。"因此，薛己在治疗中尤其留意于脾胃气虚患者。此类患者纵有痰湿风动的表现，也不能一味使用化痰祛风药，他反对当时社会上流行的"凡人手指麻软，三年后有中风之疾，可服搜风、天麻二丸，以预防之，遂朝饵暮服，以致大便不禁，饮食不进而亡"的做法，在生活调护上，强调"预防之理，养气血，节饮食，戒七情，远帷幕可也"，在药物治疗上，当知"脾为生痰之源"而治其本，喜用补中益气汤或六君子汤补脾土，或据证合用六味丸或八味丸补土之母为治。

（四）口疮案

儒者费怀德，发热，口舌状如无皮，用寒凉降火药，面赤发热，作呕少食，

痰涎自出，此脾胃复伤虚寒而作也。用附子理中汤以温补脾胃，用八味丸补命门火，乃愈。(《口齿类要·口疮二》)

【辨证思路】

口疮作为一个临床常见症状，不管是患者还是医生，第一反应往往是"上火"，但本案用寒凉药不愈，可推知非实热作祟。作呕少食，痰涎自出，乃因脾阳受损，面赤发热为虚阳外越之象。

【治疗经验】

薛己认为："口疮上焦实热，中焦虚寒，下焦阴火，各经传变所致，当分别而治之。如发热作渴饮冷，实热也，轻则用补中益气，重则用六君子汤。饮食少思，大便不实，中气虚也，用人参理中汤。手足逆冷，肚腹作痛，中气虚寒也，用附子理中汤。晡热内热，不时而热，血虚也，用八物如丹皮、五味、麦门。发热作渴，唾痰，小便频数，肾水亏也，用加减八味丸。食少便滑，面黄肢冷，火衰土虚也，用八味丸。日晡发热，或从腹起，阴虚也，用四物、参、术、五味、麦门。不应，用加减八味丸。若热来复去，昼见夜伏，夜见昼伏，不时而动，或无定处，或从脚起，乃无根之火也，亦用前丸，及十全大补加麦门、五味。更以附子末，唾津调搽涌泉穴，若概用寒凉，损伤生气，为害匪轻。"针对本案病机以脾阳不足、虚阳外越为主，薛己用附子理中汤温补脾胃，用八味丸温补命火，引火归元为治。

扫一扫知答案

三、复习思考题

1. 结合薛己医案，说明过敏性鼻炎有哪些治疗思路。

2. 结合薛己医案，如何理解"调气则后重自除"？

3. 结合薛己医案，思考对于西医学诊断为高血压、表现为眩晕的患者，中医的补气治疗是否有导致血压增高的顾虑。

4. 结合薛己的治疗经验，中医治疗复发性口腔溃疡的思路有哪些？

第三节　孙一奎医案

扫一扫看课件

一、名医简介

孙一奎（1522—1619），字文垣，号东宿，别号生生子，明代南直隶休宁县人。孙一奎自幼聪慧过人，初习儒，后因其父业儒，屡试不第，积劳成疾，而萌发"不为良相，便为良医"之念。稍长后，遇异人传授秘方，用之多验，遂弃科举，专心方书，苦读医籍，上至《灵枢》《素问》《难经》，下至古今医家，无所不及，对儒、释、道经典中与医学相关者亦广为涉猎。研习三载，自念"索居而窥观"不若"广询而远览"，故决意远游，广寻名师。后师从新安医学奠基人汪机的弟子黄古潭，数载学成，后挟其术游历四方，所过之地，凡有所长即往请教，历三十年，学验俱丰，声名鹊起，决生死多能效验，临证屡起沉疴。在学术上，倡导命门学说，认为命门为两肾间动气，为元气所系，三焦当为相火，为元气之别使。在临证上擅长温补，反对滥用寒凉。其所著《赤水玄珠》《医旨绪余》均收录于《四库全书》，足见其地位之重要，传世医案合计四百余，论病详确，见解独到。

二、医案导读

（一）子宫脱垂案

一仆妇，因难产而子宫坠出户外，半月不收，艰于坐卧。家贫不能求药，忧恐成痼。邻姬为访之专门，黄医博氏教之曰：此易事也。只须补中益气汤一百帖，每帖要人参三钱，计二斤可收功也。乃夫闻言，即大伸舌，谢之曰：侬家朝佣暮食，无隔宿之储，甑生蛛网者半越月矣，安有人参二斤可服也，惟命是俟耳。姬复向予言之，且告以医博氏之治。予笑语姬曰：审如彼言，贫家则尽俟命矣，又奚医为？此必产时受寒，血凝滞不能敛而收入。症虽名阴脱，未必尽由气虚下脱也。观其善餐，而大小便如常可知矣。予有一法，价廉而功捷，三五日可瘳也。用未经水石灰干一块，重二三斤者，又以韭菜二三斤，煎汤置盆中，将灰干投入，灰开汤沸，看沸声尽，乃滤去灰，带热坐于盆上。先熏后洗，即以热韭菜于患处揉挪。盖石灰能散寒消血，韭菜亦行气消血。一日洗一次，如法洗之。初极爽快，洗三日，果消软收入。此予臆度之方，初不期捷效如是。里中闻之，咸谓此方合命名曰"赛百帖人参汤"云。（《孙文垣医案·新都治验》）

【辨证思路】

本案为孙一奎临证中罕见的一例难产后遗症案，辨证清晰果断，用药颇能变通。其一，子宫脱垂一病，临证多为中气下陷，但孙一奎着眼于患者产后受寒，因其饮食二便如常，断定此证非为中气下陷，乃因寒凝血滞，故子宫脱而不敛。其二，患者家贫如洗，无力购药，遂谨守病机，灵活变通，治法不离温以散寒、涩以收脱，信手选取简便廉验之药，救人于窘困之境。可见其辨证精准，察病之所因，即定救治之法，方虽出奇，法合病机，真大医手笔也！

【治疗经验】

孙一奎平素论治子宫脱垂，亦多从中气不足、升提无力下手，也有少数病患从湿热内蕴、下迫不收论治。但因受寒血凝，滞而不敛论治者，此案是唯一。从饮食二便如常可察其中气未损，而产后受寒血凝，子宫脱垂，当以温药散寒，以涩药敛脱。韭菜味辛、性温，有补肾壮阳、益肝健胃、行气理血、润肠通便之功，食药一体，具健胃、提神、温经、暖腹之效；石灰味辛、苦、涩，性温，归肝、脾经，其功善敛疮止血，治久痢脱肛如神。故信手取二药为用，即以韭菜煎汤，将未经水石灰干投入汤中，待汤沸后，令其坐在汤盆上，先熏后洗，再以"热韭菜于患处揉挪"。三日而外脱之阴"消软收入"。盖石灰能散寒消血，韭菜亦行气消血。这种运用简便廉验之药，如在肘后，即使穷困潦倒如本例患者，也可承受，且捷效如神，令人瞠目。难怪闻者誉之曰"赛百帖人参汤"！

（二）痛风案

嘉善之妓李双，号素琴，体虽肥，而性冲澹，态度闲雅端重，歌调娼家推其擅场，与予邑程芹溪处厚，患痛风，自二月起至仲冬，诸治不效。鸨母悭毒，遂视为痼疾，不为治。而芹溪固恳予诊之，六脉大而无力，手足肢节肿痛，两胯亦痛，不能起止，肌肉消其半，日仅进粥二碗，月汛两月一行，甚少。予曰：此行痹也。芹溪问：病可治否？予笑而应曰：君能娶，予能治之。芹溪曰：嫁娶乃风月中套语，公长者，乃亦此言？予曰：观此子虽堕入风尘，实有良家风度，予故怜之。且君断弦未续，而彼有心于君，或天缘也。芹溪曰：诚吾素愿，恐鸨母高其价而难与言。予谓：乘其病而盟之，易与耳。芹溪以予言为然，乞为治之。以人参、白术、苡仁各三钱，当归、枸杞、杜仲、龟板、苍耳子各二钱，晚蚕沙、秦艽、防风各一钱，大附子、甘草、桂枝、黄柏各五分，十帖而痛止肿消。改用归芍六君子，加苡仁、丹参、红花、石斛、紫荆皮，三十帖而痊愈。芹溪娶之，善持家，举族称贤，而亦羡予知人焉。（《孙文垣医案·三吴治验》）

【辨证思路】

临证之难，唯在识病。若不能准确辨识症属何病，以及进一步判断病位、病性，则立法处方如盲人摸象。案中女患，手足肢节肿痛，病程年许，诊为痛风，屡治无效，视为痼疾，孙一奎经诊，审证甚详，思路清晰，诊断此病绝非痛风，乃行痹也。其一，患者手足肢节肿痛，痛及两胯，但未见昼轻夜甚及疼痛进行性加剧等特点，且局部症状持续肿痛未见数日自行缓解，可见非为痛风。其二，肢节肿痛，经久难愈，当为《素问·痹论》所言"风寒湿三气杂至，合而为痹也"，孙一奎断其为行痹，定有肿痛游走不定等特点，为风寒湿三邪侵袭之行痹。其三，患者六脉大而无力，当为先后天之本已虚；两胯痛，不能起止，肌肉消其半，日仅进粥二碗，此为中土虚损，气血生化无力，运化之力与荣养之功不足之症；月经两月一行，且甚少，责之于肝肾已亏，故为本虚；风寒湿三邪侵袭四末，为标实。综上所述，孙一奎立断此病乃本虚标实之行痹，立法、遣方、用药自然水到渠成。

【治疗经验】

孙一奎临证用药重视温补，治疗虚损诸症着眼于脾肾命门。洞见患者先后天之本虚损为本，风寒湿三邪侵袭为标，遂以人参、白术、当归、枸杞、杜仲、龟板、甘草温补脾肾，以晚蚕沙、薏苡仁、秦艽、苍耳子、防风、附子、桂枝、黄柏祛风、燥湿、散寒。标本兼治，故十帖而痛止肿消。后改用归芍六君子，加薏苡仁、丹参、红花、石斛、紫荆皮，调补肝脾，使肝血得充，余邪得除，故三十帖而痊愈。

（三）转胞案

一妇，生女不生子，多思多郁，小便秘而不通，胀闷不安者二日。歙医汪氏以备急丸进之，谓大便行，小水自利也。讵意大便行后而小水点滴不通，胀闷益急，时刻不能存，将欲自尽。家人急予为治。予询之曰：近来经水行否？答曰：行过十日矣。小腹肿大如一大西瓜之硬，自大便泻后，疲困不足以息，势若燃眉。予曰：此转胞病也，不急治则危矣。以补中益气汤，临服入韭菜汁一小酒杯。服讫，选有力妇人进房，令患者横卧床间，力妇以患者两脚膝弯架于肩上，将患者下身虚空提起，摇摆数四，俾尿胞倒上，徐徐放下。患者去衣不及，小便箭射而出。热如汤，黑如墨，顷刻盈盆，小腹立消而愈。后遇数人，不拘男妇，皆此法治之而安。（《孙文垣医案·新都治验》）

【辨证思路】

本案中非妊娠而患转胞本不多见，但孙一奎的辨证思路颇为清晰。其一，患者多生多育，故气血必亏；又因生而无子，故忧思太过而伤及脾土。其二，患者"多思多郁，小便秘而不通"，后致"胀闷不安"。歙医汪氏开具备急丸，虽旨在使"大便行，小水自利也"，但药后反增"胀闷益急"，患者痛不欲生。以此反推，孙一奎立断其治疗为虚虚之误。其三，转胞，又称转脬，指妊娠妇女特有的疾病，表现为小便不通，即妊娠合并尿潴留。孕妇因胎压迫膀胱，多与中气不足有关。孙一奎诊病途中即问及行经情况，病家告知十天前行过，故"小腹肿大如一大西瓜之硬"，此非妊娠。综上所述，结合"自大便泻后，疲困不足以息，势若燃眉"一言可知，此案为中气下陷之转胞危证。

【治疗经验】

此案为转胞危证，患者中气虚馁，升举无力，即开具补中益气汤，此为正治。补中益气汤出自《脾胃论》，善补中益气，升阳举陷，用于中气升举无力之子宫下垂、胃下垂或其他内脏下垂者，多有疗效。孙一奎在患者服药前加"服入韭菜汁一小酒杯"，颇有深意。韭菜一物，益阳而善通，素有"滑肠草"之名，用之滑利之性以通下窍。另外，孙一奎以独特的导引之法加以辅助，其法："选有力妇人进房，患者横卧床间，力妇以患者两脚膝弯架于肩上，将患者下身虚空，提起摇摆数四，俾尿胞倒上，徐徐放下，患者去衣不及，小便箭射而出。热如汤，黑如墨，顷刻盈盆，小腹立消而愈。"此法独具匠心，且非常娴熟，屡用不爽。治法特点：将人的体位头低脚高位，使得原先受压脏器得到解放。孙一奎曾言：后遇数人不拘男妇，皆此法治之而安。这表明，无论男女，皆可发生内部脏器下坠压迫膀胱，从而导致尿潴留。所以，孙一奎每次治疗转胞之后，又特意强调这种独创的通用导引方法，此真授人以渔也！

（四）缠腰火丹案

余弟于六月赴邑，途行受热，且过劳，性多躁暴，忽左胁痛，皮肤上一片红如碗大，发水泡疮三五点，脉七至而弦，夜重于昼。医作肝经郁火治之，以黄连、青皮、香附、川芎、柴胡之类，进一服，其夜痛极，且增热。次早看之，其皮肤上红大如盘，水泡疮又加至三十余粒。医教以白矾研末，井水调敷，仍于前药加青黛、龙胆草进之。其夜痛苦不已，叫号之声彻于四邻，胁中痛如钩摘之状。次早观之，其红已及半身矣，水泡疮又增至百数。予心甚不怿，乃载归以询先师黄古潭先生。先生观脉案药方，哂曰：切脉认病则审矣，制药定方则未也。夫用药如用兵，知己知彼，百战百胜，今病势有烧眉之急，迭卵之危，岂可执寻常泻肝之剂正治耶？是谓驱羊搏虎矣！且苦寒之药，愈资其燥，以故病转增剧。水泡疮发于外者，肝郁既久，不得发越，乃侮其所不胜，故皮膰为之溃也，至于自焚则死矣，可惧之甚！为订一方，以大栝蒌一枚，重一二两者，连皮捣烂，加粉草二钱，红花五分。戌时进药，少顷就得睡，至子丑时方醒，问之，已不痛矣。乃索食，予禁止之，恐邪火未尽退也。急煎药渣与之，又睡至天明时，微利一度，复睡至辰时。起视皮肤之红，皆已冰释，而水泡疮亦尽敛矣，后亦不服他药。夫病重三日，饮食不进，呻吟不辍口，一剂而愈，真可谓之神矣。夫栝蒌味甘寒，《经》云："泄其肝者，缓其中。"且其为物，柔而滑润，于郁不逆，甘缓润下，又如油之洗物，未尝不洁。考之本草，栝蒌能治插胁之痛，盖为其缓中润燥，以至于流通，故痛自然止也。（《医旨绪余·卷下·胁痛》）

【辨证思路】

缠腰火丹又称蛇串疮、带状疱疹，临床常见且中医药多有疗效，辨证多为肝胆经郁火热毒，方药以龙胆泻肝汤、加味逍遥丸等化裁，外敷以《医宗金鉴》二味拔毒散，意在清热解毒、泻火敛疮。但此案用之疼痛加剧，孙一奎请诊于业师黄古潭，其辨证思路精妙，识病犹在脏腑之中，疗效却出乎意料。其思路可于以下两点窥其一斑。其一，患者素身心过劳，且性多躁暴，加之途行受热，此三者皆为阴精暗耗之因，故可知其人为阴精亏损之体。其二，时医以肝经郁火治之，其夜痛极，且增热。以白矾研末外敷，仍于前药加入青黛、龙胆草服下，其夜痛苦不已，痛如钩摘之状，表明此证绝非肝经实热，且白矾收涩而加剧，皆证此为阴精虚损，经络枯涸，水不涵木，木燥化火而自焚，故见增热。虚而愈虚，故胁如钩摘之痛，感同涸泽之鱼。

【治疗经验】

此案黄古潭施以柔而滑润的瓜蒌，益已亏之阴精，救将涸之经络，量大而力专；加甘缓之甘草，缓急止痛；以微量之红花散瘀血。尤其在病甚之初的戌时进药，择时精准，待病情夜甚之前柔养经络，故至子丑时已不痛。且当患者痛止索食之时，恐邪火未退尽，遂急煎药渣而服之。此皆过人之识也。

三、复习思考题

1. 孙一奎的命门学说中是如何阐述命门的？
2. 孙一奎临证用药有哪些特色？
3. 孙一奎晚年的治学成果有哪些？

扫一扫 知答案

第四节　缪希雍医案

扫一扫看课件

一、名医简介

缪希雍（1546—1627），字仲淳，又字仲仁，号慕台，海虞（今江苏常熟）人，明代医药学家。少时学佛习儒，后患疟疾久治不愈，自学中医治疗，痊愈后对医学产生了浓厚兴趣，曾拜无锡名医司马铭鞠学医。一生交友甚广，和当时名医王肯堂、施季泉、藏仲信等均有往来。缪希雍在诊治伤寒中提出伤寒之病及瘟疫之病均以阳明证为多见。在诊治内伤疾病时重视脾胃，认为脾胃之气是人身之本，临床治疗不仅针对脾气虚、脾阳虚用药，同时还体现出对脾阴不足之证的重视。此外，缪希雍还善于气血辨证，认为气分之病不出气虚、气滞、气逆三端，治之不外补气、破气、调气三法；血分病即血虚、血滞、血热妄行三类，立补血、通血、清热凉血三法。缪希雍针对肝不藏血、阴虚火旺导致的吐血证提出"宜行血不宜止血、宜补肝不宜伐肝、宜降气不宜降火"，称为"吐血三法"，广泛应用于临床。缪希雍亦精本草之学，其著作有《神农本草经疏》《本草单方》《先醒斋医学广笔记》《医学传心》等。

二、医案导读

（一）泄泻案

从妹患泄后虚弱，腹胀不食，季父延诸医疗之。予偶问疾，见其用二陈汤及枳壳、山楂等味。予曰：请一看病者。见其向内卧眠，两手置一处，不复动。

曰：元气虚甚矣，法宜用理中汤。恐食积未尽，进以人参三钱，橘红二钱，加姜汁、竹沥数匙。夜半思粥，神思顿活。季父大喜，尽谢诸医。再以六君子汤加山楂肉、砂仁、麦门冬调理之，数剂立起。（《先醒斋医学广笔记·卷之一·泄泻》）

【辨证思路】

脾胃虚弱为泄泻的主要因素，脾主运化水湿，脾失健运，清气不升，清浊不分，自可成泻。辨证泄泻首分虚实，患者表现为倦怠嗜卧，腹痛喜按，同时腹胀不欲食等，均表明所患为脾胃气虚导致的泄泻。脾气虚，元气化生不足，故卧而不复动，同时脾阳不足，脾不升清，升降失常，清浊聚于中焦，故腹胀不欲食。

【治疗经验】

二陈汤是治疗痰证的基本方，适用于痰湿内停而脾胃不虚或虚而不甚之证，显然不适用于本证。理中汤是本证首选方剂，对于脾胃气虚，甚而元气亦不足之证，人参是不二之选，在补益脾胃之气的同时能大补元气。橘红是缪希雍常用的理气药，《药品化义》称之为"利气要药"，较之陈皮理气效果更佳，而枳壳不但下气，又耗气太过，故要慎用。因泄泻伤阴，对于如何温脾阳和补脾阴，缪希雍方法独特。他用生姜汁，温中又能鼓舞胃气，和人参相合，更好地把药力运行开，竹沥性味甘寒，防止温燥更伤阴津，此两味药均为佐助之品，故量较小。作为后期治疗其用六君子汤，相较于四君子汤和二陈汤，既祛除痰湿，又益气健脾。这里尤其注意缪希雍对脾阴的顾护，初期急补元气，在应用较为温燥的药物时，缪希雍用少量竹沥之甘寒以反佐，后期稳定治疗时用麦冬之甘寒以养脾阴。治疗当补脾气、温脾阳，同时久泻伤阴，还应养脾阴。

（二）嗳气案

高存之婿浦生，气上逆，每饭下一二口辄嗳气数十口，再饭再嗳，食顷，三四作。仲淳曰：此气不归元，中焦不运也。每剂须人参二钱。不信，服他医快气药愈甚。逾二三月，仲淳云：今须参四钱矣。不信。又逾二三月，仲淳云：今须参六钱矣。不信。又逾月，饮食不下，每呕，冷气如团而出，上下气不属，分必死。存之坐其家，迫令服仲淳药。服首剂不动，服再煎不动，然亦不如他汤药辄呕也。服三煎，忽心口下如爆一声，上则嗳气，下则小遗无算，上下洞然，即索粥，顿食三四碗，不上逆也。服五六剂，减参二钱，嗳逆复作，复用六钱而安。一月后，方减参二钱，服半年痊愈。人参六钱，麦门冬三钱，五味子二钱，橘红一钱，砂仁一钱，白芍药二钱，角沉香五分，益智仁一钱五分，山茱萸肉三钱，真苏子二钱，枇杷叶三大片。水煎，临服加沉香汁十五匙，逆水芦根汁一大盏。又十倍为末，山药糊丸，空心白汤吞。（《先醒斋医学广笔记·卷之二·虚弱》）

【辨证思路】

临床上治疗嗳气主要辨虚实。实证嗳气，其声多高亢有力，嗳后腹满得减。

常伴有明确病因，或饮食失节而致食滞胃脘，或情志刺激而致肝气犯胃，或感受寒邪而致寒邪客胃。虚证嗳气，其声多低弱无力，多因脾胃虚弱所致。本证患者无以上导致实证的病因，嗳气表现为仅食一二口即出现嗳气数十口，故判断为虚证嗳气，脾胃不足，气机升降失常，胃气上逆。前期使用耗气散气之品的错误治疗加重气虚，使脾胃阴阳俱虚，而出现中焦阴寒之气反随胃气上逆的重症嗳气表现。正确治疗当益气健脾、温脾阳、补脾阴。

【治疗经验】

此案体现了缪希雍"调补脾胃，善补脾阴"的治疗特色。方中除以人参大补脾胃之气外，又用了大量补脾阴之品，如麦冬、白芍、五味子、山茱萸，以及煎服法中的芦根汁、山药。其中五味子和山茱萸不但补脾阴，同时益脾气，又能收敛元气。大剂鲜芦根汁既能生津止呕，又甘寒滋养脾阴以复中焦之运，同时辅以沉香、苏子降气以导之。砂仁温脾阳兼以止呕降逆，益智仁温肾阳补火生土。此案是缪希雍脾胃理论的典型体现，既同李杲一样重视脾阳，同时又创造性地提出脾阴理论。他还指出，"世人徒知香燥温补为治脾虚之法，而不知甘寒滋润益阴之有益于脾也"。

（三）腰痛案

钱晋吾文学，腰痛甚，诊之气郁，兼有伤瘀血停滞。仲淳投以：牛膝五钱，当归身二钱五分，炙甘草一钱，紫苏梗一钱，五加皮三钱，广橘红二钱，香附二钱（童便炒，研细末），川续断二钱。水二盅，煎八分，饥时加童便一大杯服。二剂愈。（《先醒斋医学广笔记·卷之二·虚弱》）

【辨证思路】

腰痛在临床较为常见，病因病机为风、寒、湿等外邪侵袭，以及外伤、劳损等致气滞血瘀。本案为劳作太过，或长期体位不正，或跌仆外伤，使腰部持续用力或用力不当，而劳损腰府筋脉气血，气血运行不畅，血络瘀阻而致腰痛。

【治疗经验】

对于瘀血阻滞的腰痛，法当活血化瘀、理气止痛。牛膝是缪希雍治疗血病的常用药，其引而下行，有热引热，有血引血，同时补肝肾之阴，是补而兼行的药物。橘红是缪希雍治疗气病的常用药，相较陈皮，辛香之气大减而辛散之性仍在，善于理上焦、中焦之气，加紫苏梗、香附，共奏理气导滞之功。续断是腰痛的常用药，在各种腰痛病，或其他病证兼见腰痛时都可以使用。本案体现了缪希雍气血辨治的特点。

（四）产后汗出案

于中甫夫人产后气喘，仲淳投以人参五钱，苏木五钱，麦门冬五钱，一剂愈。五日后，忽自汗无间，昼夜闻响声及饮热茶汤即汗遍体，投以人参五钱，黄芪五钱，加当归身、生地黄，二剂不效，即令停药弥日。金坛俗忌未弥月不得诊视。仲淳遍检方书，至《证治要诀》治汗门内，有凡服固表药不效者，法当补心。汗者，心之液也。洒然曰：是已。于夫人素禀有火气，非不足也。产后阴血暴亡，心主血，故心无所养而病汗，亟以炒酸枣仁一两为君，生地黄、白芍药、麦门冬、五味子、枸杞、牛膝、杜仲、当归身、阿胶、牡蛎、龙眼肉大剂与之，至三十二剂，罔效。中甫惧曰：得无不起乎？或药应更改乎？仲淳曰：非也。吾前所以投参、芪不应而遽止之者，以参、芪为气分药，剂且大，其不应者，必与证不合也。兹得其情，复何惑乎？盖阴血者难成易亏者也，不可责效旦夕。仍投前剂，至四十二帖，忽得睡，汗渐收，睡愈熟。睡至四日夜，一醒霍然，颜色逾常，血足则色华也。(《先醒斋医学广笔记·卷之二·妇人》)

【辨证思路】

《素问》谓"阳加于阴谓之汗"，即正常汗出是阴阳协同作用的结果，那么异常汗出就是阴阳失衡的表现。本案患者产后受惊或热饮后即大汗出，可考虑为阴阳不足之汗出。初期按照卫阳不足、不能顾护津液而补益肺卫但不见效。进一步细辨其产后失血，则考虑为阴血不足。汗为心之液，由精气所化，失血之后，血不养心，心火独亢，阴阳失衡，汗液外泄太过，引起大汗出。治当补血以养心，滋阴以和营。

【治疗经验】

"补血须用酸枣仁"是缪希雍治疗血虚证的特色。缪希雍认为"酸枣仁得木之气"，补肝胆是其本性，又气香味甘"兼土化"，补脾乃其兼性，"虚则补其母"，同时又能补心之不足，心、肝、脾兼顾。心主血，肝藏血，脾统血，"中焦受气取汁，变化而赤，是谓血"，脾又能生血，酸枣仁补血乃实至名归。然有形之血不能速生，在明确失血的情况下，仍然要配伍大量的补血药，如四物汤、阿胶等，同时要养阴敛汗，如生脉散、牡蛎等。诸多甘寒养阴药中，稍佐甘温之品以防过寒伤阳，此时首选龙眼肉，味甘而性温，味厚而滋润，不但是补血的药，也是补气的药，主要补的又是心脾之气。其中对酸枣仁、龙眼肉的使用尤有特色，可见缪希雍选药之精当，对药性把握之纯熟。

三、复习思考题

1. 缪希雍脏腑辨证的特点是什么？
2. 缪希雍辨治血证的特点是什么？

扫一扫知答案

第五节　陈实功医案

扫一扫看课件

一、名医简介

陈实功（1555—1636），字毓仁，号若虚，明代崇川（今江苏南通）人。陈氏幼年体弱多病，后专研于医，临证善治外科疾病。正如他在《外科正宗》自序中所说，"余少日即研精此业，内主以活人心，而外悉诸刀圭之法，历四十余年，心习方，目习症，或常或异，辄应手而愈"。陈氏针对当时不少外科医家依赖家传一技之长，摒弃内治，而"常治法多针刀、砭、砒、线坠等法，使患者受之苦楚，因循都不医治"的流弊，结合自己的经验，大胆纠偏，提出"内外并重""泄毒外出为第一要"的治疗思想，并根据痈疽疮疡整个过程中的邪正消长趋势，制定提纲挈领的消、托、补三法。另外，陈氏认为在外科治疗中患者气血的盛衰与疮疡的预后有紧密的关系，脾胃是人体气血滋生之源，脾胃强则气血壮，脾胃弱则气血衰，"诸疮全赖脾土，调理必须端详"，因此重视调理脾胃。陈氏代表著作为《外科正宗》，全书四卷，卷一总论痈疽的病原、诊断与治疗，卷二至卷四记载外科疾病 100 余种，从病因、症状、治法、方药和医案等一一论述，层次井然，有条不紊，后世有"列症最详，论治最精"之语，是一部内容丰富的中医外科专著。

二、医案导读

（一）背疽案

一乡官年逾七旬，发疽右背，已经八日。外视之疽虽微肿，色淡不红。势若龟形，根漫不耸，此老年气血衰弱之故也。诊其脉带微数而有力，此根本尚有蒂也，虽老可治，随用排脓内托散加皂刺以溃脓、托里为要。服至十三日后，疽渐肿高，色亦渐赤，便不能腐溃为脓，此食少脾弱，不能培养之故也。又用十全大补汤数服，脓亦渐出，不能快利。凡脓涩滞者，内膜中隔不通故也，不可惜其老而误其大事，随用铍针当头取开寸许，捻通脓管，果脓随出，以猪蹄汤洗净膏盖后，用照药每日一次，外肉渐腐为脓。患者形色枯槁不泽，更用人参养荣汤倍加参、芪托里，腐肉将脱者取之，新肉欲生者培之。但老年气血不能速效，又加服参术膏早晚二次，以后新肉方生，饮食顿倍，调理七十五日而安。（《外科正宗·痈疽治验》）

【辨证思路】

本案患者年老，脾胃虚弱，气血渐衰，发疽虽已八日，但元气不足，不能自行溃腐化脓外达，症见疽微肿，色淡不红，根漫不耸且不能及时化脓溃破。"其脉带微数而有力"表明气血虽亏，仍有脱毒外出之势。

【治疗经验】

此案体现了陈实功内外并举、保护元气、顾护脾胃的论治思想。陈氏认为，脓迟者多为元气不足，宜补中健脾、益气托补，以得脓为效。故用排脓内托散（当归、白术、人参、川芎、白芍、黄芪、陈皮、茯苓、香附、肉桂、甘草、白芷、桔梗、牛膝）加皂刺、十全大补汤（当归、川芎、白芍、熟地黄、人参、白术、茯苓、甘草、黄芪、肉桂）补益气血，托里排脓，随后得脓，但脓出不畅，外先用针法畅通脓管，使脓液畅出，再用猪蹄汤（羌活、甘草、赤芍、黄芩、白芷、当归、蜂房、猪前蹄）洗净脓液后，盖用太乙膏（肉桂、白芷、当归、玄参、赤芍、生地黄、大黄、土木鳖、阿魏、轻粉、槐枝、柳枝、血余、铅丹、乳香末、没药、麻油）以提毒拔脓，并用照药（以朱砂、雄黄、血竭、没药等细末，于红棉纸中点燃，通过火照患处，使药气入内）促使气血运行，脓毒得泄。又患者形色枯槁，脾胃虚弱不能滋生气血日久，故用人参养荣汤（人参、白芍、当归、陈皮、黄芪、桂心、白术、甘草、熟地黄、五味子、茯苓、远志、生姜、大枣）倍加人参、黄芪，加服参术膏（人参、白术、熟地黄），以健脾益气养血，缓效而愈。

（二）疔疮案

一监生右颧下生疔，三日形如鱼目。询问起居，但今麻痒不常，此即肺经受毒之症也。用针刺入四五分，其硬如骨有声，随用蟾酥条，插至三日，犹不腐化，此坚顽结聚之病也。此药力不及其事，换用三品一条枪，插至七日，外用糊纸封盖，至十一日脱出疔根一块，约有指许，以长肉玉红膏渐搭渐长，先服托里消毒散加金银花二钱、白芷五分，脱后用八珍汤加天花粉、麦门冬、黄芪、陈皮各一钱，调理月余，候疮生肉已平，用珍珠散掺上结皮而愈。（《外科正宗·疔疮治验》）

【辨证思路】

《外科正宗》指出，"夫疔疮者，乃外科迅速之病也。有朝发夕死，随发随死，有三日、五日而不死，一月、半月而终死"之险。疔疮为患多因火毒炽盛，而头为诸阳之会，因此发于头面项之上者尤为凶险。本案患者由于肺经火毒上攻，右颧生疔，邪盛正虚，三日后病势加重而如鱼目。

【治疗经验】

本案体现了陈实功"内外并重""泄毒外出为第一要"的治疗思想。《外科正宗》云："初生项之以上者，必先针刺，以去恶血，庶毒不攻内。"故先针刺以散毒气，去恶血，并插用蟾酥条（蟾酥、轻粉、枯矾、寒水石、铜绿、乳香、没药、胆矾、麝香、雄黄、蜗牛、朱砂），但病重药轻，疔疮仍不腐化，乃换用三品一条枪（明矾、白砒、雄黄、乳香）增强祛腐引流之力，终于脱出疔根，再外用长肉玉红膏（白芷、甘草、当归、血竭、轻粉、蜂蜡、紫草）、珍珠散（青黛、珍珠、轻粉）生肌敛口。外治同时先服托里消毒散（人参、川芎、白芍、黄芪、当归、白术、茯苓、金银花、白芷、甘草、皂角刺、桔梗）以扶正托毒、清热活血排脓，正如《外科正宗》所云，"盖托里则气血壮而脾胃盛，使脓秽自排，毒气自解，死肉自溃，新肉自生，饮食自进，疮口自敛"。待根脱后用八珍汤补益气血而收功。

（三）脱疽案

一男子年近五旬，右足小指初生如粟米，渐成白泡，三日始痛，请治。头已腐烂，一指紫肿，此脱疽也。随用艾火明灸十三壮，始大痛乃止。又用针刺灸顶，以蟾酥饼贴灸上，膏盖本指，肿上用铍针击刺七八处，发泄毒血，用蟾酥锭磨浓涂之。肿外以真君妙贴散敷护良肉，庶不外侵。其时患者脉数，身发寒热，恶心体倦，先用人参败毒散解其表症，次用黄连内疏汤通其大便，而恶心烦热亦止。又以托里消毒散加金银花、牛膝数服，早以八味丸、晚用蜡矾丸相兼服之，喜其火疏毒气，随又针刺并泄其毒，故不变作，解毒为脓，肿方不散。后用十全大补汤加山萸、五味、麦冬等药，调理月余而愈。此疽若不针灸发泄毒气，专假药力敷围，再加峻药攻利，必致伤其元气，岂能保固毒不侵犯得安之理。（《外科正宗·脱疽治验》）

【辨证思路】

陈实功认为："夫脱疽，外腐而内坏也。此因平昔厚味膏粱熏蒸脏腑，丹石补药消烁肾水，房劳过度，气竭精伤……多致阳精煽惑，淫火猖狂，其蕴蓄于脏腑，终成燥热火症。"本案患者年近五旬，气血阴精多有不足，热毒灼津，加之时感外邪，内外合病而成脱疽。症见右足小指初生如粟米，渐成白泡，三日始痛，头已腐烂，一指紫肿，同时全身又有寒热、恶心体倦、脉数等外感之象。本案表里同病，虚实相兼，寒热夹杂，临证应注意辨别。

【治疗经验】

《外科正宗》云："凡疮七日以前，形势未成，元气未弱，不论阴阳、表里、寒热、虚实，俱先当灸，轻者使毒气随火而散，重者拔引郁毒，痛彻内外。"因此陈氏在肿处先采取艾灸、针刺以发散毒气，发泄毒血，并外用蟾酥饼、蟾酥锭增强排毒化腐消坚之用；肿外以真君妙贴散（硫黄、荞面、白面）敷护良肉，使外邪不侵。内治用消、托、补三法，先以人参败毒散（人参、羌活、独活、柴胡、薄荷、川芎、前胡、桔梗、枳壳、茯苓、甘草）、黄连内疏汤（黄连、木香、栀子、当归、黄芩、白芍、薄荷、槟榔、桔梗、连翘、甘草、大黄）清解表里之邪，再用托里消毒散扶正托毒外出，并早以八味丸补肝肾、益气血，晚用蜡矾丸（白矾、黄蜡、雄黄、琥珀、朱砂、蜂蜜）解毒护心以防毒气内侵，随又针刺再泄其毒。后用十全大补汤加减补益气血，生肌收口而愈。脱疽多有切指致残之忧，本案陈氏内外施治，终获良效。

（四）痔疮案

一男子患痔六年，每遇酒色劳役，痔则发肿，坚硬疼苦，十余日方得稍可。彼欲断其根，以枯痔散上至七日外，其痔渐黑裂缝，至十六日痔枯脱落，孔若鸡心，以生肌散逐日用之，内补养血健脾药而愈。（《外科正宗·痔疮治验》）

【辨证思路】

痔疮发生的病因，陈实功概括多为过食炙煿厚味，湿热内蕴；或久坐导致气血运行不畅；或七情内伤、过伤生冷，以及担轻负重、竭力远行，损伤脏腑，使气血紊乱；或酒色过度，肠胃受伤，以致浊气瘀血流注肛门，俱能成痔。本案患者患痔六年，每遇酒色劳役加重，可知其湿热内盛，损伤脾胃，脾胃虚弱。一方面气血生化不足，气虚血运不畅，血虚失于滋润；另一方面水湿失于运化，湿蕴化热，瘀血湿热下注，导致痔疮形成。

【治疗经验】

《外科正宗》记载："诸痔欲断其根，必须枯药。"因此，本案治疗在外先用枯痔散（白矾、蟾酥、轻粉、砒霜、天灵盖）化腐消痔，待痔脱落后，外涂生肌散（乳香、没药、海螵蛸、黄丹、赤石脂、龙骨、血竭、熊胆、轻粉、冰片、麝香、珍珠）以生肌敛口。同时内服健脾养血药，内外并治而获痊愈。

扫一扫 知答案

三、复习思考题

1. 试述陈实功对疮疡病因病机的认识。
2. 简述陈实功论治疮疡的内治特色。
3. 简述陈实功论治疮疡的外治特色。

第六节　张介宾医案

扫一扫看课件

一、名医简介

张介宾（1562—1639），字会卿，号景岳，别号通一子，明代著名医家。先世居四川绵竹县，明初以军功世授绍兴卫指挥，遂迁居会稽（今浙江绍兴）。其"生颖异，读书不屑章句，韬钤轩岐之学，尤所淹贯。壮岁游燕冀间，从戎幕府，出榆关，履碣石，经凤城，渡鸭绿，居数年无所就，感其家贫亲老，翻然而归。功名壮志，消磨殆尽，尽弃所学而肆力于轩岐，探隐研神，医日进，名日彰，时人比之仲景、东垣云"。张氏对中医基础理论的研究，以阴阳理论和命门学说最为突出。其私淑温补前辈薛己，针对朱丹溪"阳有余阴不足"之论，创"阳非有余"之说，又将阴阳与命门理论紧密联系起来，使其"一分为二"，又"合两为一"。在治疗上，张氏主张"二纲六变"，重视温补，是为纠当时寒凉时弊而设，其临证亦不废寒攻，故后学不可以偏概全。其临证兼通内、外、妇、儿诸科，对各种疾病皆精研医理、擅辨病机、施治明审、处方用药得当，实为后世楷模。张景岳致力于《黄帝内经》研究数十年，用毕生精力著成《类经》《类经图翼》《类经附翼》，晚年奋余生而作《景岳全书》，"博采前人之精义，考验心得之玄微，以自成一家之书"，传世甚广，另有《质疑录》存世。

二、医案导读

（一）下消不寐案

省中周公者，山左人也，年逾四旬，因案牍积劳，致成羸疾。神困食减，时多恐惧，自冬春达夏，通宵不寐者凡半年有余，而上焦无渴，不嗜汤水，或有少饮，则沃而不行，然每夜必去溺二三升，莫知其所从来，且半皆如膏浊液，尪羸至极，自分必死。及予诊之，察其脉犹带缓，肉亦未脱，知其胃气尚存，慰以无虑。乃用归脾汤去木香及大补元煎之属，一以养阳，一以养阴，出入间用至三百余剂，计服人参二十斤，乃得痊愈。此神消于上、精消于下之证也。可见消有阴阳，不得尽言为火，姑纪此一按，以为治消治不寐者之鉴。（《景岳全书·杂证谟·三消干渴》）

【辨证思路】

病者年逾四旬，精气自耗，长期案牍积劳，思虑太过，致心脾气血两虚，久而累及于肾，致神消于上、精消于下之证。脾伤则气血生化乏源，肌肉渐消；脾损及肾，终致羸疾。思虑伤脾，脾气亏虚，健运失职，则精神萎靡，困顿乏力，饮食减少。思虑太过易暗耗心血，心藏神，心血耗损，无以养心则神不守舍，故或为惊惕，或为恐畏。寐本乎阴，神其主也，神安则寐，神不安则不寐。案牍积劳，心为事扰，则神动而不静，久而不睡；加之心血耗损，血不养心，益不能安睡，由此"通宵不寐者凡半年有余"。此皆属"神消于上"之证。

张氏认为消渴多虚，其根在肾，不但真阴不足可致消渴，真阳不足亦可引起消渴。《景岳全书·三消干渴》明确指出："消证多虚，难堪剥削"，"夫命门为水火之府，凡水亏证固能为消为渴，而火亏证亦能为消为渴者……盖水不济火则火不归原，故有火游于肺而为上消者，有火游于胃而为中消者，有火灼阴精而为下消者，是皆真阴不足，水亏于下之消证也。又有阳不化气则水精不布，水不得火则有降无升，所以直入膀胱而饮一溲二，以致泉源不滋，天壤枯涸者，是皆真阳不足，火亏于下之消证也。"因此他提出消渴有阴阳，"阴虚之消……固有言之者矣；阳虚之消……则人必不信"，"不得尽言为火"，不可不察。本案患者上焦不渴，不嗜汤水，即有少饮则沃而不行，乃命门真火衰微，不能蒸水化气之故。本不渴，而夜间反能排尿二三升，且半如膏浊者，属"精消于下"，乃阳虚不能固摄阴精所致。

【治疗经验】

患者脉有缓象，且肌肉未脱，知其胃气尚存。下消精损，故需阴阳并补。景岳以归脾汤去木香培补气血，补脾养心安神，先治其不寐，安其心神，之所以去香燥行气的木香，恐其更耗气血。大补元煎（人参、山药、熟地黄、杜仲、当归、山茱萸、枸杞、炙甘草）为张介宾"新方八阵"第一方，主治男妇气血大坏、精神失守危剧等证，被誉为"救本培元第一要方"。方中人参配熟地黄，也是其所谓"凡诸经阳气虚者，非人参不可；诸经之阴血虚者，非熟地不可"，故此二者是张氏补益阴阳之常用配伍。张氏根据他对阳虚火亏致消的独到认识，创用温补肾阳、"釜底加薪"之法治疗消渴，使阳化气，气化液，"氤氲彻顶，槁禾得雨"，则消渴自除。患者虚损日久，两方加减合用，服药三百余剂而获痊愈。此案亦是张氏以"阳非有余""真阴不足"的学术思想指导治消、治不寐的一个范例。

（二）呕吐案

金宅少妇，宦门女也，素任性，每多胸胁痛及呕吐等证，随调随愈。后于秋尽时，前证复作，而呕吐更甚，病及两日，甚至厥脱不省如垂绝者。再后延予至，见数医环视，金云：汤饮诸药皆不能受，入口即吐，无策可施。一医云：惟用独参汤，庶几可望其生耳。余因诊之，见其脉乱数甚，而且烦热躁扰，莫堪名状，意非阳明之火，何以急剧若此？乃问其欲冷水否，彼即点首。遂与以半盅，惟此不吐，且犹有不足之状，乃复与一盅，稍觉安静。余因以太清饮投之。而犹有谓：此非伤寒，又值秋尽，能堪此乎？余不与辩。及药下咽，即酣睡半日，不复呕矣。然后以滋阴轻清等剂调理而愈。大都呕吐多属胃寒，而复有火证若此者，《经》曰"诸逆冲上，皆属于火"，即此是也。自后，凡见呕吐，其有声势涌猛，脉见洪数，证多烦热者，皆以此法愈之。是又不可不知也。（《景岳全书·杂证谟·呕吐》）

【辨证思路】

患者为青年女性，平素易怒，有胸胁痛、呕吐等症，为肝火上炎、胃气上逆之象。此次呕吐甚，且历两日，故致厥脱，药物又不能服用，入口即吐，病势危急。又因其病在秋尽之时，故断其因寒因虚者有之，在此危急关头，想到用独参汤救其厥脱也是自然。张氏在《景岳全书》中说："呕吐一证，最当详辨虚实，实则有邪，去其邪则愈；虚者无邪，则全由胃气之虚也。"但此厥脱之象，已是虚实难辨，即使断定是实，是寒是热？是饮食是痰火？此关键时刻，景岳细察其脉，其脉乱数甚，外加其烦热躁扰，莫堪名状，故此证实属阳明之火。火盛则胃气不降，上逆为吐，火为阳主动，扰乱心神则烦热躁扰，皆符合《黄帝内经》中所言"诸逆冲上，皆属于火"的病机，患者欲饮冷水亦是佐证。

【治疗经验】

患者为胃热呕吐，用太清饮治之。太清饮是景岳治胃火烦热，甚至狂斑呕吐之方，谓其"可与白虎汤出入酌用"，组成为石膏、知母、石斛、木通四味药物。石膏配知母清热泻火，石斛益胃生津，木通清热利尿，使邪热从小便而去。但他医犹有疑惑：此非伤寒，又值秋尽，能堪此乎？张氏舍时从证，药入口即安，呕吐立止，效如桴鼓。之后因胃阴受损，又以滋阴轻清等剂调理而收功。景岳虽为温补一派的代表医家，但其临证不囿温补，处方师古而不泥，值得后学师法。

（三）喉癣案

来宅女人，年近三旬，因患虚损，更兼喉癣疼痛，多医罔效。余诊其脉则数而无力，察其证则大便溏泄，问其治则皆退热清火之剂。然愈清火而喉愈痛。察之既确，知其本非实火，而且多用寒凉，以致肚腹不实，总亦格阳之类也。遂专用理阴煎及大补元煎之类出入间用，不半月而喉痛减，不半年而病痊愈。(《景岳全书·杂证谟·咽喉》)

【辨证思路】

本案患者女性，虚损之体兼有喉癣且痛，因限于《黄帝内经》"诸痛痒疮，皆属于火"之论，他医多用清热解毒退火之品，不仅喉癣疼痛未愈，寒凉伤脾尽显。火分虚实，景岳诊患者之脉，虽数而细察无力，兼有大便溏泄之证，可知其火属虚，属于"阴盛格阳"，阴盛于里，而格阳于上，故局部可见火热之表现。此证愈用寒凉降火，则阴愈盛，病愈重，虚虚实实之弊昭然。

【治疗经验】

患者为虚损格阳之证，应先救阳，使阴阳调和而复其常态。景岳深谙阴阳之道，采用阴中求阳之法，所谓"善补阳者，必于阴中求阳，则阳得阴助而生化无穷"。方用理阴煎，以熟地黄为君，配以当归，补血填精，佐以干姜、肉桂，引火归元，再加炙甘草调和阴阳，是其治疗假热证之方。配合大补元煎，救本培元。景岳常用人参配熟地黄，认为人参有健运之功，熟地黄禀静顺之德，二者一阴一阳，相为表里，一形一气，互主生成，被其誉为"治世之良相"。经其补益虚损，燮理阴阳，病者喉痛减，病得瘥。

（四）便秘案

朱翰林太夫人，年近七旬，于五月时，偶因一跌，即致寒热。群医为之滋阴清火，用生地、芍药、丹皮、黄芩、知母之属，其势日甚。及余诊之，见其六脉无力，虽头面上身有热，而口则不渴，且足冷至股。余曰：此阴虚受邪，非跌之为病，实阴证也。遂以理阴煎加人参、柴胡，二剂而热退，日进粥食二三碗。而大便已半月不通，腹且渐胀，咸以为虑，群议燥结为火，复欲清凉等剂。余坚执不从，谓其如此之脉，如此之年，若再一清火，其源必败，不可为矣。《经》曰"肾恶燥，急食辛以润之"，正此谓也。乃以前药更加姜、附，倍用人参、当归，数剂而便即通，胀即退，日渐复原矣。病起之后，众始服其定见。(《景岳全书·杂证谟·秘结》)

【辨证思路】

本案患者年事已高，再加初夏，有发热之象，众医用滋阴清火。从时从症，亦受金元朱震亨的影响，处以生地黄、芍药、知母等，随手立方，但病势不减反甚。景岳脉诊，六脉皆无力，虚证可知，又细察其症，虽有热而口不渴，且足冷至股，断其热为假象，实属阴证，与外伤跌仆无关。由于患者真元虚损，格阳于外，故有发热。因为患者出现便秘，众医建议用凉药，景岳则认为老年便结为阳虚，阳气无力推动，阴涸无有滋润所致，切不可强为疏导，损其真元，故绝不能按实火论治。

【治疗经验】

此证虽有寒热，但其本为虚损，故景岳用理阴煎加减。理阴煎是张氏自创之方，可补益脾肾，且用药温润，加人参为六味回阳饮，治命门火衰、阴中无阳，其言"但见发热身痛……素禀不足者，但用此汤加柴胡一钱半或二钱，连进一二服，其效如神"，果用二剂热退。患者热退后食欲渐增，但大便不通已历半月，腹胀有加。张氏力排众议，不用清火，因此火已微，若再一清火，其源必败，且不仅不用寒凉，反加姜、附温阳，倍人参大补元气，加当归养血活血、润肠通便，又是舍时从证之例，可见其认证功夫之深。

三、复习思考题

1. 张介宾临证辨证特点有哪些?
2. 张介宾对阴阳的理解有何特点?
3. 张介宾对老年或虚弱之人便秘有哪些治疗经验?

扫一扫知答案

第七节 李中梓医案

扫一扫看课件

一、名医简介

李中梓(1588—1655)，字士材，号念莪，又号荩凡居士，明末清初南直隶华亭（今上海市）人。李中梓生于官宦之家，自幼博览群书，青年时曾应科举，因多病且爱子死于庸医，转而习医。李中梓治学，博采众长而不偏执一家，理论上十分重视阴阳水火的相互关系，认为阴阳水火是万物之本，而于人身之中即是气血。水火宜交不宜分，火的升降出入、运动不已推动了万物的生长和发展。在水火阴阳的关系中，阴虽根于阳，阳虽根于阴，然阴阳二者，阳于生命活动尤为重要。因此，李中梓提出"气血俱要，而补气在补血之先；阴阳并需，而养阳在滋阴之上"的言论。其治疗内伤杂病，强调补气补阳药的运用，诸如补中益气汤、四君子汤、附子理中汤、六味地黄丸、金匮肾气丸等均为习用之剂。李中梓重视先后二天，提出"先天之本在肾，后天之本在脾"的医学思想，临证多从脾肾入手，重视先后二天的调理。治疗杂病经验丰富，总结治泻九法及治癃闭七法，对方剂亦有全面阐释。李中梓著述甚丰，有《内经知要》《删补颐生微论》《医宗必读》《药性解》《伤寒括要》《本草通玄》《病机沙篆》《诊家正眼》《李中梓医案》等。其中《诊家正眼》《本草通玄》《病机沙篆》合称《士材三书》。

二、医案导读

（一）泄泻案

大司寇姚岱芝，吐痰泄泻，见食则恶，面色萎黄，神情困倦，自秋及春，无剂弗投，经久不愈。比余诊之，口不能言，亟以补中益气去当归，加肉果二钱，熟附一钱，炮姜一钱，半夏二钱，人参四钱。日进二剂，四日而泻止，但痰不减耳。余曰：肾虚水泛为痰，非八味丸不可，应与补中汤并进。凡四十日，服人参一斤，饮食大进，痰亦不吐，又半月而酬对如常矣。（《医宗必读·泄泻》）

【辨证思路】

本案为脾虚所致吐痰泄泻。脾虚生湿，湿聚为痰，同时脾虚及肾，土不制水，水泛为痰而见吐痰。案中虽未指出痰的色泽和质地，但从病因来看，当为痰多色白。脾虚不能运化水谷，故见食则恶；脾虚生湿，湿注肠间，故为泄泻。《症因脉治·脾虚泄泻》云："脾虚泄泻之证，身弱怯冷，面色萎黄，手足皆冷，四肢倦怠，不思饮食，时时泻薄。"纳谷减少，气血无以化生，自然精神困倦，面色萎黄；口不能言为精神极度疲乏之象。本案中未提及脉象，推测其脉多虚濡或沉缓。

【治疗经验】

本案为脾虚所致，治疗应以温运健脾为主，李氏采用补中益气汤加减治疗。先以补中益气汤去当归之滑，加肉豆蔻之涩，以升下陷之清阳，又用姜附补火以生土。日进二剂，四日而泻止。但吐痰不减，乃火不生土、肾虚水泛为痰，非八味丸不可，乃与补中益气汤并进，益火之源以消阴翳，升阳兼以补火，补脾兼以补肾，脾肾阳气伸张，痰涎之源自绝。本案说明后天之脾与先天之肾的相互关系，脾土壮实，脾阳旺盛，脾气不仅能发挥其运化转输的功能，而且能制约肾水之泛滥，肾中真阳自然受益；若脾阳不振，则脾不胜湿，而发生泄泻、腹满等症，因之肾阳也易致衰微，而水泛为痰。反之，如果命火充足，肾中真阳之火足以生土，尽管脾伤泄泻，可不治自愈，或扶脾即愈，绝不至迁延岁月，而至精神困倦、口不能言的程度。本案充分反映了李中梓重视先后天的学术思想。

（二）躁狂案

休宁吴文哉，伤寒，烦躁面赤，昏乱闷绝，时索冷水，其弟日休乞余决死期。手扬足掷，难以候脉，五六人制之，方得就诊，洪大无伦，按之如丝。余曰：浮大沉小，阴证似阳也，与附子理中汤，当有生理。日休骇曰：医者十辈至，不曰柴胡承气，则曰竹叶石膏，今反与热剂，乌乎敢？余曰：温剂犹生，凉剂立毙矣！日休卜之吉，遂用理中汤加人参四钱、附子二钱，煎成入井，水冷与饮。甫及一时，狂躁定矣。再剂而神爽，服参至五斤而安。文哉遗以书曰：弟为俗子所误，既登鬼录矣，而兄翁拯全之，大奇亦大幸也。方弟躁热之时，医以三黄汤入牛黄服之，转加闷绝，举室哀号，惟是治终具，候目瞑而已。不意兄翁毅然以为可活，参附一投，阴霾见睍。荆妻稚子，含泪欢呼。一日即苏，经年乃复。呜呼！父母生之，兄翁再生之，昊天罔极，莫可云喻！敢志巅末，乞附案帙。俾天下万世，知药不可以浪投，命不可以轻弃，何莫非大仁人回春之泽哉？（《医宗必读·卷五》）

【辨证思路】

本案为阴盛格阳、阴阳即将离决之危急躁狂证。病者患伤寒，误用寒凉，阴寒内盛，格阳于外，外现假热，出现烦躁面赤、昏乱闷绝等症。虽有索冷水，但无大渴引饮，说明口虽渴却饮水不多或口不能饮，是假热之象，亦属虚阳外扰之症状。阴盛于内，迫阳于外，上扰神明，致昏乱闷绝，手扬足掷，狂躁。脉象浮取洪大无伦，沉取却细小如丝，阴证似阳之证。

【治疗经验】

阴盛格阳之证，病势危急，治当补虚回阳，温中散寒。李氏以理中汤温中散寒，又加附子以补火回阳，寒去阳复，浮越欲脱之阳得以回还。故甫及一时，阳回，狂躁定，再剂而精神爽矣。本案药物服法亦为讲究，药煎成入井水冷与饮，乃热药凉服，反佐之用，以防拒药现象发生。

（三）癃闭案

郡守王镜如，痰火喘嗽正甚时，忽然小便不通，自服车前子、木通、茯苓、泽泻等药，少腹胀满，点滴不通。余曰：右寸数大，是金燥不能生水之故，惟用紫菀五钱，麦门冬三钱，北五味一粒，人参一钱，一剂而小便涌出如泉。若淡渗之药愈多，则反致躁急之苦，不可不察也。（《医宗必读·卷八·小便癃闭》）

【辨证思路】

李氏曰："膀胱为州都之官，津液藏焉，气化则能出矣。夫主气化者，太阴肺经也。若使肺燥不能生水，则气化不及州都。"本案癃闭属于肺热壅盛证。肺为五脏之华盖，位置最高，肺主气，司一身之气化，主通调水道，为水之上源，燥热之邪易于侵犯，使得肺热壅盛，失于肃降，津聚为痰，故病者先有痰火喘嗽之症。肺燥失其宣降，通调水道失常，致小便点滴不通，少腹胀满。脉右寸数大，为肺热化燥伤阴之象，乃金燥不能生水。此当责之于肺。

【治疗经验】

肺燥之癃闭，治宜清金润肺之法。赖母补子虚以生水，为隔二之治，其用人参补土生金，金实水源，为隔三之治。本案方中紫菀，人皆知化痰止嗽，然其通利小便之功不可没。孙思邈《备急千金要方》就用紫菀末，井华水服三指撮，治妇人卒不得小便。《本草逢源》谓："紫菀专通肺气，使热从小便去耳。"《本草通玄》云："紫菀，辛而不燥，润而不寒，补而不滞。然非独用、多用不能速效，小便不通及溺血者服一两立效。"麦冬清金养阴润肺，《药性论》谓其"治热毒，止烦渴，主大水，面目肢节浮肿，下水"。《本草新编》谓："盖火伏于肺中，烁干内液，不用麦冬之多，则火不能息矣。更有膀胱之火，上逆于心胸，小便点滴不能出，人以为小便火闭，由于膀胱之热也，用通水之药不效，用降火之剂不效，此又何用乎？盖膀胱之气，必得上焦清肃之令行，而火乃下降，而水乃下通。夫上焦清肃之令禀于肺也，肺气热，则肺清肃之令不行，而膀胱火闭，水亦闭矣。故欲通膀胱者，必须清肺金之气，清肺之药甚多，皆有损无益，终不若麦冬清中有补，能泻膀胱之火，而又不损膀胱之气。"方中五味子收敛肺气，孙思邈谓"六月常服五味子，以益肺金之气，在上则滋源，在下则补肾"。《本草汇言》也谓五味子"在上入肺，在下入肾，入肺有生津济源之益，入肾有固精养髓之功"。人参入肺，益气生津，助肺主治节。诸药合用，配伍精当，仅一剂而泉出如涌，信不虚也。一般癃闭正治在肾，多用淡渗利湿之法，然本案癃闭为肺失宣降，通调水道失常所致，故李氏采用清金润肺法。《医宗必读》中写到"闭与癃，二证也。新病为溺闭，盖点滴难通也；久病为溺癃，盖屡出而短少也"。此外，记载了治疗癃闭的 7 种方法：清金润肺、燥脾健胃、滋肾涤热、淡渗分利、梳理气机、苦寒清热、温补脾肾。李中梓治疗癃闭的 7 种方法，已不单单是理论探索，而是实践的总结。虽然与现代临床治疗癃闭不完全一致，但其方法为我们提供了一些思路，值得借鉴。(《医宗必读·小便癃闭》)

(四) 痿证案

太学朱修之，八年痿废，更医累百，毫末无功。一日读余《颐生微论》，千里相招。余诊之，六脉有力，饮食若常。此实热内蒸，心阳独亢，证名脉痿。用承气汤下六七行，左足便能伸缩；再用大承气，又下十余行，手中可以持物。更用黄连、黄芩各一斤，酒蒸大黄八两，蜜丸，日服四钱，人参汤送。一月之内去积滞不可胜数，四肢皆能舒展。余曰：今积滞尽矣，煎三才膏（天冬、人参、熟地）十斤与之，服毕而应酬如故。修之家世金陵，嗣后遂如骨肉，岁时通问馈遗，越十载不懈。（《医宗必读·卷十》）

【辨证思路】

《素问·痿论》记载：五脏使人痿者，因肺热叶焦，发为痿躄。王冰注曰："精气不输于肺，则肺痿生；精气不输于脉，则心痿生；精气不输于肉，则脾痿生；精气不输于筋，则肝痿生；精气不输于骨，则肾痿生。"此案痿证的主要病机为实热内蒸，心阳独亢，心火亢盛，损伤心脉，心脉失于运行则致痿证。痿在于脉，邪在于心，心火耗伤营卫，出现脉痿。《素问·痿论》曰："阳明者，五脏六腑之海，主润宗筋，宗筋主束骨而利机关也。"宗筋，指众筋汇聚之处，又泛指全身的筋膜。

【治疗经验】

实热内蒸，心火亢盛，耗伤营卫。火盛于阳明经，故治以大承气汤攻下积滞，再用泻心汤泄热。由于"阳明多气多血"，火热消除，故阳明充盛，气血充足，筋脉得以濡养，则筋脉柔软，关节滑利，运动灵活。用人参汤是寓攻于补，保护胃气。邪气去，以三才膏补益脾肾，先后天并补故康复。

扫一扫知答案

三、复习思考题

1. 试述李中梓先后天根本论。
2. 简述李中梓治疗泄泻的 9 种方法。
3. 简述李中梓治疗癃闭的经验。

第四章　清代名医医案

第一节　喻昌医案

扫一扫看课件

一、名医简介

喻昌（1585—1664），字嘉言，晚号西昌老人，江西新建（今江西南昌）人。少年读书，治举子业。崇祯年间，以选送贡生进京，但无所成就。未几清兵入关，于是转而隐于禅，后又出禅攻医，往来于南昌、靖安等地。清代初期（1644—1661），喻氏又移居江南常熟，医名卓著，冠绝一时，成为明末清初著名医家，与张路玉、吴谦齐名，号称清初三大家。喻昌于《伤寒论》的研究独有体会，推崇方有执纲目之说，力倡三纲学说。针对《内经》对燥邪为病的论述较为简略，不尽详明，《素问·至真要大论》虽有"夫百病之生也，皆生于风寒暑湿燥火"，但在分论各气为病的机理时却独缺燥邪，喻氏不拘泥于前贤之论，大胆怀疑经文有误，在《医门法律·秋燥论》中明言"他凡秋伤于燥，皆谓秋伤于湿，历代诸贤，随文作解，弗察其讹，昌特正之"，辨正"秋伤于湿"为"秋伤于燥"之误，并详细论述了燥证的病机，补充完善其治法方药，使燥病证治始具规范。此外，其大气论的观点亦为后世所称许。喻氏以整体观作为辨证论治的指导思想，并将其用于诊法之中，针对当时不求理论、随症拣方的不良医疗风气提出"治病必先识病，识病然后议药"；制定病案书写规范，将整体辨证思想落实到具体治法方药之中，有助于中医医案的规范化，完善了中医诊治体系。喻氏临床经验十分丰富，治痢用活人败毒散逆流挽舟，治关格用《伤寒论》黄连汤法变通之"进退黄连汤"升降阴阳等，都被后人所推崇。著有《寓意草》《尚论篇》《尚论后篇》《医门法律》等。《寓意草》全书收辑以内科为主的疑难治案60余则。治验中，病因、病情记载详细，辨证思路剖析明了，并以层层设问的方式，阐明治案中的关键和难点，尤其在辨证论治方面多有发挥，有许多独到和精辟的见解，是不可多得的医案佳作。

二、医案导读

（一）伤寒坏证案

张令施乃弟，伤寒坏证，两腰偻废，卧床彻夜痛叫，百治不效，求诊于余。其脉亦平顺无患，其痛则比前大减。余曰：病非死证，但恐成废人矣。此证之可以转移处，全在痛如刀刺，尚有邪正互争之象，若全然不痛，则邪正混为一家，相安于无事矣。今痛觉大减，实有可虑，宜速治之。病者曰：此身既废，命安从活，不如速死。余蹙额欲为救全，而无治法，谛思良久，谓热邪深入两腰，血脉久闭，不能复出，只有攻散一法。而邪入既久，正气全虚，攻之必不应，乃以桃仁承气汤，多加肉桂、附子二大剂与服。服后即能强起，再仿前意为丸，服至旬余全安。此非昔人之已试，乃一时之权宜也，然有自来矣。仲景于结胸证，有附子泻心汤一法，原是附子与大黄同用。但在上之证气多，故以此法泻心；然则在下之证血多，独不可仿其意，而合桃仁、肉桂以散腰间之血结乎？后江古生乃弟，伤寒两腰偻废痛楚，不劳思索，径用此法，二剂而愈。（《寓意草·治伤寒坏证两腰偻废奇验》）

【辨证思路】

清·郑树珪《七松岩集·腰痛》中指出："痛有虚实之分，所谓虚者，是两肾之精神气血虚也，凡言虚证，皆两肾自病耳。所谓实者，非肾家自实，是两腰经络血脉之中，为风寒湿之所侵，闪肭挫气之所碍，腰内空腔之中，为湿痰瘀血凝滞不通而为痛，当依据脉证辨悉而分治之。"本案腰痛无跌仆病史可寻，却在腰痛偻废之前有伤寒的经过，而足太阳经"内侠脊，抵腰中"（《伤寒寻源·上集》），显系伤寒之邪化热循经内传于腰中，热与血结，腰中血脉闭阻所致；且发病急骤，痛如刀刺，显为瘀血作痛。其病机与仲景桃核承气汤证如出一辙，即伤寒在经之邪因失治误治而深入血络，瘀阻于腰部，不能复出，不通则痛，故而彻夜痛叫不休。腰为肾之府，病情迁延日久，必然累及肾而致正气亏虚。故本案实为虚实夹杂之证。

【治疗经验】

本案邪入血络，闭阻于腰而成偻废，证属邪实，舍攻逐而无他法。然邪入既久，正气已虚，攻之必不能应，如是虚实夹杂，亦攻补掣肘。喻氏反复思索，仿附子泻心汤之意寒热同用，攻补兼施。附子泻心汤能泻心下之痞，但不能治两腰偻废，然此二病证特点大有相通之处，均可攻邪扶正以治之。喻氏选经方桃核承气汤，于攻逐峻剂中合入大剂肉桂、附子，虚实兼顾：一方面以桃核承气汤攻散腰中热与血结，另一方面以桂、附温补下元，鼓舞生气，"血得温则行"。是以有余之邪得祛而不足之虚得益，通则不痛。故服药两剂即能强起，再仿前意为丸，服至旬余而安。由本案可见，喻昌不仅学有渊源，且于仲景会心处多有发挥，能在《伤寒论》的基础上举一反三，灵活化裁。

《伤寒论》第 154 条曰："心下痞，按之濡，其脉关上浮者，大黄黄连泻心汤主之。"药仅大黄、黄连二味苦寒之品，清心胃之火，使热去结开，痞满自消。仲景独以此药对治热痞。《金匮要略·惊悸吐衄下血胸满瘀血病脉证治》将本方加黄芩，名泻心汤，用治心中阴气不足，阳热迫血妄行而见吐、衄者，用三"黄"之苦以泻心，寒以清热，煎候凉服，使火降热清，血不妄行而吐衄自止。

《伤寒论》第 155 条曰："心下痞而复恶寒，汗出者，附子泻心汤主之。"本条承接第 154 条，故"心下痞"当属热痞，复见恶寒汗出者，不见发热，可知并非表不解，而是阳气里虚，卫外之阳不足，不能"温分肉""司开合"，故恶寒汗出。对于此热痞兼阳虚者，单与泄热则阳更衰，纯与扶阳则热益甚，治疗颇为棘手。仲景于泻心汤中加附子，温补元阳而助阳固表止汗，三"黄"苦寒泄热以除痞。寒热殊异之药而浑然一剂，然药进则热不碍寒，寒不妨热，分途施治，同时奏功，"乃先圣之妙用也"，亦成为后世寒热并进、表里兼顾、相互兼制、又相互为用配伍组方之典范。

（二）痢疾案

周信川年七十三岁，平素体坚，不觉其老。秋月病痢，久而不愈，至冬月成休息痢，一昼夜十余行，面目浮肿，肌肤晦黑，求治于余。诊其脉沉数有力，谓曰：此阳邪陷入于阴之证也，吾当以法治之，尚可痊愈，明日吾自袖药来面治。于是以人参败毒散本方煎好，用厚被围椅上坐定，置火其下，更以布条卷成鹅蛋状，置椅褥上，垫定肛门，使内气不得下走，然后以前药滚热与服。良久又进前药，遂觉皮间有津津微润，再溉以滚汤，教令努力忍便，不得移身，如此约二时之久，皮间津润总未干。病者心躁畏热，忍不可忍，始令连被卧于床上，是晚止下痢二次。已后改用补中益气汤，一昼夜止下三次，不旬日而痊愈。盖内陷之邪，欲提之转从表出，不以急流挽舟之法施之，其趋下之势，何所底哉！闻王星宰世兄，患久痢，诸药不效，苏郡老医，进以人参败毒散，其势瘥减，大有生机，但少此一段斡旋之法，竟无成功。故凡遇阳邪陷入阴分，如久疟久痢久热等证，当识此意，使其缓缓久久，透出表外，方为合法。若急而速，则恐才出又入，徒伤其正耳。（《寓意草·辨痢疾种种受证不同随证治验》）

【辨证思路】

对于痢疾的病因，喻昌以为"夏秋热暑湿三气交蒸，互结之热十倍于冬矣"，外感三气之热而成下痢。在本病的发展变化过程中，存在着表里传变的不同关系：邪气由里出表者为顺，由表入里者为逆。若在表之邪失于表散，久痢邪入阴分及久痢阳气下陷者，皆为逆证，属"逆流"。本案泻痢自秋及冬，病程已久，正气虚衰，外邪乘虚内陷入里，故成迁延不愈之休息痢；面肿肤黑、脉有力当为湿邪未尽之象。

【治疗经验】

痢疾是古代的常见病，喻嘉言有专篇《痢疾论》进行探讨。在《痢疾论》中，提出了治疗痢疾三法：逆流挽舟法、通因通用法、急开支河法。

逆流挽舟法主要针对痢疾初起，《医门法律·痢疾门》中指出"外感三气（热暑湿）之热而成下痢，其必从外而出之，以故下痢必从汗，先解其外，后调其内，首用辛凉以解其表，次用苦寒以清其里，一二剂愈矣。失于表者，外邪但从里出，不死不休。故虽百日之远，仍用逆流挽舟之法，引其邪而出之于外，则死证可活，危证可安"。本案年高之人，秋月患痢久延，正气已衰，其病机具有两大特点：一是表邪内陷，二是阳气下陷。人参败毒散出自宋代钱乙《小儿药证直诀》，原为治疗小儿体虚外感而设。在喻氏看来，盖不借人参之大力扶正，则无以攘邪，非用羌活、独活、柴胡之辛散升扬，则无以逆挽其下陷之阳。此类"风药"的运用在于升举清阳，鼓荡阳气，托举内陷之邪转从表出；又"虚弱之体必用人参三五七分，入表药中，少助元气，以为驱之主。使邪气得药，一涌而去，全非补养虚弱之意也"；同时复以外治"斡旋之法"，使内气不得走泄，又升发荣卫之阳，汗出领邪出于表，热退表解而收止痢之效，可谓别开生面。痢疾常见腹痛下迫，里急后重，痢下赤白，多因"湿热，皆得入肠胃，以胃为中土，主容受而传之肠也"，故通泄胃肠湿热积滞以除之，此为通因通用之常法。然喻氏不循常道，巧用扶正解表法治痢，使外来内陷之邪还从表出而解，犹如水中挽舟楫逆流而上，称为"逆流挽舟"，开拓了治痢新方法。此治法从药物作用与病势关系来说为"逆挽"，但从病因病机分析，实属"顺推"，使邪气从外而来又从外而解，体现了中医治疗的顺势思维，奇中见正，故收良效。

通因通用法主要针对"骤受暑湿之毒，水谷倾囊而出，一昼夜七八十行，大渴引水自救，百杯不止，此则肠胃为热毒所攻，顷刻腐烂……每从《内经》通因通用之法，大黄、黄连、甘草，一昼夜连进三五十杯，俟其下利、上渴之势少缓，乃始平调于内，更不必挽之于外"。

急开支河法，是喻嘉言认为"邪热在里，奔迫于大肠，必郁结于膀胱，膀胱热结则气不化而小溲短赤"，此时清膀胱之热，令气化行而分消热势，则其甚捷也。

以上方法都是喻嘉言实践中的心得，陈修园在《医学三字经》中颇为推崇，盛赞"嘉言书，独得秘"。其更多的治疗痢疾的思路可参看《医门法律·痢疾论》

及《寓意草·辨痢疾种种受证不同随证治验》中的其他医案。

（三）泄泻案

吉长乃室，新秋病洒淅恶寒，寒已发热，渐生咳嗽，然病未甚也，服表散药不愈，体日瘦羸，延至初冬。饮以参术补剂，转觉厌厌欲绝，食饮不思，有咳无声，泻利不止，危在旦暮。医者议以人参五钱，附子三钱，加入姜桂白术之属，作一剂服，以止泻补虚，而收背水之捷。吉长彷徨无措，延仆诊毕，未及交语，前医自外趋至，见仆在坐，即令疏方，仆飘然而出。盖以渠见既讹，难与语至理耳。吉长辞去前医，坚请用药。仆因谓曰：是病总系误药所致。始先皮毛间洒淅恶寒发热，肺金为时令之燥所伤也，用表散已为非法，至用参术补之，则肺气闭锢，而咳嗽之声不扬，胸腹饱胀，不思食饮，肺中之热无处可宣，急奔大肠，食入则不待运化而直出，食不入则肠中之垢污亦随气奔而出，是以泻利无休也。今以润肺之药兼润其肠，则源流俱清，寒热咳嗽泄泻，一齐俱止矣。但取药四剂，服之必安，不足虑也。方用黄芩、地骨皮、甘草、杏仁、阿胶，初进一剂，泻即少止，四剂毕，而寒热俱除，再数剂而咳嗽俱痊愈矣。设当日与时辈商之，彼方执参附为是，能从我乎？（《寓意草·论吴吉长乃室及王氏妇误药之治验》）

【辨证思路】

此案患者新秋时得病，外有洒淅恶寒之表证，延后恶寒罢只发热，服表散药于理似无差误，本应好转，然患者不仅未愈，反而日体瘦羸，继补以参术，未取肥健之功，反成"厌厌欲绝，食饮不思，有咳无声，泻利不止，危在旦暮"之误。此时就应反思整个治疗过程。考虑病证发生发展的季节性，是故新秋初起病洒淅寒热咳嗽，当缘于秋燥外袭肺卫，肺失治节所致；肺为娇脏，既为燥热所伤，复经误汗，津液重劫，则日见羸瘦。当此之时，本应清宣凉润，救肺之津，而庸医反以参术甘温补剂壅塞肺气，肺之肃降无权，故见咳无声，干咳无痰；肺与大肠相表里，肺热无以宣泄，故直迫肠腑而致泻利，此为秋燥误治坏证也。喻嘉言对秋燥素有深入的研究，故接手以后能迅速判断"始先皮毛间洒淅恶寒发热，肺金为时令之燥所伤也"。喻嘉言慧眼识证，用清肺养阴之剂，见效迅速，亦彰清肺热止泻利之一大法门。

【治疗经验】

喻氏以润肺之药兼润其肠，方中地骨皮、黄芩清肺火、降肺气，地骨皮又兼清热养阴；杏仁降利肺气，兼润肠道；阿胶、甘草等润燥益津，兼润大肠，阿胶又兼润肺燥。如此甘润清降，使源流俱清，寒热咳嗽泄泻一齐而止。从配伍药物的性味来看，喻昌对本案秋燥证的治疗是从凉润入手，这是因为他对秋燥的认识偏于热的一面，"盖金位之下，火气承之，燥金虽为秋令，虽属阴经，然异于寒湿，同于火热"，强调燥盛而兼化火。故其治疗除调补肺气外，更侧重清肺热、润肺燥、养肺阴等诸法，其名方清燥救肺汤可谓代表。但秋燥亦有偏于寒凉的一面，临床当甄别"温燥"与"凉燥"之异，辨证治之。本案为喻昌"秋燥论"运用于临床的典型案例，亦是"肺与大肠相表里"理论在临床中运用的典型案例。

此案后另一验案："又乡中王氏妇，秋月亦病寒热，服参术后，亦厌厌一息，但无咳嗽，十余日不进粒米，亦无大便，时时晕去，不省人事。其夫来寓中，详述其症，求发补剂归服。余以大黄、芒硝、石膏、甘草四味为粗末与之。彼不能辨，归而煎服。其妻云，此药甚咸。夫喜曰，咸果补药。遂将二剂连服，顷之腹中努痛，下结粪数块，绝而复苏，进粥二盏，前病已如失矣。"此验案是据证以硝、黄、石膏而泄肺热。喻嘉言之后，李冠仙、王孟英、范文虎、张锡纯等均喜袭此意而用之，所用清肺热之方，有白虎汤、竹叶石膏汤、六一散加味等，可见方在对证，不可刻舟求剑，胶柱鼓瑟。

（四）小儿惊风案

卫庠沙无翼，门人王生之表兄也。得子甚迟，然纵啖生硬冷物，一夕吐食暴僵，不醒人事。医以惊风药治之，浑身壮热，面若装朱，眼吊唇掀，下利不计其数，满床皆污。至寓长跽请救。诊毕，谓曰，此慢脾风候也。脾气素伤，更以金石药重伤，今已将绝，故显若干危症。本有法可救，但须七日方醒，恐信不笃而更医，无识反得诿罪生谤。王生坚请，监督其家，且以代劳，且以壮胆。于是用乌蝎四君子汤，每日灌一大剂，每剂用人参一钱。其家虽暗慌，然见面赤退而色转明润，便泻止而动移轻活，似有欲言不言之意，亦自隐忍。至第六晚，忽觉手足不宁，揭去衣被，喜吞汤水，始极诋人参之害。王生先自张皇，竟不来寓告明，任其转请他医，才用牛黄少许，从前危症复出，面上一团死气，但大便不泻耳，重服理脾药，又五日方苏。（《寓意草·辨袁仲卿小男死证再生奇验并详海门人·沙宅小儿治验》）

【辨证思路】

慢脾风为小儿常见病，多为脾虚生风，常因误治而成，早在钱乙就提出"小儿伤于风冷，病吐泻，医乱攻之，脾虚生风，而成慢惊"。此案结合病史，患儿喂养的过程中"纵啖生硬冷物"，发病因"吐食"后而成，经治疗后，下利不计其数，均是脾胃受损的表现。虽浑身壮热，然面若妆朱，显非实热。喻嘉言治以乌蝎四君子汤，服药后"面赤退而色转明润，便泻止而动移轻活"，然患儿家属仓皇投医，用牛黄转危，再投补脾又获效，证明用药无误。

【治疗经验】

对于小儿以抽搐为表现的疾病，反对概以"惊风"为名，导致歧乱纷出，常有滥用金石重坠之误。不若勿拘"惊风"之名，以《伤寒论》之圆机活法而随症治之。外感初起有表证，当"彻出其表，不当固其入里也"，以麻桂法治之，若外有风寒，内有食积，可以五积散治之。此案显脾胃有伤，则以理中汤温之。《寓意草》另有

《辨袁仲卿小男死证再生奇验》一案及案后与门人相关问答，可资参考及印证。

三、复习思考题

1. 喻嘉言治疗痢疾有哪些思路？
2. 适合以清肺热法治疗的泄泻证，可能有哪些临床表现？

扫一扫知答案

第二节　张璐医案

扫一扫看课件

一、名医简介

张璐（1617—1699），字路玉，晚号石顽老人，江南长洲人（今江苏苏州）。少而颖悟，业儒之余研习岐黄之道。自古医书，无不博览，即使在战乱，隐居洞庭山中，仍潜心钻研医术，以著书自娱，至老亦孜孜不倦。对伤寒的研究，赞同方有执、喻昌提出的"风伤卫、寒伤营、风寒两伤营卫"的"三纲鼎立"之说，并在此基础上，增列风伤卫犯本、寒伤营犯本、风伤卫坏证及寒伤营坏证几类。对伤寒的辨治，注重以"阴、阳、传、中"四字为纲，提出医家临证要将"阴、阳、传、中"分辨清楚，然后在此基础上分辨六经经腑及表里寒热，再做具体的辨证论治。"阴"指三阴为里，"阳"指三阳为表，"传"指传经属热，"中"指直中属寒。对杂病的研究，从《内经》到明清诸家的学说，他都广征博引，融会贯通，提出己见，成一家言，被后世医家所推崇、效法。如对于血证的论述，从病因到治疗、善后调理，条分缕析，见解独到，可供后人参阅取法。关于痢疾的治疗，他对历代医家治疗该病含混不清之处提出自己的见解，对后世痢疾的论治有一定贡献。对妇科疾病的研究，以论产后三冲（冲心、冲胃、冲肺）、三急（呕吐、盗汗、泄泻）、三审（先审少腹痛与不痛，以征恶露之有无；次审大便通与不通，以征津液之盛衰；再审乳汁行与不行及饮食之多少，以征胃气之充羸）最为精要，适于临床应用。张氏业医六十余年，擅长治疗内科杂病，与喻昌、吴谦并称为清初三大名医。其著述甚丰，有《张氏医通》《伤寒缵论》《伤寒绪论》《诊宗三昧》《本经逢原》和《千金方衍义》等。

二、医案导读

（一）胃痛案

石顽治谈仲安，体肥善饮，初夏患壮热呕逆，胸膈左畔隐痛，手不可拊，便溺涩数，舌上苔滑，食后痛呕稠痰，渐见血水，脉来涩涩不调，与凉膈散加石斛、连翘，下稠腻颇多，先是疡医作肺痈治不效。予曰：肺痈必咳嗽吐腥秽痰，此但呕不嗽，洵为胃病无疑。下后四五日复呕如前，再以小剂调之，三下而势甫平；后以保元、苓、橘平调二十日而痊。先时有李姓者患此，专以清热豁痰解毒为务，直至膈畔溃腐，脓水淋漓，缠绵匝月而毙，良因见机不早，直至败坏，悔无及矣。（《张氏医通·胃脘痈》）

【辨证思路】

本案患者体肥善饮，体肥者多痰，善饮者多生湿热，久之必内生痰热，加之夏天暑热之气盛，两热相感，热聚胸膈，故而出现胸膈隐痛，小便涩数。张璐根据食后痛呕稠痰，渐见血水，因为肺痈必然伴有咳嗽，此案但见呕而不咳，故辨病位在胃而非在肺，从而力驳前医作肺痈之误，辨证为膈下有热，兼有胃阴虚。

【治疗经验】

本案张璐强调首先要识别病证，鉴别肺痈和胃脘痛，主要看临床表现是否有咳嗽，认为"呕不嗽，洵为胃病无疑"。此外，本案中张璐治病的层次，先根据病机以清热豁痰解毒为主，以下法攻伐患者的痰热毒邪，待邪去正虚，又通过扶正培本善后。同时，张璐还强调这类疾病一定要早用"清热豁痰解毒"下法，以免膈畔溃腐，直至败坏，耽误病情。

（二）衄血案

石顽治朱圣卿，鼻衄如崩，三日不止，较之向来所发之势最剧，服犀角、地黄、芩、连、知、柏、石膏、山栀之属转盛，第四日邀余诊之。脉弦急如循刀刃，此阴火上乘，载血于上，得寒凉之药，转伤胃中清阳之气，所以脉变弦紧。与生料六味加五味子作汤，另用肉桂末三钱，飞罗面糊，分三丸，用煎药调下。甫入喉，其血顿止，少顷，口鼻去血块数枚而愈，自此数年之患，绝不再发。（《张氏医通·衄血》）

【辨证思路】

本案鼻衄如崩，前医辨证为火热导致的鼻衄，服用犀角、地黄、芩、连等寒凉之品，败伤中阳，中气一败，阴火更甚，故鼻衄愈甚。张璐根据脉象弦急如循刀刃，认为是阴火上乘导致。

【治疗经验】

鼻衄大多是火热上攻导致热迫血行，但火有虚实之分，张璐根据脉象弦紧，判断是中阳虚衰，营血亏虚，阴火上乘导致的出血，故用六味地黄填补阴血，五味子收敛金水，肉桂引火归元。

（三）虚劳案

颜汝玉女，病虚羸寒热，腹痛里急，自汗喘嗽者三月余，屡更医药不愈，忽然吐血数口，前医转邀石顽同往诊。候其气口虚涩不调，左皆弦微，而尺微尤甚。令与黄芪建中加当归、细辛。前医曰：虚劳失血，曷不用滋阴降火，反行辛燥乎？余曰：不然，虚劳之成，未必皆本虚也，大抵多由误药所致。今病欲成劳，乘其根蒂未固，急以辛温之药提出阳分，庶几挽回前失；若仍用阴药，则阴愈亢而血愈逆上矣。从古治劳，莫若《金匮》诸法，如虚劳里急诸不足，用黄芪建中，原有所祖，即腹痛悸衄，亦不出此。更兼内补建中之制，加当归以和营血，细辛以利肺气，毋虑辛燥伤血也。遂与数帖，血止。次以桂枝人参汤数服，腹痛寒热顿除。后用六味丸，以枣仁易萸肉，或时间进保元、异功、当归补血之类，随证调理而安。余治虚劳，尝屏绝一切虚劳之药，使病气不致陷入阴分，深得《金匮》之力也。门人进问虚损之治：今人恒守"肝只是有余，肾只是不足"二语，咸以清热平肝为务，吾师每以扶脾益肝建功，其旨云何？石顽答曰：夫嗽虽言肺病，而实本之于胃。《内经·咳论》有云：其本在胃，颇关在肺，其义可见。至于平肝之说，关系匪轻，肝为生发之脏，主藏精血，精血内充，证脉俱无由见也。凡虚劳里急，亡血失精，烦热脉弦诸证，良由生气内乏，失其柔和而见乖戾，似乎邪热有余之象，是须甘温调补，以扶生发之气。审系阴亏则壮水以制阳，阳虚则培土以厚载，使之荣茂而保其贞固，讵可复加削伐而损既病之胃气乎？（《张氏医通·卷二·虚损》）

【辨证思路】

本案为阴阳气血俱损之虚劳病。患者素来体虚，从前医所言"曷不用滋阴降火"可知；又经误用寒凉，而致脾胃虚寒，肝脾不和，化源不足。脾胃虚寒，肝脾不调则腹痛里急，脉弦微；中焦虚寒，化源不足，气血俱虚，阴阳失调则虚羸寒热，自汗喘嗽。张氏认为气具阳和之性，而为血的引导；血系阴凝之质，又为气所依归，人体阴阳偏盛偏衰所致的出血，缘由从"偏衰偏伤之处渗漏焉"，今中焦虚寒，"阳微则火衰，火衰则血失之统"而见吐血数口。脉症合参，张氏认为"欲成劳损"。

【治疗经验】

对虚损病的治疗，张氏每用甘温平补之法，调理脾胃，同时在不碍中气转输的情况下，配以滋阴生液的治法。本案先以黄芪建中汤加当归、细辛，方中饴糖温中补虚，和里缓急，加黄芪增其益气建中之力；桂枝温里助阳，芍药养阴和营，柔肝缓急；甘草益气，大枣补脾，生姜暖胃；加当归养血，细辛助阳的同时又能利肺气。合而用之，温中补气，和里缓急，使阳生阴长，气血得补，诸症自愈。对此诸虚不足之证，大忌苦寒滋阴之品，故张氏以温补建功，其后治以桂枝人参汤而腹痛寒热皆除。病后，特别是对出血证的调理，张氏主张"须按心脾肝三经用药"，但重点在脾经，喜用保元、四君之类，随症调理。

（四）眩晕案

朔客梁姓者，初至吴会，相邀石顽往诊。时当夏月，裸坐盘餐，倍于常人，而形伟气壮，热汗淋漓于头项间，诊时不言所以。切其六脉沉实，不似有病之脉，惟两寸略显微数之象，但切其左，则以右掌抵额，切其右，则易左掌抵额，知其肥盛多湿，而夏暑久在舟中，时火鼓激其痰，而为眩晕也。询之果然。因与导痰汤加黄柏、泽泻、茅术、厚朴，二服而安。（《张氏医通·眩晕》）

【辨证思路】

根据朱丹溪"无痰不作眩"，张璐认为本案患者素有痰湿，又逢夏月久在舟中，乃外有暑热，内有痰湿，暑热之气引动内在痰湿，痰火上扰清窍，故出现六脉沉实而两寸微数。

【治疗经验】

张璐重视脉诊，根据患者六脉沉实，惟两寸略显微数之象，断定不是肝风内动的因虚作眩，而是痰湿上扰清窍导致的头晕。同时结合患者的体型以及暑多夹湿的特性，诊断为痰湿为患，施以化痰燥湿理气之法，以导痰汤加黄柏、泽泻、茅术、厚朴而安。方用导痰汤［制半夏、橘红、茯苓、枳实（麸炒）、天南星、甘草，加姜十片，水煎服］为主方（该方出自《校注妇人良方》卷六，由《太平惠民和剂局方》二陈汤衍化而来，功能燥湿豁痰，行气开郁］，加黄柏苦寒燥湿热，泽泻淡渗利湿，茅术燥湿健脾，厚朴燥湿行气，清升浊降，则头晕痊愈。

三、复习思考题

1. 张璐临床诊断主要重视什么？
2. 张璐治疗头晕从哪方面论治？治疗特色是什么？
3. 张璐治疗虚劳立如何辨证论治？

扫一扫知答案

第三节　叶桂医案

扫一扫看课件

一、名医简介

叶桂（1667—1746），字天士，号香岩，别号南阳先生，晚年又号上津老人，江苏吴县（今江苏苏州）人，清代中期杰出的医学家，温病学派的主要代表人物。叶氏少承家学，其祖父叶时、父叶朝采皆精于医，14 岁时，因其父不幸去世，又从学于父之门人朱氏，攻痘疹科。叶氏抱着"惟医不可自成一家"的思想，十年之内先后拜师 17 人，积累了丰富的临床经验。他一生经历过多次温热病流行，致力于温热病研究之后，系统阐述了温病的病因、病机、感染途径、侵犯部位、传变规律和治疗大法，创立了温病卫气营血辨证纲领。他还补充了李东垣《脾胃论》详于脾而略于胃的不足，提出"胃为阳明之土，非阴柔不肯协和"，建立了胃阴学说。叶氏综合前世医家治疗中风病的经验，提出"阳化内风"学说，针对疑难杂病的论治，提出久病入络、久痛入络的观点和具体用药法。在妇科方面，阐述了妇人胎前产后、经水适来适断之际所患温病的证候和治疗方法等。叶氏诊疾常常是深明病源，立方不拘成法，用药注重变通，因此每获奇效，名满天下。他的许多治法药剂，经吴鞠通整理后，成为广传后世的效验名方。叶氏的著作主要有《温热论》《临证指南医案》《叶案存真》《未刻本叶氏医案》等，由门人顾景文、华岫云等记其口授或依据他留下的医案整理而成。

二、医案导读

（一）络病胃痛案

秦，久有胃痛，更加劳力，致络中血瘀，经气逆，其患总在络脉中痹窒耳。医药或攻里，或攻表，置病不理，宜乎无效。形瘦清减，用缓逐其瘀一法。

蜣螂虫（炙）一两，䗪虫（炙）一两，五灵脂（炒）一两，桃仁二两，川桂枝尖（生）五钱，蜀漆（炒黑）三钱。用老韭根白捣汁泛丸。每服二钱，滚水下。（《临证指南医案·卷八·胃脘痛》）

【辨证思路】

叶桂在《黄帝内经》《难经》等思想的启发下，提出了"久病入络"的观点。对于一些慢性病，认为只要经久不愈者，均可考虑有血瘀在络的可能。他指出"其初在经在气，其久入络入血"，说明疾病久延不愈，就会有由经及络、由气及血、由浅入深的发展过程。叶桂指出"痛为脉络中气血不和"，"久痛在络，营中之气，结聚成痞"。本案患者胃痛多年，更加劳力，劳则气耗，无力推动血行，诸法医治无效。叶桂认为证属络中血瘀。结合久痛入络学说，推测其症，患者胃痛必刺痛且痛有定处，兼见舌质紫黯、脉涩等。

【治疗经验】

根据久病入络的病机特点，叶桂以"辛香通络"为治疗大法。辛香药具有通经脉、行气血的功效。此案叶氏将辛散、温通、香窜之品相配，使络瘀得散，邪去正安，从而达到散结止痛的目的。方中的桃仁、五灵脂辛香活血逐瘀，桂枝、蜀漆、韭根温助血行而通络。"络脉中痹窒"，是瘀血伏匿于血络深沉日久，用一般的行气活血药恐难取效，叶氏效法张仲景治疗劳伤血痹诸法，使用蜣螂、䗪虫、全蝎、地龙，蜂房等辛咸通络的虫类药物，"取虫蚁迅速飞走诸灵"，"飞者升，走者降，血无凝着，气可宣通"，有"追拔沉混气血之邪"之功，这是叶氏治疗络病的有效经验。瘀血久留，新血不生，且胃病已久，必致气血化生乏源。患者日渐消瘦，正气已伤，病邪深伏，难以速愈，遵照"新邪宜急散，宿邪宜缓攻"的原则，叶氏用"缓逐其瘀一法"，煎药作丸剂服之，峻药缓图，祛瘀而不伤正。

（二）中风案

胡，五十六，阳明脉络已空，厥阴阳气易逆。风胜为肿，热久为燥，面热，喉舌干涸，心中填塞，无非阳化内风。胃受冲侮，不饥不纳矣。有年久延，颇虑痱中。（风阳燥热）

羚羊角，连翘，丹皮，黑山栀，青菊叶，元参，花粉，天麻。（《临证指南医案·卷一·中风》）

【辨证思路】

叶桂认为，中风病病机的核心是阳化内风。所谓"阳化内风"，是指"身中阳气之动变"，即肝阳偏亢导致的"内风震动"，以头目不清、眩晕跌仆，甚则瘛疭痉厥诸症为主要表现。本案患者年事已高，肝肾之阴日渐不足，又阳明脉络空虚，中焦之土无以培木，土衰则木横，于是肝阳失其潜藏，肝风失其宁谧，故见面部烘热、红肿、咽喉干渴、胸闷等厥阴阳气上逆，化风生热证候，即"无非阳化内风"。至于不饥不纳，乃肝风肝阳冲逆乘犯胃土所致。久病不愈，有致舌强不语、足废不用的痱中的可能。此外，以方测证，患者当有心烦、夜寐不安、头晕目眩、舌质红、脉弦数等。

【治疗经验】

肝阳的潜藏，肝风的宁谧，全靠"肾水以涵之，血液以濡之，肺金清肃下降之令以平之，中宫敦阜之气以培之，则刚劲之质得为柔和之体，遂其条达畅茂之性"。阳化内风与多脏腑相关，但总不离肝。叶桂治疗中风常用滋肾、养血、益气、养阴之法培补正气，再用镇阳、和阳、潜阳之品以调和阳气之变动。本案患者由于肝肾阴虚导致阳亢化火，但刻下以肝阳有余的标证为主，急则治标，故其所治亦当以凉肝息风清热为主，药用羚羊角、天麻"缓肝之急以息风"，连翘、菊叶辛凉清上，山栀子、牡丹皮清泄肝经风热，又用玄参、天花粉"滋肾之液以清热"，标本兼顾。

（三）胃阴虚案

王，数年病伤不复，不饥不纳，九窍不和，都属胃病。阳土喜柔偏恶刚燥，若四君异功等，竟是治脾之药，腑宜通即是补。甘濡润，胃气下行，则有效验。

麦冬一钱，火麻仁一钱半炒，水炙黑小甘草五分，生白芍二钱，临服入青甘蔗浆一杯。（《临证指南医案·卷三·脾胃》）

【辨证思路】

本案患病多年导致胃阴受损，证属胃失和降，胃阴虚证，故表现为不饥不纳，九窍不和（此处当为口干燥、目干涩、便燥结等症状）。前医脾胃不分，以治脾药而笼统治胃，予四君子汤、异功散等甘温补脾之剂服用，方证不合，是故百无一效。叶氏说："知饥少纳，胃阴伤也。"本案舌象当见少苔或者光红。

【治疗经验】

叶桂强调：脾胃脏腑属性不同，功能各异，当分而治之。脾属脏宜藏，胃属腑宜通，脾宜升则健，胃宜降则和。脾主升清，胃主降浊。治脾宜温燥，降胃应凉润，即"阳明阳土得阴自安"。他在降胃和胃的前提下，创立了养胃阴的学说。所谓养胃阴，也称之为降胃治法，就是倡导以甘平或甘凉濡润为主濡养胃阴，以恢复胃的通降之功。针对本案，叶氏处以芍药甘草汤加味，用白芍、甘草酸甘化阴，麦冬甘凉滋养胃阴，火麻仁润燥通便。"胃津亡也，主以甘寒，重则如玉女煎，轻则梨皮、蔗浆之类"（《温热论·各论》），甘蔗有"天生复脉汤"之称，用于胃燥津伤之证甚为合拍。正如华岫云《临证指南医案》按语中所云："所谓胃宜降则和者，非辛开苦降，亦非苦寒下夺以损胃气，不过甘平或甘凉濡润以养胃阴，则津液来复，使之通降则矣。"叶氏的甘寒滋胃法对后世影响很大，吴鞠通、王孟英多师其法，如《温病条辨》益胃汤、沙参麦冬汤等，今仍广泛用于临床。

（四）崩漏案

黄，长斋有年，脾胃久虚，疟由四末，必犯中宫，血海隶于阳明，苦味辛散，皆伤胃系。虽天癸久绝，病邪药味，扰动血络，是为暴崩欲脱。阅医童便、阿胶，味咸润滑，大便溏泻，岂宜润下？即熟地五味补敛阴液，咽汤停脘，顷欲吐净；滋腻酸浊之药，下焦未得其益，脘中先已受戕。议以仲景理中汤。血脱有益气之法，坤土阳和旋转，喜其中流砥柱，倘得知味纳谷，是为转机。重症之尤，勿得忽视。（苦寒辛散伤中阳）理中汤。（《临证指南医案·卷九·崩漏》）

【辨证思路】

崩漏一病，有因脾虚、肾虚导致者，有因血热、血瘀引起者。本案患者常年素斋，精血不得充养脾胃，致使卫气不足，常被外邪侵扰，正邪交争，时发寒热，又伤及脾胃。患者绝经已久，精血亏虚，实属脾肾两虚的体质状态，又长期服用苦味辛散的药物，使脾胃之气更加受损。脾虚不能统摄血液，冲任不固，血不循经，突然崩漏失血，出现气血两脱的严重病情。

【治疗经验】

叶氏认为"脾阳宜动则运，温补极是，而守中及腻滞皆非"。本案患者脾肾阳虚，大便溏泻，故童便、阿胶、熟地黄、五味子等滋腻、咸润、收敛之品不宜，有腻膈碍胃之弊，或加重腹泻，或致呕逆。仲景理中汤由干姜、人参、白术、炙甘草组成，药虽四味，但温、补、燥三法并行，可使中阳复，中气足，中寒散，于此，脾之运化复职，升降复常，统摄有权，则冲任得固，血海得宁而崩漏可止。治疗血崩，未用止血之品，体现叶氏"治病求本"之治疗思想。暴崩属危症，若得治而能"知味纳谷"，乃示脾胃有生机，病有转危为安之象。叶氏治疗虚损力主甘药培中，因为甘药能"培生生初阳，是劳损主治法则"，甘以益气健脾，化生精血，以治虚损。

扫一扫知答案

三、复习思考题

1. 叶桂"久病入络"学说的用药特点是什么？
2. 叶桂论治中风的主要病机以及治疗特点是什么？
3. 叶桂治疗胃阴虚的用药特点是什么？

第四节　王维德医案

扫一扫看课件

一、名医简介

王维德（1669—1749），字洪绪，号林屋散人，又号定定子，江苏吴县洞庭西山人。出生于中医外科世家，其曾祖王若谷，精通疡科，治疗痈疽主张论阴阳、辨虚实，名噪一时，曾集毕生外科效验方于一册，传为家宝。王维德自幼秉承家学，通晓诸科，尤擅疡科，为吴门外科三大流派之"全生派"创始人。其外科学术倡导以阴阳为纲，辨证施治，提出"红肿乃阳实之证，气血热而毒沸；白疽乃阴虚之证，气血寒而凝"，结合家传经验对阴疽的治疗提出"阳和通腠，温补气血"的独特法则，主张阴疽"以消为贵，以托为畏"，反对治疗阴疽滥用刀针。创立了阳和汤、阳和解凝膏、犀黄丸和小金丹等名方。著《外科证治全生集》5卷（又名《外科全生集》）传世。

二、医案导读

（一）阴疽发背案

山塘姚姓媛，年二十九，小产月余。左肩手搭处，先发一毒，周有尺五，患后半月，背脊添出一毒，自上至下计长一尺三寸，上阔下尖，皆白陷。十日后，始请余治，其势甚笃，连服阳和汤三剂，人能坐起，五剂自能大小便，十二剂其续发者全消。先发之搭手，余地皆消，只剩患顶有脓者如棋子大，脓足，不痛而穿，四日收功。后言背上如负一板，舒转不快，以小金丹十丸，每日二丸，服毕，肌肤不板，神色复原。(《外科证治全生集》)

【辨证思路】

本案为王洪绪用阳和汤治疗阴疽发背的典型医案。患者小产后月余，为气血两虚、气虚血寒之体，寒凝则湿滞，肩背发疮，周有尺五，长一尺三寸，其面积之广，属于发背。疮周白陷，乃属阴证，故本案之证乃因气虚血寒，寒痰凝滞，邪毒结聚肌肤而发为阴疽。且疮面平塌不痛，皆为白陷，故按阴疽发背论治。本案辨证的关键是辨别疮肿的阴阳属性。

【治疗经验】

王氏治疗阴疽提出"阳和通腠，温补气血"，寒痰得温则散，得通则消，故主张"以消为贵，以托为畏"，气虚血寒，忌用刀针。以阳和汤十二剂而继发症全消，此方重用熟地黄滋补阴血，填精益髓，配鹿角胶补肾助阳，益精养血；佐肉桂、炮姜炭散寒温中，温化痰瘀。以麻黄宣通经络，开腠散寒，与诸温药配合，引阳气达表，通行周身。治法以补血温阳并用，化痰通络相合，益精气而扶阳，化寒凝而通络，标本兼顾。阳和汤治疗阴疽，如烈日当空，阴霾自散，不愧以"阳和"名之。之后仅"背上如负一板，舒转不快"，此为余邪未尽，阻滞凝结于肌肉筋骨间，故以小金丹（白胶香、草乌、五灵脂、地龙、木鳖子、乳香、没药、当归、麝香、黑炭）辛温通络，散结活血而痊愈。

（二）烫伤案

一妇，小腿经烫，被医者用冰片研入雪水敷之，不一刻，腿肿如斗，痛极难忍。请余治，妇曰：只求止痛，死亦甘心。余曰：幸在小腿下身硬地，倘烫腰腹，用此一罨，火毒入腹，难以挽回。以地榆研细，调油拂上，半刻痛止。令伊自拂，一二次痊愈。一使女，炭火烫足背，烂一孔，以伏龙散乳调敷，不三日而愈。又邻家一孩，炉上滚汤浇腹，因痛自手扒破腹皮，油调拂上药，一次痛息，以地榆末干撒于破处，次日肌生，未破者痊愈。（《外科证治全生集》）

【辨证思路】

此案包括烫伤三案，是王洪绪治疗水火烫伤的代表性医案。水火烫伤是临床常见的病证，治疗以外治法为主。用药多以凉血止血、清热解毒为主，最忌以寒药凉物外敷，致使火毒内侵，关门留寇。案中医者用冰片研细入雪水敷之，寒收于外，火毒不得发散，遂见烫伤变证"腿肿如斗，痛极难忍"，此为烫伤误治，火毒入里。案中使女"炭火烫足背，烂一孔"，为烫伤失治，创面溃烂成孔，证属火毒内陷，溃而不收。

【治疗经验】

本案王洪绪以地榆焙干研细散，以麻油煮沸调成糊状，外敷创面，止痛迅速，无不立效。地榆性微寒，功善凉血止血，解毒敛疮，是外用治疗水火烫伤的要药，总观王氏验案，多适合于一度、二度烫伤。案中使女"炭火烫足背，烂一孔"案，当为局部二度烫伤，因失治误治而溃烂成孔，王氏以伏龙散人乳调敷，三日收功。此散中重用伏龙肝温中止血，敛疮生肌，主治烫伤、烧伤失治，创面溃而不收；佐黄柏一味清余热而燥湿坚阴；少佐冰片散热止痛。此为王氏烫伤失治误治后的用药经验良方。

（三）乳岩案

一妇，两乳皆患乳岩，两载如桂圆大，从未延医。因子死悲哭发威，形大如杯，以五通、犀黄丸，每日早晚轮服，九日全消。又，男子乳亦患，因邻送鲫鱼膏贴上，两日发大如拳，色红始来。令其揭下，与服阳和四剂，倘色转白可救。色若仍红，无救矣。四日，患色仍红，哀恳求治，以犀黄丸、阳和汤轮服，服至十六日，四余皆消，独患顶溃，用蟾拔毒三日，半月收功。（《外科证治全生集》）

【辨证思路】

王洪绪认为乳岩的辨治当首分阴阳，凡由五志化火、痰瘀互结、热毒壅滞而成者属阳，辨证不难，治以清热解毒、化痰活血、消肿散结为主。乳岩属于阴疽者，多因阳虚、血虚、气虚，加之外邪侵袭后易从寒而化。寒主收引，其性凝滞，寒邪乘虚内侵，附于肌肉、筋骨、经脉之中，则气血运行不畅，寒凝痰滞，气血壅滞，血瘀痰凝，胶结难解，久则变生乳岩。乳岩起病缓慢，初起乳中生一小块，不痛不痒，症与瘰疬恶核相若，属阴寒结痰。此因哀哭忧愁、患难惊恐所致。案中妇人子死悲哭，过悲伤肺，情志郁结，所患乳岩因之顿发而形大如杯，其病机为气血亏虚，加之寒凝、痰聚、血瘀，病性属寒。案中男性患者当为乳岩误治，王洪绪临证经验丰富，他指出乳岩若误以鲫鱼膏外敷，定日渐肿大，若"内作一抽之痛"已觉迟治，若皮色变异难以挽回。此因寒凝痰聚之内因未解，而外用发散消导之药所致。

【治疗经验】

王洪绪治疗乳岩，属阳者易辨，多以五通、犀黄两药治之，不日可收全功。属阴者多从阴疽一类论治，其病机为气血亏虚而兼寒凝、痰聚、血瘀，病性属寒。治以阳和通腠、温补气血之法，方选阳和汤（熟地黄、肉桂、麻黄、鹿角胶、白芥子、姜炭、生甘草）。此方阳和通腠，温补气血，温化阴痰，使血得阳气而行，瘀得温通而化，则寒痰瘀血之肿块更易消败。方中甘草一味，不特调和诸药，且赖其为九土之精英，诸毒遇土而化。王洪绪治疗此病，标本兼治，其本为血虚阳伤，其标为寒痰凝滞，故用药常以血肉有情之品与温通散寒之药同用，滋腻与辛散相伍，温而不燥，补而不腻。表里内外无药不至，使寒邪再无稽留之所，气滞、血瘀、痰凝、毒聚胶结所生之乳岩必当自散。

（四）瘰疬案

王姓媳，颈内瘰疬数个，两腋恶核三个，又大腿患一毒，不作疼痒。百余日后，日渐发大，形几如斗，按之如石，皮现青筋，常作抽痛。经治数人，皆称曰瘤。余曰：瘤系软者，世无石硬之瘤，乃石疽也。问可治否？答曰：初起时皆可消，日久发大，上现筋纹，虽按之如石，其根下已成脓矣。如偶作一抽之痛，乃是有脓之证，上现青筋者，其内已作黄浆，可治。如上现小块，高低如石岩者，不治。三百日后，主发大痛，不溃而死。如现红筋者，其内已痛，血枯不治。倘生斑点，即自溃之证。溃即放血，三日内毙。今患所现青筋，医至患软为半功，溃后脓变浓厚，可冀收功也。外以活商陆捣涂，内服阳和汤，十日则止一抽之痛，十三剂里外作痒，十六剂顶软，十八剂通患全软。其颈项之病块、两腋之恶核，尽行消散，一无形迹。只剩石疽未平，内脓袋下，令服参一钱，因在筋络之处，先以银针刺穿，后以刀阔其口，以纸钉塞入孔内，次入两次流水斗许。大剂滋补托里，删去人参，倍增生芪，连进十剂，相安已极。适有伊戚，亦行外科道者，令其芪、草换炙，服不三日，四外发肿，内作疼痛。复延余治，余令以照前方服，又服二十余剂，外以阳和膏，随其根盘满贴，独留患孔，加以布捆绑。人问何以既用膏贴，又加布绑，答曰：凡属阴疽，外皮活，内膜生，故开刀伤膜，膜烂则死。所出之脓，在皮里膜外，仅似空弄，又不能以生肌药放入，故内服温补滋阴活血之剂，外贴活血温暖膏药，加之以捆，使其皮膜相连，易于脓尽，且又易于连接生肌。绑后数日，内脓浓厚，加参服两月收功。（《外科证治全生集·卷二·临证治法》）

【辨证思路】

瘰疬是一种发生于颈项部的慢性炎症性疾病，多因忧思郁怒，肝气郁结，气滞伤脾，以致脾失健运，痰湿内生，气滞痰凝，阻于经脉，结于颈项而成。案中患者颈内瘰疬、两腋恶核、大腿患毒相兼出现，为邪毒蕴结于经脉，痰瘀凝结，结聚成核。"不作痛痒"，示病属阴证，正气已亏。痰浊瘀毒结聚日久，不得消散，气滞血瘀，则肿核"日渐发大，形几如斗，按之如石，皮现青筋，常作抽痛"。《外科证治全生集》所云"如偶作一抽之痛，乃是有脓之症也"，"然其根下已成脓矣"，皆因毒邪蕴结较深，败血腐肉而致。又云："瘰皆不足之症，有阴虚肝火凝结者，有脾虚痰气凝结者，有风痰风湿相结者。"本案属本虚标实，正气亏虚、痰毒瘀结之证。

【治疗经验】

《外科证治全生集》云："凡瘰，有溃烂，间有成脓未溃者，亦有未成脓者，须服犀黄丸，止其已溃之痛，松其成脓未溃之胀，消其未成脓之核。已成脓者，用咬头膏穿之。日服温补祛痰、通腠活血壮气之剂，外贴阳和解凝膏而愈。"本案王氏"外以活商陆捣涂"，以散结消肿；"内服阳和汤"，以散寒通滞。二者合用，使痰结得化、毒滞得通，则痛痒得止，颈项变软，腋核自消。其后内脓已成，故"石疽高起"。此期治疗需切口排脓，并尽量引流通畅。王氏"先以银针穿之后，以刀阔其口，以纸钉塞入口内"，并用大剂托里透脓散（黄芪、当归、皂角刺、穿山甲、人参、白术、白芷、升麻、陈皮、甘草）排脓，以扶正祛邪，脓水得出。又外用阳和膏满贴患处，独留患孔加以布捆绑，内服温补滋阴养血之品，使毒邪得以尽除，新肌得生，伤口得愈。本案为王维德以内服阳和汤、外贴阳和膏治疗瘰疬之验案。

扫一扫知答案

三、复习思考题

1. 王洪绪的痈疽辨证思路有哪些？
2. 王洪绪研制的外科经验方有哪些？其主要功效是什么？
3. 外科全生派论治外科疾患有哪些特点？

第五节　薛雪医案

扫一扫看课件

一、名医简介

薛雪（1681—1770），字生白，晚年自号一瓢，又号槐云道人、磨剑道人、牧牛老朽。江苏吴县人（今苏州市），与清代名医叶桂同时代而齐名。薛雪出身于书香门第，自幼好学，颇具才气，曾拜访于名儒叶燮门下，所著诗文甚富。本欲走仕途之路，然两征科举皆不就。后因其母患湿热之病而致力于学医，技艺日精。薛雪强调湿热病的侵犯途径和部位与一般的外感热病不同，他接受了吴又可创立的"邪伏膜原"理论，并且提出："湿热之邪从表伤者，十之一二，由口鼻入者，十之八九。阳明为水谷之海，太阴为湿土之脏，故多为阳明太阴受病。"薛雪的学术特色主要有二：其一是辨证三焦，详论湿热。热为天之气，可攻上、蕴中、聚下；湿为地之气，可分阻上中下三焦。湿热相合，则病难以速愈。其二是辨湿热之属太阴阳明。湿热病多在太阴阳明，中气实者病在阳明，中气虚者病在太阴。薛氏抓住了湿邪和热邪合而为病的特点，重视热重于湿、湿重于热、湿热并重的不同，更论述了湿热病各种伤阴伤阳的变证，分别从表里、虚实、三焦论述了湿热病发展的各个阶段，而且选方用药不拘泥于古方，有自己的发挥。薛雪一生为人豪迈，淡泊名利，著有《湿热病篇》。该书模仿《伤寒论》的写法，概括了湿热病的病因病机以及各种湿热病的辨证治疗。《湿热病篇》对温病学的发展、成熟、传承，可谓影响至深。

二、医案导读

（一）咳嗽案

苏禄国贡使契苾丹，副使阿石丹，久咳不能卧案。辨八方之风，测五土之性，大率贵邦，偏在中华之巽上，箕尾之前，翼轸之外，阳气偏泄，即有风寒，易感易散，来此华夏，已属三焦。况不得卧下，肺气大伤，止宜润降而已。

蜜枇杷叶、麦门冬、川贝母、甜杏仁、经霜桑叶、米仁。(《薛雪医案》)

【辨证思路】

本案是薛雪诊治咳嗽的一则典型病例。从案中描述来看，两位来自苏禄国使节因患咳嗽，较为严重，影响到睡眠，从他们的兼夹症状及舌脉表现来看，属于风寒袭肺之证，加之其远道而来，又有水土不服的情况，肺气受损，三焦不畅，故见久咳，甚至喘促不能平卧。

【治疗经验】

本案患者久咳不能卧，薛雪辨证为"肺气大伤"，诊治思路立足于滋阴润肺、化痰止咳、化湿肃降，从而使痰湿去、三焦通、肺气补、咳嗽消，痰咳平息，睡眠自可得以改善，病去人康。枇杷叶下气降火顺痰，以蜜炙，其功大增；麦冬治虚热，养肺阴；川贝母润肺止咳；杏仁化痰，桑叶清热，薏苡仁健脾去湿。六药相合，功力非凡。

(二) 虚劳案

少年奔走劳动，动则阳升，阴气不主内守。咳非外感，岂必肺伤？必情志未坚，龙相内灼，冲阳上举致咳。医见咳治肺，非辛解即寒凉，治不中病，徒耗胃口。食减，其病日凶。病人自述，自腰以下筋脉不束，竟夜不寐，晨必咳呕。中下损极，显然明白。

桂枝木、南枣肉、炙黑草、白芍、白饴糖。(《薛雪医案》)

【辨证思路】

虚劳一证，自古就颇为多见，其所涉及的病种范围也较广泛，绝非局限于老人、妇人，此案即为一少年咳嗽患者。《内经》谓"五脏六腑皆令人咳，非独肺也"，如果咳嗽久治不愈，再加上过于疲劳，阳升而阴不内守，就会形成虚劳性咳嗽，其病机涉及人体的方方面面，包括肺、胃、心、肾等脏腑，应当根据患者的本症、兼症及舌脉改变来确定相应的治疗方法。

本案患者为一少年，其咳嗽是由情志过激，导致肝气过盛，龙火与相火内灼而致阳气上冲，本应按照疏肝健脾、抑土扶木之法加以治疗，可惜之前的医者却按清肺之法治疗，结果使肺胃更伤，食量减少，咳嗽加重。此时的正确治法当是健脾和中、调和营卫、补肾益肺，按照治疗虚劳的方法加以调治，自可速愈。

【治疗经验】

咳并非一定是病位在肺，病因也并非一定是外感。薛雪认为，五脏内伤亦可引起咳嗽，故医者不可一味地见咳治肺，误用寒凉之品或是辛散之类都会耗伤胃气。本案患者乃因虚劳致咳，故用桂枝木温通下肢，南枣肉补中益气，养血安神，辛甘化阳补虚而温养筋脉；白芍和炙黑甘草酸甘化阴，缓急而止咳；白饴糖补益中气。本案方药实从小建中汤而出，乃以温中补虚为法。

（三）痢疾案

夏秋痢疾，大率水土湿热致病，用药都主苦寒、攻消、清火最多。但体质久虚，带淋经漏，当利起经带交炽，因时病累及本病。未宜香、连、槟、朴、大黄大泄之剂矣。良由下焦不固，利必亡阴，小肠气郁，粪垢欲出，痛坠不爽。此宜通垢滞，又必顾护阴气。凡看病必究体质，勿通套混治。

细生地、炒银花、炒黑砂糖、炙黑甘草、穆豆皮、炒楂肉、炒白芍。（《薛雪医案》）

【辨证思路】

对于痢疾一病，中医素有虚实之分。大抵实证，治宜清热利湿、行气化滞，通常选用木香、黄连、槟榔、厚朴等药加减组方，这种方法多用于痢疾早期及中期，特别是对于体质较为壮实、喜食膏粱厚味及烟酒嗜好者，以实证痢疾者居多。至于虚证，亦称"休息痢"，时作时休、时发时止，应当采取相应的补益之法，方可获得满意的疗效。本案痢疾虽因湿热而致病，或时病累及本身的虚证，都不可过用苦寒、攻消、清火之品，否则会引起下焦不固，过利亡阴，出现小肠气郁、大便不畅、便后痛坠不爽等症状。

【治疗经验】

针对患者的体质及病证表现，薛雪认为应当从宣通垢滞、顾护阴气的角度进行遣方用药，方可使虚性痢疾得以治愈，不可滥用苦寒之品。生地黄与炒金银花养阴凉血止痢，炒黑砂糖、炙黑甘草和炒白芍缓急止痛，穆豆皮宣通肠道气机，炒山楂肉可健脾以促进中焦气机运行。

（四）中风案

入秋一月，天令肃降，脉得左寸搏数，左关小弦而动。是心烦君相少宁，肝阳变化，内风陡升莫制，巅顶皆眩，脑后筋惕，何一非阳动所致，此皆阴弱不主配，非肝脏有余之比。法当益水滋木培母，另开养心脾之营，使上下不致庞杂。肝肾方以摄固，柔温宗聚精七宝法以治之。

赤、白何首乌，赤、白茯苓，方解青盐，番舶茴香，补骨脂，鳀鱼胶，沙苑，北五味子。蒸饼和为丸。临卧服心脾益气养营方，用归脾汤去芪、桂。（《薛雪医案》）

【辨证思路】

中风一病，自古以来就是人体生命和健康的头号杀手，特别是古书记载的"真中风"，病势险恶，迅疾如风，猝不及防，因此又称为"卒中"，让人望而生畏。薛氏所治此例，乃入秋发病，自然界阳气渐衰，阴气渐盛，与患者体内阴盛阳衰相呼应，虽尚未出现神识昏迷、肢体瘫痪等严重危候，但"中风"一病业已形成，特别是从患者的脉象来看，左寸主心，脉数表明心气不足，左关主肾水，脉小弦而动，表示肾水不足，需及时诊治。薛雪认为此例中风患者的舌脉诸症，均为君火相火升腾、肝肾之阴匮乏、心脾之气衰弱之表现，绝非肝风之一端，与人体的阴阳、脏腑、气血、经络等均有密切关系，特别是与肝风、心火、肾水和脾虚息息相关。

【治疗经验】

薛雪认为中风不单单是肝之有余，还有心脾之不足，肾精之亏虚。故治以益水滋木培母，即补肾填精，滋养肝木，补益心脾。先用补益肝肾之方固摄阴精，再用益气养营之方补益心脾。赤、白首乌补益精血，赤、白茯苓健脾宁心，方解青盐可引药入肾，番舶小茴香、补骨脂、沙苑子补肾填精，鳇鱼胶补益气血，北五味子补肾宁心，益气生津。临卧前服归脾汤去黄芪、肉桂，归脾汤补益心脾，益气养营，去黄芪、肉桂是因为性燥偏升，以防助长肝阳化风之势。

三、复习思考题

1. 薛雪的两则治疗咳嗽病案的病机和治法有何不同？
2. 薛雪认为痢疾的治疗原则是什么？
3. 薛雪认为中风的病机和治疗特点是什么？

扫一扫知答案

第六节 徐大椿医案

扫一扫看课件

一、名医简介

徐大椿（1693—1771），原名大业，字灵胎，晚号洄溪老人，江苏吴江松陵镇人。祖父徐釚，康熙十八年（1679年）鸿词科翰林，任检讨职，纂修明史。父徐养浩，精水利之学，曾聘修《吴中水利志》。大椿自幼习儒，旁及百家，聪明过人。年近三十，因家人多病而致力医学，曾先后两次应乾隆皇帝之召入京诊疾。大椿笃奉崇古尊经的治学之道，阐明了元气与命门、脏腑的关系；治疗上采用祛邪安正和补气养正之法来顾护元气，是对扶正补益法之发挥。主张识病求因，其《兰台轨范·序》中言："欲治病者，必先识病之名；能识病名，而后求其病之所由生……然后考其治之之法，一病必有主方，一方必有主药。"在用药方面，徐氏反对机械套用"药物归经"说，这对当时及后世均有积极意义，对辨证论治的流俗化、选方的套方化、用药的笼统化有一定矫正作用。此外，他还主张治病方法不应单用汤药，反对标新立异，应以针、砭、熨、引、按摩诸法配合，凡此，均切合临床实用。大椿精勤于学，平生著述甚丰，皆其针砭医学之弊而发，如《医学源流论》《医贯砭》《兰台轨范》《慎疾刍言》等，均能一扫成见，别树一帜，实中医史上千百年独见之医学评论大家。又著有《难经经释》《神农本草经百种录》《伤寒类方》《内经诠释》及《六经病解》等，虽曰遵经诠释之作，其中真知灼见亦不少。后人将其所著辑为《徐氏医学全书十六种》等刊版发行，流传甚广，影响极大。《洄溪医案》所收医案以内科杂症为主，治法灵活多变，随症而施，并有不少独到的临床见解，对读者颇多启发。

二、医案导读

（一）中风案

运使王公叙揆，自长芦罢官归里，每向余言手足麻木而痰多。余谓公体本丰腴，又善饮啖，痰流经脉，宜樽节为妙。一日忽昏厥遗尿，口噤手拳，痰声如锯，皆属危证。医者进参附、熟地等药，煎成未服。余诊其脉洪大有力，面赤气粗，此乃痰火充实，诸窍皆闭，服参附立毙矣。以小续命汤去桂附，加生军一钱，为末，假称他药纳之，恐旁人之疑骇也。戚党莫不讳然，太夫人素信余，力主服余药，三剂而有声，五剂而能言，然后以消痰养血之药调之，一月后步履如初。(《洄溪医案》)

【辨证思路】

患者嗜好饮酒，饮食亦多肥甘之品，最易酿湿生痰；平时经常出现手足麻木，徐灵胎已经察觉有中风征兆，故劝其戒酒肉。后果然中风，症见面红气粗，痰声如锯，脉洪大有力，明显的实证热证，由痰火闭窍所致。徐灵胎对此病的正确诊断，首先是对患者体质的把握，"肥贵人膏粱之疾也"；其次是对中风病证的辨识。在徐氏生活的清初，明代"温补派"的学术思想流传广泛。一般目光短浅的医生，不加区别地机械搬用这一流派的观点，临证竟不辨寒热虚实，病证立论专以阳气为重，处方用药时往往习用人参、附子、干姜、白术、鹿茸、熟地黄等辛热峻补之品，害人无数。徐灵胎使用大黄时还必须假称他药，以防他人加以阻拦，可见当时医学界的思想何等肤浅庸俗，正如清初医家喻嘉言所谓的"议药不议病"的现象。本案反映了徐灵胎针砭医界时弊的良苦用心。

【治疗经验】

《医学源流论·卷上·中风论》云："既为风病，则主病之方，必以治风为本。故仲景侯氏黑散……及唐人大小续命等方，皆多用风药，而因症增减。"本案中风证属痰火闭窍，徐灵胎力排众议，采用历代治疗中风病的专方小续命汤作为基本方加减。小续命汤源于《备急千金要方》，由麻黄、桂枝、杏仁、附子、人参、干姜、甘草、川芎、防风、防己、黄芩、芍药所组成。《医方考·卷一》论该方曰："古人以此方混治中风，未详其证。"方中内含四君、四物之义，补气益血而扶正；又有麻黄汤、桂枝汤之外散风寒；兼"风淫末疾，故佐以防风；湿淫腹疾，故佐以防己；阴淫寒疾，故佐以附子；阳淫热疾，故佐以黄芩。盖病不单来，杂糅而至，故其用药，亦兼该也"，如此以除邪气有余。其配伍组方与唐宋之前对中风病机多"内虚邪中"的认识是一致的。

然诚如《医学源流论·卷一》所云"古人即有加减之法。其病大端相同，而所现之证或不同，则不必更立一方，即于是方之内，因其现证之异而为之加减"，治当随症出入。徐氏以小续命汤去附子、桂枝之辛热燥烈，加生大黄，苦寒攻逐痰火而愈。案中善后消痰养血之药未详，然观《徐批临证指南医案》可知大略。如钱案偏枯血虚生风，叶氏用制首乌、枸杞、归身、牛膝、天麻、胡麻、甘菊、石斛、小黑豆皮蜜丸，徐批曰"此方平稳"；某妪案痰火风为患，四肢麻痹，叶氏用天冬、麦冬、沙参、天麻、白蒺藜、梨汁、芦根汁、青蔗浆、竹沥、柿霜收膏缓图，徐批曰"此方皆唐以前治风之良法"。又"中风门汪案"中谓淡苁蓉干"确是养血驱风之品"。推测徐氏用药理应如此。

（二）伤寒案

苏州柴行倪姓，伤寒失下，昏不知人，气喘舌焦，已办后事矣。余时欲往扬州，泊舟桐泾桥河内，适当其门，晚欲登舟，其子哀泣求治。余曰：此乃大承气汤证也。不必加减，书方与之。戒之曰：一剂不下则更服，下即止。遂至扬。月余而返，其人已强健如故矣。古方之神效如此！凡古方与病及证俱对者，不必加减；若病同而证稍有异，则随症加减，其理甚明，而人不能用。若不当下者反下之，遂成结胸，以致闻者遂以下为戒。颠倒若此，总由不肯以仲景《伤寒论》潜心体认耳。（《洄溪医案》）

【辨证思路】

伤寒之病，变证较多，症状各异，均可按医圣张仲景所著《伤寒杂病论》中的有关论述加以辨证论治。徐大椿乃清代伤寒大家，对仲景之学研究颇多见地，特别是对《伤寒论》中的阳明腑实证，此案便是其中一则典型病例。

本案为伤寒失下，形成阳明腑实证，热扰心神，故昏不识人；大肠腑气不通，而大肠与肺相表里，故气喘；阳明邪气，热结肠腑，煎灼津液，故舌焦，为典型的大承气汤证。

【治疗经验】

徐氏临证强调辨证与辨病结合，其在《兰台轨范·序》中言："欲治病者，必先识病之名；能识病名，而后求其病之所由生……然后考其治之之法，一病必有主方，一方必有主药。"本案辨证明确，为典型的阳明腑实证，故以大承气汤下之，原方原量，釜底抽薪，急下存阴，留有一分津液，便有一分生机。若一剂后燥屎不下，应再服，以防邪热稽留；若一剂服后已下，则不可再服，以防更伤正气。徐氏认为，若病证与方剂一致时，可以原方原量应用，若病证稍有不同则应随症加减，灵活变通，体现了徐氏"言必本于圣经，治必尊乎古法，学有渊源，而师承不绝"，同时也注重理论联系实际的观点。

（三）吐血案

洞庭吴伦宗夫人，席翁士俊女也，向患血证，每发，余以清和之药调之，相安者数年。郡中名医有与席翁相好者，因他姓延请至山，适遇病发，邀之诊视，见余前方，谓翁曰：此阳虚失血，此公自命通博，乃阴阳不辨耶！立温补方加鹿茸二钱，连服六剂，血上冒，连吐十余碗，一身之血尽脱，脉微目闭，面青唇白，奄奄待毙，急延余治。余曰：今脏腑经络俱空，非可以轻剂治。觅以鲜生地十斤，绞汁煎浓，略加人参末，徐徐进之，历一昼夜尽生地汁，稍知人事，手足得展动，唇与面红白稍分，更进阿胶、三七诸养阴之品，调摄月余，血气渐复。夫血脱补阳，乃指大脱之后，阴尽而阳无所附，肢冷汗出，则先用参附以回其阳，而后补其阴。或现种种虚寒之证，亦当气血兼补。岂有素体阴虚之人，又遇气升火旺之时，偶尔见红，反用大热升发之剂，以扰其阳而烁其阴乎！此乃道听途说之人，闻有此法，而不能深思其理，误人不浅也。（《洄溪医案》）

【辨证思路】

血证乃中医急证之一，吐血则是血证中颇为危重的病证之一，临床多见于溃疡、肝病及癥瘕类疾病。阴虚吐血病证名，见于《医学心悟》，指肾阴亏虚，肝火炽盛所引起的吐血，治宜壮水制火而滋其化源。又有素性偏阳，外受酷暑，内伤椒姜而致血。本案患者向患血证，致阴虚血少。此次发病因前医妄用温补方加鹿茸等大热升发之剂，又遇气升火旺之时，而阴虚血热、迫血妄行，火载血上，血从上出，故见连吐十余碗，一身之血尽脱，脉微目闭，面青唇白，病情危笃。

【治疗经验】

此案中患者素有出血症状，故已为阴虚之体，发作时，徐氏用清和之法，不用温补之品，是因阴虚易生热化火，气升火旺则易出血，此时再用温补之品，乃助长化火之势，火旺则迫血妄行。正如《内经》所言"诸逆冲上，皆属于火"，故该患者服温补药后，吐血十余碗而出现血脱证。此时应大补阴津以固脱，徐氏用十斤生地黄绞汁浓煎，以大补阴液，再加入少许人参末大补元气，顾护正气，固摄阴液，待病情稳定后，再加以阿胶等滋阴养血及三七化瘀止血之品调养。造成血脱证的原因是前医对血脱证的补阳治法没有深刻的理解，简单地认为出血是因阳虚无以固摄血液，但血脱补阳应该是在大脱之后，阴液丢失过多，阳气无以依附，此时才急需回阳救逆以固脱，再补其阴液。徐氏想通过此医案警示后人，不可以盲目运用借鉴他人治法，应联系实际，再加上自己深刻的理解。

（四）怔忡案

淮安巨商程某，母患怔忡，日服参术峻补，病益甚，闻声即晕，持厚聘邀余。余以老母有恙，坚持不往，不得已，来就医，诊视见二女仆从背后抱持，二女仆遍体敲摩，呼太太无恐，吾侪俱在也，犹惊惕不已。余以消痰之药去其涎，以安神之药养其血，以重坠补精之药纳其气，稍得寝。半月余，惊恐全失，开船放炮，亦不为动，船挤喧嚷，欢然不厌。盖心为火脏，肾为水脏，肾气挟痰以冲心，水能克火，则心振荡不能自主，使各安其位，则不但不相克，而且相济，自然之理也。（《洄溪医案》）

【辨证思路】

惊悸、怔忡是中医心系疾病中的重要病证之一，特别是怔忡一证，多为久病之后出现的一种严重性病变，病情复杂，病机非一，治疗重在辨明其因、抓住关键，选准方药，把握好轻重缓急、标本主次，方可获得良好的疗效。该患者症见怔忡，闻声惊惕，病位在心肾。心肾相交，肾中真阳上升温养心火，心火下行制约肾水，水火相济，以维持正常生理功能。肾水不能制约心火，故可出现怔忡的症状，且服人参、白术峻补之品反而加重。而"百病多由痰作祟，怪病从痰治"，患者闻声即晕，是因为肾主水功能失司，凝聚为痰，痰随肾气上冲，蒙蔽清窍。因此，徐氏予以消痰除涎、养血安神、补肾纳气的治法，徐氏认为，在辨证时不仅要重视五脏的相克关系，也要重视相济关系。

【治疗经验】

程某之母，年事已高，久患此疾，医者按照惯性思维用人参、白术之类甘温大补，不仅无效，反而日渐加重，以至于听到大声喧哗就会出现晕厥。针对这种情况，徐大椿通过详细观察患者的诸多表现，结合相关脉证，断定此病绝非气虚所为，而是由于痰浊内阻、精血暗耗、心神失养等原因合而导致，故采取"消痰之药去其涎、以安神之药养其血、以重坠补精之药纳其气"的方法加以调治，服完即效。其后再根据病情进展情况加减化裁半月余，顽疾得以治愈。

综观徐氏治疗此例患者的全过程不难看出：怔忡一病，本在心肾，肾水不足，心火必旺，久见炼津为痰，甚则成瘀。只有滋补肾水、清降心火，佐以清痰除瘀，方可得以根治，绝非益气一途，良可遵循，方不致误。

三、复习思考题

1. 徐大椿对中风的治疗原则是什么？
2. 徐大椿认为血证在什么情况下才能用补阳之品？
3. 徐大椿对病证与古方关系的看法是什么？

扫一扫知答案

第七节　余霖医案

扫一扫看课件

一、名医简介

余霖（1723—1795），字师愚，安徽桐城人。少年习儒，以后弃儒攻医，乾隆二十九年（1764年）其父染疫，被当地医生所误治，以致不救，余霖抱恨不已。此后，则侧重于疫疹的研究。在其学习中医本草著作时，见书中记载石膏性大寒，大清胃热，味淡而薄，能解肌热，同时体沉而寒，又能泄实热，认为温热之疫非石膏不能治，故在临床上遂用石膏重剂以试治，并取得满意疗效。在其30年临证中重用石膏，创立以石膏为君药的清瘟败毒饮。余氏集30年行医经验，撰写成《疫疹一得》，详论疫病斑疹的病源及色泽、形态，以及治疗和预后转归。在学术和临证方面，他阐述了运气主病，指出"火为疹之根，疹为火之苗"，重视火毒疠气，重视胃和十二经脉的关系。对疫疹的治疗，主张以清热解毒、凉血滋阴为主，反对用伤寒法汗、下。他论治瘟疫，重用石膏清胃火，提出了"用药必需过峻数倍于前人"的主张。他提出妊娠及产后患疫疹，不必虑及产后之虚，亦不必顾及胎儿，总以清除疫邪为第一要旨，邪去正气方可得复，胎儿自安，不必顾及产后禁用寒凉之说。余氏强调疫疹为病，既不可表，又不可下，更不能妄用温补扶阳，总以祛除无形热毒疫邪为要。

二、医案导读

（一）瘟疫神昏案

工部员外彩公名柱者，令亲内务府高某，病疫九日，邀予。其脉浮大而数，身热如炉，目红面赤，赤斑成片，忽然大叫，若有所见，卒然惊惕，若有所惧，语生平未有之事、未见之人。举家惊恐，疑有邪附。本地风俗，最喜看香送祟，以至异端之术不绝于门。予进屋内，香烟一室，满壁符签咒语。予曰：此邪予能去之，将此一概收去，只用大冰四块，安置四角。彩问何为？予曰：当此暑热，病此大热之症，加以香烛辉煌，内外夹攻，不狂何待？此邪热乘于肝胆，故发狂，外用多冰，收其熏蒸暑气，内服清凉解散之药，病除而狂自止，焉有邪附者乎？遂用大剂，七日而愈。（《疫疹一得·附验案·谵妄有所见治验》）

【辨证思路】

此案中患者病疫九日，热毒内聚较深，并且充斥上下内外，因此发为瘟疫重症。热毒盘踞于内，深陷血络，内及脏腑，热乘肝胆，使少阳之火横肆内外，胆之决断功能失常，瘟疫之毒传变迅速，并没按照卫气营血依次深入的常规，从卫气直入血分，邪热扰乱心神，故见忽然大叫，若有所见，猝然惊惕，若有所惧，语生平未有之事、未见之人。

【治疗经验】

余霖强调疫疹为病，既不可表，又不可下，更不能妄用温补扶阳，总以祛除无形热毒疫邪为要。患者为疫病重症，治应清热泻火、凉血解毒，方以大剂清瘟败毒饮清气分大热，凉血散血。方由石膏、黄连、犀角、黄芩、牡丹皮、栀子、赤芍、连翘、玄参、生地黄、知母、桔梗、竹叶、甘草诸品组成。余氏认为该方为十二经泻火，故重用石膏，直入胃经，使其敷布于十二经，退其淫热；佐以黄连、犀角、黄芩，泻心肺火于上焦；牡丹皮、栀子、赤芍泻肝经之火；连翘、玄参解散浮游之火；生地黄、知母抑阳扶阴，泻其亢甚之火，挽救欲绝之水；桔梗、竹叶载药上行；使以甘草和胃。此方既清胃热，又泻上下内外之火，使胃与十二经之火得以平息。用冰块之意，因其时节暑热盛，能助降热解暑。此外，本案治疗提示，治病要有信医不信神的科学态度。热病治疗中，保持空气的流通、清凉的温度等环境因素有助于疾病的治疗。

（二）半身不遂案

癸丑四月，国子监冯公名海粟者，适至舍间，叙及陈令亲疫后又痢。予曰：若以痢治之，防变别症。及至七月，冯公复至，言陈舍亲病痿两月，百药无效，相邀起之。及至，诊其脉，沉紧弦数；观其色，若无病然，但偃仰在床，不能反侧，自腰以下痛如火燎。检视前方，总不外滋阴补气，杜仲、续断、牛膝、虎胫等类。予曰：以此症而施此药，谁曰不然？但以脉合症，以症合形，乃热毒流于下注，非痿也。遂用小剂败毒饮加知、柏、木瓜、萆薢、川膝、威灵仙、木通。两服痛减，而足能运动，六服扶起能立，未至十服，能挪步矣。后用汤药，每送扶桑丸，一月而痊。（《疫疹一得·卷下·附验案·半身不遂治验》）

【辨证思路】

患者在得疫病后出现痢，迁延数日后出现病痿，百药无效。余霖诊其脉象沉紧弦数；观其色，若无病然，但偃仰在床，不能反侧，自腰以下痛如火燎。四诊合参，断为并非痿证，乃是湿热毒邪结聚，流注于下，肝肾受损，气血阻滞，筋骨痿弱不用。

【治疗经验】

根据其病机，余霖用小剂清瘟败毒饮，加用清热化湿通痹之品治疗，疗效满意。清瘟败毒饮本是治疗瘟疫斑疹的方子，功用为清热解毒，凉血养阴。余霖用此方加减来治疗半身不遂，正体现了中医异病同治之理。因清瘟败毒饮全方较为寒凉，多用易伤阳气，不利于湿热的治疗，因此只用小剂量，配合知母、黄柏清泄下焦热毒，木通、萆薢清除湿热，木瓜既能祛湿和胃，还能柔筋通络，川牛膝、威灵仙活血通痹。

（三）咳嗽痰血案

安徽富藩台堂夫人病疫，初起但寒不热，头晕眼花，腰体疼痛。医者误认虚寒，用六味加杜仲、续断、牛膝、木瓜，两服后，昏沉迷，呼吸将绝，并不知其为病所苦。令叔五公，现任兵部郎中，邀予往看。诊其脉，沉细而数；稽其症，面颜红赤，头汗如淋，身热肢冷，舌燥唇焦。予曰：非虚也，乃疫耳。五曰：种种形状是虚，何以言疫？予曰：若是虚症，面颜不至红赤，舌不焦，唇不燥，通身大汗，乃元阳将脱之象，岂独头汗如淋、身热肢冷哉？大剂决不敢服，暂用凉膈散，清其内热，明日斑疹微露，症自明矣。次日斑点隐隐，含于皮内。五见骇然曰：几误矣。即投败毒中剂，加大青叶钱半，升麻五分。次日周身斑见，紫赤松浮，身忽大热，肢亦不冷，烦躁大渴，即换大剂，石膏八两，犀角六钱，黄连五钱，加生地一两，紫草三钱，大青叶三钱，连投二服，斑转艳红，惟咳嗽不止，痰中带血粉红。此金被火灼，即按本方加羚羊角三钱，桑皮三钱，棕炭三钱，丹皮二钱，又二服，嗽宁血止，色转深红，热亦大减。照本方去紫草、羚羊、桑皮、棕炭；减生地五钱，石膏二两，犀角二钱；加木通钱半，滑石五钱，以小水不利也。又二服，诸症已减十分之六，犹用石膏二两四钱，犀角二钱，黄连钱半，生地四钱，去木通、滑石。又二服后，用犀角钱半，黄连八分，石膏八钱，加人参一钱，当归一钱，麦冬三钱，五味子五分。连服二帖，饮食倍增，精神渐旺矣。（《疫疹一得·卷下·附验案·痰中带血治验》）

【辨证思路】

患者感受温疫之邪，却被误作虚寒之证，而用补剂，致昏沉，呼吸将绝，诊其脉沉细而数；稽其症，面颜红赤，头汗如淋，身热肢冷，舌燥唇焦。此为热邪内闭之证，暂用凉膈散。之后斑疹显露，咳嗽不止，痰中带血粉红，乃气血两燔，热毒充斥。

【治疗经验】

余霖论治瘟疫，重用石膏清胃火，提出了"用药必需过峻数倍于前人"的主张。此案是热毒充斥在内，气血两燔，故以清瘟败毒饮加减治之。因有斑出，故用大青叶与升麻引毒外透。大青叶清热解毒凉血之力强，升麻入阳明胃经，能引热毒透达于外。用药后次日，患者周身斑见，紫赤松浮，身忽大热，肢亦不冷，烦躁大渴，乃热毒外透之象。内郁之邪热既已外透，故余霖加重清解药的剂量，如石膏用到八两，连投数剂后，斑转艳红，惟咳嗽不止，痰中带血粉红。这是肺金被火灼，因此加用清肺解毒凉血的药物。之后，邪热减退，加用益气养阴之药物调理，饮食倍增，精神渐旺。

（四）斑疹呃逆案

丙午夏，四月，塞道掌侄孙兆某者，病疫已十一日，原诊辞以备后事。塞公另延一医，用理中汤，兆某妻舅工部员外伊公，素精医术，不肯与服，曰：若治此症，非余某不可。其家因有人谗言，予用药过峻，惧不敢请，伊公力争，恳予甚切，予因之知遇之感，慨然同往。诊其脉，沉细而数，验其症，周身斑点，紫黑相间，加以郁冒直视，谵语无伦，四肢如冰，呃逆不止，舌卷囊缩，手足动摇，似若循衣，此实危症。幸而两目红赤，嘴唇焦紫，验其是热，检视前方，不过重表轻凉，此杯水投火，愈增其焰，以致变症蜂起。予用大剂，更加元参三钱、大青叶二钱，使其内化外解，调服四磨饮。本家惧不敢服，伊芳公身任其咎，亲身煎药，半日一夜，连投二服，呃逆顿止，手足遂温，次日脉转洪数，身忽大热，以毒外透也。予向伊芳公曰："按法治之，二十一日得痊。但此剂不过聊治其焰，未拔其根，药力稍懈，火热复起。"一方服至五日，病势大减，药亦减半。服至八日，药减三分之二，去大青叶。服至十日，药减四分之三，以后诸症全退，饮食渐进。计服石膏五斤十四两，犀角四两六钱，黄连三两四钱，举家狂喜，始悔进谗言之误也。（《疫疹一得·附验案·紫黑呃逆治验》）

【辨证思路】

根据案中所述，患者病疫日久，失治误治，以致毒邪内陷入里，气机闭阻。由于热毒伤阴，阴虚内热，肝火上炎，引动肝风，心神被扰，故见郁冒直视，谵语无伦，舌卷囊缩，手足动摇，似若循衣等危重证候。肝火上炎犯胃，阻滞胃气则"呃逆不止"；邪毒内郁不能外散，故出现"四肢如冰"。余霖通过"两目红赤，嘴唇焦紫"辨为实热证。

【治疗经验】

本案为热毒内陷之危重症，余霖采用"内化外解"之法，用清瘟败毒之大剂，加玄参、大青叶。玄参有清热凉血、滋阴降火、解毒散结之功，大青叶有清热解毒、凉血止血之效。调服四磨饮扶助正气，畅通气机，有利于邪热外透。方中用人参补益正气，沉香纳气于肾，配合使用槟榔、乌药畅通气机，正所谓实必顾虚，泻必先补。四品药气味俱厚，磨则取其气味俱足。药物中病见效后，根据病情渐转向愈，余霖依次减量继续给药，直至病愈。

三、复习思考题

1. 简述余霖的学术思想和临证经验。
2. 简述清瘟败毒饮的功效、组成及配伍规律。

扫一扫知答案

第八节　吴瑭医案

一、名医简介

吴瑭（1758—1836），字鞠通，清代江苏淮阴人。吴瑭 19 岁时父亲病故，开始自学医术。四年后其侄子病温，后发黄而死，吴鞠通哀痛欲绝，自此痛下决心钻研医学。又三年，在京师参与检校《四库全书》时，得明末吴又可的《瘟疫论》。瑭观其议论宽宏，实有发前人所未发，遂专心学步焉。1793 年，京城瘟疫肆虐，其所治的疫病坏证，尤能存活数十人。自此之后名声大噪，积累了大量的临床经验。他对叶天士更是推崇，但认为叶氏的理论"多南方证，又立论甚简，但有医案散见于杂证之中，人多忽之而不深究"。于是他在继承叶天士理论的基础上参古博今，结合临证经验，于 1798 年撰成《温病条辨》初稿，于 1813 年正式出版。他把伤寒与温病区分开来，创立温病三焦辨治纲领，提出"治上焦如羽，非轻不举；治中焦如衡，非平不安；治下焦如权，非重不沉"的治疗原则，成为温病治疗之指南。同时，三焦辨证法也完善了叶天士卫气营血说的治疗法则。叶氏的《温热论》中没有收载足够的方剂，而吴鞠通的另一重大贡献，就是在《温病条辨》当中，为后人留下了许多优秀的实用方剂，如银翘散、桑菊饮、清营汤、清宫汤等，都是后世医家极为常用的方剂。叶氏还提出清热养阴之治则，治温重视保存阴津。《吴鞠通医案》（四卷，或作五卷）收载了其治疗温病、伤寒、杂病、妇儿科的医案。书中颇多连续治疗较完整的病案，记录详明，有利于读者领会病理发展过程和治法的终始变迁。

二、医案导读

（一）暑温案

广，廿四岁。

乙丑七月廿二日：六脉洪大之极，左手更甚。目斜视，怒气可畏，两臂两手卷曲而瘛疭，舌斜而不语三四日，面赤身热，舌苔中黄边白。暑入心包胆络，以清心胆之邪为要，先与紫雪丹。连翘（连心）五钱，羚羊角三钱，竹茹三钱，金银花五钱，道罗厚角三钱，丹皮三钱，麦冬五钱，细生地五钱，桑叶三钱，天冬三钱，嫩荷叶（去蒂）一张，煮四杯，分四次服。

又：碧雪丹一两，每服三钱，凉开水调服。以神清热退为度，不清再服三钱，虽三四次，均可服。

廿三日：肝热之极，加天冬凉肝，于前方内：加天冬三钱。其紫雪丹照前调服。

廿四日：暑入心胆两经，与清心络之伏热，已见小效，仍用前法而进之。乌犀角五钱，连翘（连心）四钱，粉丹皮五钱，羚羊角三钱，银花三钱，茶菊花三钱，细生地五钱，麦冬（连心）五钱，冬桑叶三钱，煮四杯，分四次服。

廿五日：加鲜白扁豆花一枝，鲜荷叶边一张，黄连钱半，黄芩三钱。

廿六日：暑入心胆两经，屡清两经之邪，业已见效。今日饮水过多，水入微呕。盖暑必夹湿，议于前方内去柔药，加淡渗。茯苓皮五钱，银花三钱，黄柏炭二钱，生苡仁五钱，连翘（连心）三钱，真川连一钱，羚羊角三钱，犀角二钱，冬桑叶三钱，黑山栀三钱，茵陈三钱，荷叶边二枚，煮三杯，分三次服。

廿七日：暑热退后，呕水，身微黄，热退湿存。云苓块（连皮）五钱，银花三钱，白蔻皮二钱，生苡仁五钱，连翘三钱，黄柏炭二钱，杏仁泥三钱，茵陈三钱，白通草一钱，黑山栀三钱，煮三杯，分三次服。（《吴鞠通医案·卷一·暑温》）

【辨证思路】

本案为暑温，暑热亢盛，热极生风，径犯厥阴心包、肝胆经。邪热充斥，经脉气血鼓动有力，故患者六脉洪大之极，左手更甚。肝开窍于目，其志为怒，热犯肝经，故见目斜视，怒气可畏。热极风动，故见两臂两手卷曲而瘛疭。舌为心之苗，热犯心包，故见舌斜向不语三四日。心之荣华在面，阳明主面，故见面赤身热，舌苔中黄边白。

【治疗经验】

根据案中描述，疾病初起暑热侵犯心胆二经，故用大寒的紫雪丹以清热解毒，镇痉息风，开窍定惊。本方由石膏、寒水石、磁石、滑石、犀角、羚羊角、木香、沉香、玄参、升麻、甘草、丁香、朴硝、硝石、麝香、朱砂十六味药物配制而成。此药如法制成之后，其色呈紫，状似霜雪，故得此名。之后，考虑到清肝热，加入天冬。因为暑热容易夹湿邪，暑热清退之后，湿邪未去，故加用云苓块、生薏苡仁、茵陈、白通草。

（二）悬饮咳嗽案

舒氏，四十一岁。己丑正月初七日。痰饮喘咳夜甚，胁痛，少腹亦痛，溺浊，水在肝也，经谓之悬饮。悬饮者，十枣汤主之。恐其太峻，宗其法而不用其方。

姜半夏五钱，生薏仁六钱，旋覆花三钱（包），香附三钱，云苓皮六钱，小枳实三钱，降香末二钱，广皮三钱，苏子霜三钱。煮三杯，分三次服，二帖。（《吴鞠通医案·卷三·痰饮》）

【辨证思路】

悬饮病位在肝，饮邪流注胁间，络道被阻，气机升降不利，故见胁痛；肝经循行经过少腹，故又加少腹痛一症，可知病势又深一层。痰饮犯肺，肺气宣肃失常，故见喘咳；痰饮为阴邪，故咳喘夜间加重。痰饮循足厥阴肝经侵犯下焦，膀胱气化不利，故见小便浑浊。

【治疗经验】

根据其病机，治疗应攻逐水饮，故选用十枣汤。吴鞠通恐十枣汤药性太过峻猛，宗其法而不用其方，以香附旋覆花汤化裁治疗。方中香附、旋覆花通肝络而逐胁下饮邪，苏子降肺气而化水饮，茯苓、薏苡仁、半夏、广陈皮淡渗湿邪而消痰饮。全方苦辛淡合芳香开络，顾及肝、脾、肺三脏，共奏疏肝理肺、运脾化湿、降气通络之功。

（三）单腹胀案

毛，四十四岁。病起肝郁，木郁则克土，克阳土则不寐，克阴土则胀，自郁则胁痛。肝主疏泄，肝病则不能疏泄，故二便亦不宣通。肝主血，络亦主血，故治肝者必治络。

新绛纱三钱，半夏八钱，香附三钱，旋覆花三钱，青皮三钱，小茴香三钱，归须三钱，降香末三钱，广郁金三钱，苏子霜三钱。

头煎两杯，二煎一杯，分三次服。三帖。

初七日，服肝络药，胀满、胁痛、不寐少减，惟觉胸痛。

按：肝脉络胸，亦是肝郁之故。再小便赤浊，气湿也。

桂枝嫩尖三钱，晚蚕沙三钱，归须二钱，川楝子三钱，半夏六钱，降香末三钱，白通草三钱，青橘皮三钱，茯苓皮三钱，旋覆花三钱（新绛纱包），小茴香三钱（炒黑），两头尖三钱，服二帖。（《吴鞠通医案·单腹胀》）

【辨证思路】

根据案中描述，患者之病起于肝郁气滞。由于肝失条达，气血不畅，故病发胁痛。木和土关系密切，木郁必然横逆乘土。脾胃皆属土，但胃为腑属阳，脾为脏属阴。肝木克阳土，则胃失和降，胃不和则卧不安，故症见不寐；肝木克阴土则脾失升清，症见胸腹胀满；肝失疏泄，大肠传道不畅，小肠泌别清浊失职，则见二便不通；肝脉络胸，肝郁气滞，经气不通，则见胸痛。

【治疗经验】

吴鞠通提出"肝主血，络亦主血，故治肝者必治络"，故治疗当疏肝解郁、理气通络。他以辛温理气的药物为主，配合化痰活血之品，既条畅肝气，又运化脾胃，使气血通调，则诸症解除。

（四）胃痛案

伊氏，三十岁。甲子十月二十七日。脉弦急，胁胀攻心痛，痛极欲呕，甫十五日而经水暴至甚多，几不能起，不欲食，少腹坠胀而痛。此怒郁伤肝，暴注血海，肝厥犯胃也，议胞宫阳明同治法。盖《金匮》谓胞宫累及阳明，治在胞宫；阳明累及胞宫，治在阳明。兹因肝病下注胞宫，横穿土位，两伤者两救之。仍以厥阴为主，虽变《金匮》之法，而实法《金匮》之法者也。

制香附三钱，乌药二钱，半夏五钱，艾炭三钱，郁金二钱，黄芩炭一钱，小茴炭二钱，血余炭三钱，青皮八分，五灵脂钱半。五杯水，煎两杯，分二次服。二帖大效。

二十九日：《金匮》谓胞宫累及阳明，则治在胞宫；阳明累及胞宫，则治在阳明。兹肝厥既克阳明，又累胞宫，必以厥阴为主，而阳明胞宫两护之。

制香附三钱，淡吴萸二钱，半夏五钱，萆薢二钱，川楝子三钱，艾炭钱半，小茴香（炒黑）三钱，乌药二钱，黑栀子三钱，桂枝三钱，杜仲炭二钱。水五杯，煎取两杯，分二次服。（《吴鞠通医案·胃痛》，陆士谔主编）

【辨证思路】

根据案中描述，其病机为肝气郁滞，乘犯脾胃，升降失常，故病初见脉弦急，胁胀攻心痛，痛极欲呕。肝主藏血，肝气郁滞，经血不藏，肝木克脾，脾失统摄，故见经水暴至甚多。气血耗伤严重，故见几不能起。肝木犯胃，故见不欲食。胞宫位于少腹，肝木克伐脾胃，气血生化无源，冲任虚损，胞宫失养，故见少腹坠胀而痛。

【治疗经验】

吴鞠通认为，此案为肝木犯胃，故议胞宫阳明同治法。他根据《金匮要略》谓"胞宫累及阳明，治在胞宫；阳明累及胞宫，治在阳明"，提出应该从阳明胃来治疗。考虑到本病因"肝病下注胞宫，横穿土位，两伤者两救之"，但究其根源，仍需要以厥阴治疗为主，故治疗采用疏肝理气、和胃降逆、暖宫止血之法。

三、复习思考题

1. 吴鞠通如何用三焦辨证诊治疾病？
2. 六经辨证、卫气营血辨证和三焦辨证有何异同？

扫一扫 知答案

第九节　王士雄医案

扫一扫看课件

一、名医简介

王士雄（1808—1868），字孟英，号潜斋、半痴山人，晚号梦隐，浙江海宁人，晚清时期著名温病学家。其曾祖父王学权以医名世，著有《重庆堂随笔》，以后其家世代为医。孟英十四岁时父病不起，遂立志继承先人遗业，学习医学。

先后用时十年，博览群书，学业大进。再加之其一生中经历多次温热、霍乱、疫疠流行，积累了丰富的临床经验。王士雄对温病证治，以伏气和新感区分；重视六气中的暑、湿和火；对霍乱，以寒证和热证分辨，并著有《随息居重订霍乱论》。其对前人观点并不盲从，注重实践，创立清暑益气汤、蚕矢汤等名方。王士雄生平著述颇多，对后世影响最大的是《温热经纬》。此书集温病学之大成，以轩岐仲景之文为经，叶、薛诸家之辨为纬，汇集主要的温病学著作，参照自己的临床实践认识编著而成。此外尚有《王孟英医案》《潜斋医话》《随息居饮食谱》《归砚录》等。

二、医案导读

（一）伏暑案

沈氏子年甫髫，仲秋患感两旬，屡医弗愈，求孟英视之。神昏谵语，面惨无眠，舌绛耳聋，频吐白沫，脉数溺少，渴饮不饥，热已甚微，汗亦频出，牛黄、紫雪，数进无功。以元参、丹参、白薇、知母、苇茎、竹茹、旋覆、冬瓜子、蛤壳、石斛、枇杷叶、竹叶、花粉、莲子心、西瓜翠衣等出入为方，数服而愈。盖邪虽传营，气分未廓，故虽善饮水而敷布无权，不能下行为溺，但能旁溢为汗，上行为沫，良由初起不知为暑，治以表散风寒之药。及至传营，又不知营卫两解之法，徒以直走膻中之药，漫图侥幸，何异鹦鹉学人言，而不知所以言耶！（《王孟英医案·卷一·伏暑》）

【辨证思路】

此案为小儿感受暑邪，不辨寒热、不清层次之误治纠错案。案中患儿夏感暑邪，至秋转凉乃发，易误认为中秋寒凉所伤；神昏谵语、舌绛脉数等症又极易误诊为热陷心包，此临床医师常犯之纰漏。孟英细查其现症，患儿渴饮、溺少与热入营血之辨证并不相符。热邪入营血分当"但欲漱水不欲咽"，热邪在气分消耗津液才当渴饮；热入营血分当"少腹急结或硬满，神乱如狂，小便自利"，如太阳蓄血之桃核承气汤证，热邪在气分，津液不布，才当小便不利，如《伤寒论》之五苓散证。余如不饥、频汗俱当如此考虑，故孟英才说"盖邪虽传营，气分未廓"。

【治疗经验】

本案因前医暑病误用辛温，致使暑、药二热相合，郁闭表卫，邪热不能外达，内攻于气分，灼津耗液，陷于心包，神机出入失常，故有神昏谵语、舌绛脉数、无眠耳聋等症。病势虽已入心包，但病因、病根仍然在卫、气二分，故此时不解卫分之郁闭、气分之邪热，则心包之邪无路外出，虽数进牛黄、紫雪等凉血、开窍之品，都是南辕北辙，隔靴搔痒。此深合叶天士"入营尤可透热转气"之意，故用"营卫两解"之法而愈。

（二）泄泻案

姚树庭以古稀之年而患久泻，群医杂治不效，佥以为不起矣。延至季秋，邀孟英决行期之早晚，非敢望愈也。孟英曰：弦象独见于右关，按之极弱，乃土虚木贼也。调治得法，犹可引年，何以遽尔束手乎？乃出从前诸方阅之，皆主温补升阳。曰：理原不背，义则未尽耳。如姜、附、肉蔻、骨脂之类，气热味辣，虽能温脏，反助肝阳，肝愈强则脾愈受戕，且辛走气而性能通泄，与脱者收之之义大相刺谬，而鹿茸、升麻可治气陷之泄，而非斡旋枢机之品，至熟地味厚滋阴，更非土受木克、脾失健行之所宜，纵加砂仁酒炒，终不能革其腻滑之性，方方用之，无怪乎愈服愈泄，徒借景岳"穷必及肾"为口实也。与异功散加山药、扁豆、莲子、乌梅、木瓜、芍药、蒺藜、石脂、余粮，服之果效。恪守百日，竟得康强。越三载，以他疾终。（《王孟英医案·卷一·泻》）

【辨证思路】

此案为老年腹泻误治纠错案。患者古稀之年久泻，久治不起，看似油尽灯枯，但孟英诊得患者右关脾胃脉独弦且弱，乃脾虚肝木乘之所致之腹泻，非元气虚脱之泻，可推患者脉象必定有根，故认为"调治得法，犹可引年"，故临床辨证当四诊合参，不可独惑于外症。

【治疗经验】

本案患者久泻，前医多用辛热、滋补、升阳类的药物，但辛热之品虽能壮阳散寒，寒湿之泻服之可效，然辛能通泻散气，壮火能食元气，脾胃虚弱者服之难免耗散元气。若为脾虚气陷、肝木郁于脾土之泻，则可用辛温升散之药，升阳止泻，此处则肝木本无所制约，刚燥、升阳之药均助肝阳，肝木横炽，来乘脾胃，故愈服愈泻。"肾为胃之关口"，久泻或难免伤肾，但肾中亦有诸多层次，需厘清肾阴、肾阳、肾气、肾精、肾中元阳，不可盲目滋填。同时脾胃虚弱者，滋腻之药必然增加肠胃负担，不可误用。故孟英易辛热为甘温，补元气而有中流砥柱；易升提为酸敛，敛肝木而使烈马伏缰；易滋填为收摄，固下焦效法石可补天。

（三）痰饮案（吸鸦片患者）

萧某素患痰多，常服六君子汤，偶延孟英诊之，脉细数而兼弦滑。曰：六君亟当屏绝。病由阴亏火盛，津液受灼而成痰，须服壮水之剂，庶可杜患将来。萧因向吸鸦片烟，自疑虚寒，滋阴不敢频服。继患咽痛，专科治而不效，仍乞诊于孟英。因谓曰：早从吾策，奚至是耶！此阴虚于下，阳浮于上，喉科药不可试也。大剂育阴潜阳，其痛日瘥，而喉腭皆形白腐。孟英曰："吸烟既久，毒气熏蒸之故耳。"令吹锡类散，始得渐退。愈后复患滞下。孟英曰："今秋痢虽盛行，而此独异于人，切勿以痢药治之。盖火迫津液，结为痰饮，酿以烟毒，熏成喉患，吾以燃犀之照，而投激浊扬清之治，病虽愈矣，内蕴之痰浊尚多，奈向来为温补药所禁锢于肠胃曲折之间而不得出，今广投壮水之剂，不啻决江河而涤陈莝，岂可与时行暑热之痢同年而语耶！"治不易法，食不减餐，日数十行，精神反加，逾月之后，大解始正。计服甘凉约二百剂，肌肉复充，痰患若失。(《王孟英医案·卷二·阴虚》)

【辨证思路】

此案为阴亏火盛，温补炼痰纠错案。患者因常服鸦片，形瘦体弱，自以为气虚，故不敢服用滋阴之剂；然细查脉证，细、弦则阴伤可证，数、滑则痰热自明。医者惑于表象，执"脾为生痰之源"之成见，滥投六君等温补苦燥之药，阴血日亏，虚火日盛，胶锢气机，炼液为痰，体日以弱，病日以深。发为阴虚于下、阳浮于上之咽痛，专科见咽治咽，惑于表象，而不得疾病之层次深浅，徒耗上焦之正气，未填下焦之本虚，故治之不效。

【治疗经验】

治疗上予以大剂育阴潜阳之药，咽痛痊愈，然喉腭皆形白腐，病情较前之咽痛似乎更加来势汹汹，若按前医辨证则极易误解为阴柔之药增助痰饮所致，其实为阴复热退，气机宣达，痰热外透之象。患者愈后复患滞下，又极易认为阴柔之药误伤阳气所致。其实也是正胜邪退，痰热外出之象。与《伤寒论》中"脾家实，腐秽当去故也"有异曲同工之妙。故患者虽日数十行而精神反加。疾病表现往往变化多端，有时病退反而虚张声势，有时病进反而烽火暂熄，如《温热论》"若其邪始终在气分流连者，可冀其战汗透邪"，《伤寒论》"不为逆，必蒸蒸而振，却发热汗出而解"等例，此间值得深思。

世俗治痰泥于"痰饮为阴邪"之说，故多用芳香、苦燥、淡渗之法，不究痰饮所生之源，执拗于温补而误人性命。《素问·经脉别论》有云："饮入于胃，游溢精气，上输于脾，脾气散精，上归于肺，通调水道，下输膀胱，水精四布，五经并行"，人体水液代谢如天地循环，任一环节的阴阳失调都会打破循环，产生痰饮，故生痰之源又何止于脾，痰饮之治又怎能成法照搬！

(四) 湿温案

黄纯光，七十八岁，患湿温旬余，脉形歇代，呃忒连朝。孟英诊曰：脉虽歇而弦搏有根，是得乎天者独厚，虽属年高，犹为实证，参以病深声哕，原非小故，而二便窒涩，苔腻而灰，似腑气未宣，痰湿热阻其气化流行之道也。清宣展布，尚可图焉。以旋、茹、楝、杷、杏、黄、连、菀、蒌、雪羹为剂，方通草一两煎汤煮药，投匕即减。数服而大吐胶痰，连次更衣，遂安粥食。惟动则嗽逆，渐露下虚之象，予西洋参、龟板、牡蛎、苁蓉、石斛、牛膝、冬虫草、石英、茯苓、当归等药，各恙递安。继加砂仁、炒熟地而起。(《王孟英医案·卷一·湿温》)

【辨证思路】

患者年近耄耋，脉形歇代，呃逆连朝，颇似大虚之象。若确系虚证，脉形歇代必沉细无力，舌必淡白少苔。然而患者脉虽歇却弦搏有根，说明患者禀赋尚可，且舌苔灰腻，二便窒涩，断非虚证，实是感受湿热之邪，阻滞三焦，气液流通失常所致。

【治疗经验】

本案湿热胶结，阻滞三焦，上焦肺气郁闭，中焦升降失常，下焦腑气不通。王氏提出"清宣展布"法，用清轻灵动之品以宣气机之畅达，展气液之流通。故用瓜蒌、枇杷叶、杏仁、通草、紫菀轻苦微辛之品开宣肺气，川楝子、黄连、吴茱萸、旋覆花、竹茹等苦辛之品以开泄中焦。"肺胃大肠一气相通"，肺气一开，则腑气亦通。服药后痰热得去，此时必定灰腻苔已退，脉象弦搏亦减，但患者毕竟年逾古稀，渐露虚象，后用滋填而愈。

王氏临证非常注重调理人体气化枢机，此案有三点能反映其思想：一是用轻清灵动之品以宣展气机；二是调肺以调一身之气，案中用蒌、杷、杏等轻开肺气以通腑气，促进气液流通；三是把握病机之主次，本案初诊以湿热互结为主，故先展气豁痰以调肺胃，后湿热已去才滋填下焦以培其本元。

三、复习思考题

1. 王孟英对"暑"的看法是什么？
2. 试述王氏清暑益气汤与李东垣清暑益气汤组成的不同。
3. 王孟英将霍乱大致分为哪两种类型？病机、病证上如何区别？

扫一扫 知答案

第五章　近现代名医医案

第一节　张锡纯医案

扫一扫看课件

一、名医简介

张锡纯（1860—1933），字寿甫，河北省盐山县人。张氏自幼聪慧，攻读经史，兼习医学。后因两次秋试不第，遂潜心于医。1912年在武汉革命军中任军医，医名渐著；1917年在沈阳创建立达中医院，并任院长，屡起沉疴，名震遐迩；1926年移居天津，创办国医函授学校，培养了大批中医人才，为中医教育事业做出了很大贡献。张氏治学主张汇通中西，取长补短，"师古而不泥古，参西而不背中"，为近代中西医汇通派的中坚。在继承前贤基础上，阐发大气理论，对大气生理以及大气下陷的病因病机、临床表现、证候鉴别和治疗进行了深入系统的阐发。张氏兼收并蓄，用中西医结合观点阐发中风病机，将中风分为脑充血与脑贫血两大类，认为刘完素所论中风乃热极所致，为脑充血之中风；李杲所谓中风乃气虚邪凑，实为脑贫血之中风。张氏深入研究中药功效，创制镇肝熄风汤、加味补血汤、升陷汤、参赭镇气汤等许多新方，对后世产生了巨大影响。张锡纯的主要著作是《医学衷中参西录》。该书由医方、药物、医论、医话、医案五部分组成，其中医案记载详细，首尾完整，层次井然，颇具特色。

二、医案导读

（一）头痛案

谈丹崖，北平大陆银行总理，年五十二岁，得脑充血头疼证。

病因：禀性强干精明，分行十余处多经其手设立，因劳心过度，遂得脑充血头疼证。

证候：脏腑之间恒觉有气上冲，头即作疼，甚或至于眩晕，其夜间头疼益甚，恒至疼不能寐。医治二年无效，浸至言语謇涩，肢体渐觉不利，饮食停滞胃口不下行，心中时常发热，大便干燥。其脉左右皆弦硬，关前有力，两尺重按不实。

诊断：弦为肝脉，至弦硬有力无论见于何部，皆系有肝火过升之弊。因肝火过升，恒引动冲气胃气相并上升，是以其脏腑之间恒觉有气上冲也。人之血随气行，气上升不已，血即随之上升不已，以致脑中血管充血过甚，是以作疼。其夜间疼益剧者，因其脉上盛下虚，阴分原不充足，是以夜则加剧，其偶作眩晕亦责此也。至其心常发热，肝火炽其心火亦炽也。其饮食不下行，大便多干燥者，又皆因其冲气夹胃气上升，胃即不能传送饮食以速达于大肠也。其言语、肢体謇涩不利者，因脑中血管充血过甚，有妨碍于司运动之神经也。此宜治以镇肝、降胃、安冲之剂，而以引血下行兼清热滋阴之药辅之。又须知肝为将军之官，中藏相火，强镇之恒起其反动力，又宜兼有疏肝之药，将顺其性之作引也。

处方：生赭石（轧细）一两，生怀地黄一两，怀牛膝六钱，大甘枸杞六钱，生龙骨（捣碎）六钱，生牡蛎（捣碎）六钱，净萸肉五钱，生杭芍五钱，茵陈二钱，甘草二钱。共煎汤一大盅，温服。

复诊：将药连服四剂，头疼已愈强半，夜间可睡四五点钟，诸病亦皆见愈，脉象之弦硬已减，两尺重诊有根。拟即原方略为加减，俾再服之。

处方：生赭石（轧细）一两，生怀地黄一两，生怀山药八钱，怀牛膝六钱，生龙骨（捣碎）六钱，生牡蛎（捣碎）六钱，净萸肉五钱，生杭芍五钱，生鸡内金（黄色的，捣）钱半，茵陈钱半，甘草二钱。共煎汤一大盅，温服。

三诊：将药连服五剂，头已不疼，能彻夜安睡，诸病皆愈。惟经理行中事务略觉操劳过度，头仍作疼，脉象犹微有弦硬之意，其心中仍间有觉热之时。拟再治以滋阴清热之剂。

处方：生怀山药一两，生怀地黄八钱，玄参四钱，北沙参四钱，生杭芍四钱，净萸肉四钱，生珍珠母（捣碎）四钱，生石决明（捣碎）四钱，生赭石（轧细）四钱，怀牛膝三钱，生鸡内金（黄色的，捣）钱半，甘草二钱。共煎汤一大盅，温饮下。

效果：将药连服六剂，至经理事务时，头亦不疼，脉象已和平如常。遂停服汤药，俾日用生山药细末，煮作茶汤，调以白糖令适口，送服生赭石细末钱许，当点心服之，以善其后。（《医学衷中参西录·脑充血门》）

【辨证思路】

张锡纯根据《黄帝内经》"血之与气，并走于上，则为大厥，厥则暴死，气复反则生，不反则死""血菀于上，使人薄厥"等理论，认为脑充血即煎厥、薄厥、大厥。其病位在肝，病机主要是肝失疏泄，气郁化火生风，风火上逆，加之肺气不降，肾气不摄，胃气上逆，脏腑气化皆上升太过，血随气升上注于脑。本案脉象弦硬为肝经风火上升，气血上逆，因此患者自觉气上冲、心中热、头痛、眩晕，而两尺重按不实，为上实下虚，阴分不足，头疼眩晕往往夜间加重；冲气夹胃气上升，故饮食不下；血随气逆于上，下虚而不润，故大便干燥；气血上充于脑，伤及脑髓神经，失其所司，故言语謇涩、肢体不利。

【治疗经验】

根据脑充血之病机，张锡纯提出治疗应"清其脏腑之热，滋其脏腑之阴，更降其脏腑之气，引脑部所充之血下行"的"镇肝息风、引血下行"的原则，创制镇肝熄风汤作为治疗本病的主方。方中代赭石降胃，平肝镇冲，下行通便；牛膝补益肝肾，善引上部之血下行；枸杞子、山茱萸补益肝肾；白芍柔肝敛阴；山药、甘草和胃缓肝；茵陈为"青蒿之嫩者，禀少阳初生之气，与肝木同气相求，最能将顺肝木之性，且又善泻肝热"；再加龙骨、牡蛎重镇安神、平肝潜阳；生鸡内金以健运脾胃。全方标本兼治，攻补兼施，重用镇潜，滋阴、疏肝并举，辨证用药精当而收良效。

（二）眩晕案

邻村龙潭庄高姓叟，年过六旬，渐觉两腿乏力，浸至时欲眩仆，神昏健忘。恐成痿废，求为诊治。其脉微弱无力。为制此方（此指加味补血汤）服之，连进十剂，两腿较前有力，健忘亦见愈，而仍有眩晕之时。再诊其脉，虽有起色，而仍不任重按。遂于方中加野台参、天门冬各五钱，威灵仙一钱，连服二十余剂始愈。用威灵仙者，欲其运化参、芪之补力，使之灵活也。（《医学衷中参西录·加味补血汤》）

【辨证思路】

本案是脑贫血证的典型病例。张锡纯认为脑贫血者，其脑中血液不足，与脑充血证正好相反。张氏根据《内经》"上气不足，脑为之不满""宗气积于胸中，出喉咙以贯心脉，而行呼吸焉"两文相参，说明上气不足，脑为之不满者（即脑贫血证），主要是因为宗气不能贯心脉以助之上升，故脑中气血不足。本案脉症合参，患者气虚则不能助血上注于脑，脑中之血不足，无以濡养脑髓神经，致使脑神经失其所司，见健忘、眩仆及下肢痿废等症，故本案辨证是气虚、血不能上注于脑之脑贫血证。

【治疗经验】

张锡纯治疗脑贫血证，主张"应峻补其胸中大气"为主，滋补阴血为辅，以助血上行。取李杲当归补血汤予以加味，创制加味补血汤为治脑贫血证之主方。此方以黄芪益气为主药，使气行血升，辅以当归养血，用龙眼肉者，因其味甘色赤，多含津液，最能助当归以生血也。用鹿角胶者，因鹿之角原生于头顶督脉之上，督脉为脑髓之来源，故鹿角胶之性善补脑髓。凡脑中血虚者，其脑髓亦必虚，用之以补脑髓，实可与补血之药相助为理也。用丹参、乳香、没药者，因气血虚者，其经络多瘀滞，此于偏枯痿废亦颇有关系，加此通气活血之品，以化其经络之瘀滞，则偏枯痿废者自易愈也。用甘松者，为其能助心房运动有力，以多输血于脑，且又为调养神经之要品，能引诸药至脑以调养其神经也。

（三）虚劳案

李登高，山东恩县人，年三十二岁，寓天津河东瑞安街，拉洋车为业，得大气下陷证。

病因：腹中觉饥，未暇吃饭，枵腹奔走七八里，遂得此病。

证候：呼吸短气，心中发热，懒食，肢体酸懒无力，略有动作，即觉气短不足以息。其脉左部弦而兼硬，右部则寸关皆沉而无力。

诊断：此胸中大气下陷，其肝胆又蕴有郁热也。盖胸中大气，原为后天宗气，能代先天元气主持全身，然必赖水谷之气以养之。此证因忍饥劳力过度，是以大气下陷，右寸关之沉而无力其明征也。其举家数口生活皆赖一人劳力，因气陷不能劳力继将断炊，肝胆之中遂多起急火，其左脉之弦而兼硬是明征也。治之者当用拙拟之升陷汤，升补其胸中大气，而辅以凉润之品以清肝胆之热。

处方：生箭芪八钱，知母五钱，桔梗二钱，柴胡二钱，升麻钱半，生杭芍五钱，龙胆草二钱。共煎汤一大盅，温服。

效果：将药连服两剂，诸病脱然痊愈。（《医学衷中参西录·气病门》）

【辨证思路】

本案是张锡纯运用"大气论"治疗大气下陷之典型病例。张锡纯认为大气即《黄帝内经》所言之宗气，其"以元气为根本，以水谷之气为养料，以胸中之地为宅窟者也"，大气功能失常多因劳力过度、久病和误药等导致。此气一虚，呼吸即觉不利，而时时酸懒，精神昏愦，脑力、心思为之顿减，又或由虚生陷，急则引起猝死，缓则出现全身衰弱的一系列表现。以心肺表现为主者，称为大气下陷，因大气受脾胃所化生的水谷精微滋养，故常兼见脾胃证候；如果单表现脾胃证候而无心肺证候者，是中气下陷。本案患者因忍饥劳力（枵腹劳力）过度，大气失养而下陷，表现为呼吸短气，心中发热，肢体酸懒无力，稍有动作即气短不足以息，脉沉而无力，以上见症以心肺证候为主，兼见脾胃不足之象，即不欲饮食。同时，因其举家数口皆赖一人之力而生活，因气陷不能劳力即将断炊，肝胆之气郁而化火，故其左脉见弦而兼硬。

【治疗经验】

张锡纯治用升陷汤（生黄芪、知母、桔梗、柴胡、升麻）加减以升补胸中大气，辅以清泄肝胆之热。方以生箭芪（即生黄芪）升补大气，佐以知母凉润以制其温燥，柴胡引大气之陷者自左上升，升麻引大气之陷者自右而升，桔梗为诸药之舟楫，导诸药之力上达胸中。因患者兼有肝胆郁热，故加龙胆草清肝胆之火，白芍柔肝敛阴，兼制龙胆草之苦燥，合柴胡能条达肝气而解肝气之郁。服后诸病脱然痊愈。

（四）黄疸案

范庸吾，年三十二岁，住天津城草厂庵旁，业商，为义商汇丰银行经理，得黄疸症。

病因：连日朋友饮宴，饮酒过量，遂得斯证。

证候：周身面目俱黄，饮食懒进，时作呕吐，心中恒觉发热，小便黄甚，大便白而干涩。脉象左部弦而有力，右部滑而有力。

诊断：此因脾中蕴有湿热，不能助胃消食，转输其湿热于胃，以致胃气上逆（是以呕吐），胆火亦因之上逆（黄坤载谓，非胃气下降，则胆火不降），致胆管肿胀，不能输其汁于小肠以化食，遂溢于血中成黄疸矣。治此证者，宜降胃气，除脾湿，兼清肝胆之热，则黄疸自愈。

处方：生赭石（轧细）一两，生薏米（捣细）八钱，茵陈三钱，栀子三钱，生麦芽三钱，竹茹三钱，木通二钱，槟榔二钱，甘草二钱，煎汤服。

效果：服药一剂呕吐即止，可以进食。又服两剂，饮食如常，遂停药，静养旬日间黄疸退净。（《医学衷中参西录·黄疸》）

【辨证思路】

一般认为，黄疸多由人体感受时邪，或饮食不节，嗜酒劳累，湿热或寒湿内阻中焦，迫使胆汁不循常道所致。本案病因为嗜酒，正如《诸病源候论·黄疸诸候》中所说，"黄疸之病，此由酒食过度，脏腑不和，水谷相并，积于脾胃……瘀结不散，热气郁蒸"，所以发黄疸。嗜酒过度，脾胃乃伤，运化失司，湿浊内生，郁而化热，湿热熏蒸于肝胆，致胆管肿胀，胆汁不能输于小肠以助消化饮食而致饮食懒进，大便色白；胆汁溢于血中成黄疸；湿热交蒸，脾胃升降失常，胃气上逆而作呕吐；湿热内阻，故心中恒觉发热。脉象左部弦而有力为肝胆火郁，右部滑而有力为脾湿内蕴之象。

【治疗经验】

治以健脾除湿降胃为主，佐以清利肝胆湿热。重用生代赭石配竹茹降胃气以止呕逆，生薏苡仁、生麦芽健脾胃以祛湿浊，用茵陈、栀子、木通清利肝胆湿热，以槟榔下气行水消积，且茵陈、生麦芽能条达肝气，恢复肝胆疏泄之功。此证不仅当降者不降，尚在于当升者亦不升，故用降胃之品为主，稍佐以升肝之品为辅而获佳效。

三、复习思考题

1. 张锡纯衷中参西的观点有哪些?
2. 试述张锡纯大气理论的主要内容。
3. 试述张锡纯辨治中风的经验。

第二节　丁甘仁医案

一、名医简介·

丁泽周（1865—1926），字甘仁，江苏武进孟河镇人，近代杰出的医学家、教育家。孟河镇于清末民初之际名医辈出，形成了孟河医派，有费、马、巢、丁四家，皆驰誉远近，又互相传授，互为师徒。丁甘仁自幼聪慧，勤奋好学，受教并秉承费、马二家之学，兼收马氏内、外、喉三科之长，后更问业于伤寒大家汪莲石。丁甘仁广蓄博纳前人的宝贵经验，医疗治验丰富，医案别具特色。在医疗风格上，丁甘仁继承孟河费氏医风，崇尚"醇正和缓"，药尚轻灵。其治外感病能择善而从，宗《伤寒论》而不固守经方，法温病学说而不拘泥于时方，提出了灵活的运用伤寒与温病之辨证治法，熔经方、时方于一炉。在其时，伤寒经方派与温病时方派争论十分激烈，丁甘仁创立的新方往往达到比单用经方或时方更好的疗效。自此，伤寒、温病之争方逐渐偃旗息鼓。20世纪初，上海地区流行烂喉痧，丁甘仁在汲取前人治验的基础上，对时疫喉痧的病因、病机、治疗大法等提出了独到见解，活人无数。如"时疫喉痧初起，则不可不速表。故先用汗法，次用清法，或用下法"，"以得畅汗为第一要义"，"重痧不重喉，痧透喉自愈"，为后世中医药治疗急性热病提供了宝贵经验。丁甘仁对内科治疗辨证精当，对疑难重症的辨治了然于胸，尤其擅治中风证；对外科证治亦有许多独到之处，注重整体，辨虚实寒热，强调内外治相结合。此外，丁甘仁重视中医教育事业，桃李满天下，1917年创办的上海中医专门学校倡近代中医办学之先声。其代表著作主要有《孟河丁氏医案》《喉痧症治概要》《诊方辑要》《药性辑要》《脉学辑要》等。

二、医案导读

（一）伤寒案

孔左，外邪袭于太阳，湿滞内阻中焦，有汗恶风不解。遍体酸疼，胸闷泛恶，腹内作胀。宜疏邪解肌，化滞畅中。

川桂枝八分，仙半夏二钱，炒枳壳一钱，白蔻仁八分，炒赤芍钱半，陈广皮一钱，大腹皮二钱，六神曲三钱，紫苏梗钱半，苦桔梗一钱，赤茯苓三钱，制川朴一钱，生姜二片。（《丁甘仁医案·伤寒案》）

【辨证思路】

本案可谓丁先生治外感夹湿、内外合邪之范例。丁先生所处江南乃多湿之地，外感诸病每多夹湿。《灵枢·营卫生会》说："太阴主内，太阳主外。"太阳病是外感病的初期阶段。风邪伤及太阳之表，风为阳邪，其性开泄，因而汗出。怕风、当风而恶，即为恶风，是因为风邪在表，卫气不利而致。邪气束表，气血运行不畅，则遍体酸疼。感冒病发必有外因，但还要和人的体质结合起来。本案中患者应兼有脾失健运，湿滞内阻，痰气互结，阻遏中焦，故见胸闷泛恶，腹内作胀。此案乃内外合邪之证，病多纠缠难解，当不受"伤寒"三阳经传变的约束，因而必须详细审证，三因制宜，方可取效。

【治疗经验】

对本案，丁先生以疏解外邪、化滞畅中为法。取发表之轻剂，外透表邪，又兼以行气宽中、内化痰湿。方用桂枝配芍药，取桂枝汤意，重在调和营卫而发表解肌，以兼有行滞之赤芍易白芍，生姜发表散寒、开胃止呕，不用甘草、大枣乃防其助湿。方中合二陈汤燥湿化痰，取赤茯苓益胃保肺、利湿止呕，长于利水而更有清热的作用。再加神曲、大腹皮、白蔻仁等行气宽中化湿，枳壳、桔梗、紫苏梗等调节气机升降以化滞畅中。纵观全方，药尚轻灵，表里兼顾，面面俱到，此亦丁先生用药特色之一。

（二）湿温案

杨左，湿温七天。身热有汗不解，午后入夜尤甚。口苦而干，渴不多饮，脉濡滑带数，舌苔薄腻。伏邪蕴湿，逗留膜原，少阳阳明为病。前进达原宣化不应，今拟柴葛解肌加味。

软柴胡八分，清水豆卷四钱，仙半夏钱半，六一散（包）三钱，粉葛根一钱五分，赤茯苓三钱，六神曲三钱，泽泻钱半，甘露消毒丹（包）四钱。

二诊，服药两剂，身热较前大减，脘腹不舒，纳减少寐。余邪湿热未楚，胃不和则卧不安也。脉濡滑，苔薄腻微黄。今拟芳香淡渗，以清余氛，更当避风节食，不致反复为要。

清水豆卷四钱，佩兰叶钱半，仙半夏钱半，炒枳壳一钱，广藿香钱半，赤茯苓三钱，炒秫米三钱（包），炒麦芽四钱，川通草八分，益元散（包）三钱，佛手八分，甘露消毒丹（包）四钱。（《丁甘仁医案·湿温案》）

【辨证思路】

本案辨为伏邪蕴湿，少阳阳明为病的湿温病。丁先生对外感热病的辨治，善于将六经辨证融会贯通于温病辨治之中，不拘泥于温病的卫气营血与三焦辨证。对湿温病，先生认为湿热之邪常表里兼受，其势弥漫，蕴蒸气分最久，湿与温合，其性缠绵难解，症情错杂，或从阳化热，或从阴变寒，与伤寒六经之传变多相符合。用六经辨证来治湿温病简便易行，定位准确。本案患者症见身热有汗不解、脉来濡数，皆为湿热蕴结熏蒸之象。湿为阴邪，及暮阴盛，故午后入夜尤甚。湿热困阻，津不上承，故口苦而干，但渴不欲饮。邪已入里，伏邪蕴湿于少阳阳明间，逗留膜原。由于湿温病是湿、热两种邪气为患，所以在辨证过程中还要分清湿邪与热邪孰轻孰重，以选择祛湿为主还是清热为主的针对性治疗方案。

【治疗经验】

对本案，丁先生在前进达原宣化不应的情况下，以柴葛解肌汤加减治疗。柴葛解肌汤方出自明代陶华的《伤寒六书》，乃为伤寒表邪未解，又化热入里，太阳、阳明、少阳三阳合病所设。此方亦可异病同治，用于内滞湿热、外束风寒之感冒或流感治疗。丁先生治疗外感热病常经方与时方合用，充分体现熔伤寒与温病学说于一炉的治学态度，由此案可窥见一斑。丁先生治湿温初起，症见恶寒发热、有汗身热不解、胸闷泛恶者，用桂枝汤、三仁汤化裁；对邪留膜原、寒热往来、口苦而干、渴不多饮者，用柴葛解肌汤加减；若热在阳明、蕴蒸气分、弥漫三焦，症见有汗而热不解，用栀子豉汤合六一散加荷梗、通草等上下分清；若湿热相搏、表里同病、表邪未解者，予葛根芩连汤解肌以达表邪、清热以化里湿；如热重于里，属"阳明之温甚炽，太阴之湿不化，蕴蒸气分，漫布三焦，有温化热、湿化燥之势，治以苍术白虎汤，重用石膏，再加银翘之类"；温邪化热，自阳明经入腑者，则以调胃承气汤加青蒿、白薇、牡丹皮、赤芍等"导滞通腑为主，清温凉营佐之，使有形之滞得下，则无形之邪自易散解"。丁先生遇湿胜而阳微者，则常按三阴经施治。

（三）脘痛案

朱童，脘痛喜按，得食则减，脉象弦迟，舌苔薄白。中虚受寒，肝脾气滞。拟小建中汤加味。

大白芍三钱，炙甘草一钱，肉桂心四分，云茯苓三钱，陈广皮一钱，春砂壳八分，乌梅肉四分，全当归二钱，煨姜两片，红枣四枚，饴糖四钱（烊冲）。（《丁甘仁医案·脘胁痛案》）

【辨证思路】

本案辨为中虚受寒、肝脾气滞的胃脘痛。患者症见胃痛喜按，得食则痛减，此为中虚，脉弦主肝气郁滞，迟为寒证。对于痛症，丁先生强调调畅气机为治痛关键。丁先生重视调理脾胃，其在李东垣脾胃学说和叶天士胃阴学说的基础上，强调"脾与胃迥然有别"，对各种病证及重症病后调理等均重视脾胃。对脾胃不和者予扶土和中；对脾胃阳虚者予理中汤加味；对大便燥结，脾不能为胃行其津液者，予养正和中。正因为脾胃为后天根本，为补给营养之源泉，对痰饮病肺肾两亏者，先重培补后天；肿胀病，脾虚木旺，予健脾分消；土虚木乘，尤重健脾；虚损者，益卫气、扶中土，则予黄芪建中汤等。有统计示，《孟河丁氏医案》处方648张，以补气药为君者最多，人参、黄芪为君者165张，占近26%，亦反映了先生重益气健脾的治疗特点。

【治疗经验】

丁先生有"寒客中焦，法当通阳行气""中虚受寒，治当温中补虚"的治疗观点，故仿仲景小建中汤加减，肉桂易桂枝，生姜改煨姜，意在加强温中散寒作用。先生重视调治脾胃，设立了扶土和中、扶土养正、和中分利、和中化浊、抑木扶土、抑木扶土佐以益火、养胃清热、补中益气、温运脾阳等法。在《诊方辑要》中，丁先生列举了数条调和中焦之法，使脾胃受纳、运化调和，升降和合，则纳少肢倦，大便或结或溏，或畏冷形寒，或泛吐清水，诸症可望得以消除。

（四）类中风案

钟左，类中舌强，不能言语。神识时明时昧。苔薄腻，脉弦小而滑，尺部无神。体丰者，气本虚，湿胜者，痰必盛。气阴两耗，虚风鼓其湿痰，上阻廉泉之窍，症势颇殆，舍息风潜阳清神涤痰不为功。

生白芍三钱，云茯苓三钱，陈胆星八分，九节石菖蒲一钱，滁菊花三钱，煨天麻八分，川象贝各二钱，蛇胆陈皮三分，生石决一两，竹沥半夏三钱，炙远志一钱，嫩钩钩三钱，后入淡竹沥一两五钱（生姜汁两滴，同冲服）。（《丁甘仁医案·类中案》）

【辨证思路】

本案患者素体丰，气虚，湿痰困重，气阴两耗，肝风内动，虚风极易夹湿痰侵袭经络，脉络阻塞，气血逆乱而发病。丁先生于《诊方辑要》中，列"外风引动内风，挟痰热上扰入络"势成类中，"外风引动内风，挟痰湿入络"类中之萌芽，"营阴素亏，肝风挟湿痰入络"类中症，"阴虚风阳挟痰"类中症各一条，以作示范。丁先生认为，类中风的发生有因外风引动内风者，有因素体亏耗，肝风夹痰或痰湿所致者，辨证总不离风、痰、湿、火、虚等病理机制，临证中根据轻重缓急辨证论治。

【治疗经验】

本案患者本虚标实，病势颇殆，故丁先生指出舍息风潜阳、清神涤痰不为功，方以治风痰之药为主，冀以急则治其标，取痰去风息、风解痰化之义。丁先生治中风早期，有外风引发者，强调疏风、息风，喜用菊花、钩藤、桑枝、秦艽等，于辨证中还用桂枝、麻黄配附子，以助阳驱风；如因营阴亏虚为本者，则予养血和营、平肝息风、化痰通络，以当归、丹参配天麻、僵蚕、浙贝母、橘红等；如阴虚风阳夹痰者，则用沙参、麦冬、石斛配石决明、钩藤、贝母、竹沥、天竺黄等养阴清热、平肝息风、化痰通络之剂。另外，因中风成因复杂，病情变化多端，丁先生还有诸多变通治法，如阳虚脾弱而气血亏虚者，亦每用助阳和营、化痰通络之剂。

三、复习思考题

1. 丁甘仁治外感病的辨证用药特点是什么？
2. 丁甘仁治中风病的辨证特点是什么？

扫一扫知答案

第三节　曹颖甫医案

扫一扫看课件

一、名医简介

曹颖甫（1866—1937），名家达，字颖甫，又字尹孚，号鹏南，晚署拙巢老人，江苏江阴人，曾就读于南菁书院。1902年中举人，科举制度废除后致力于医学。1920年在丁甘仁创办的上海中医专门学校任教务主任，主讲国文和《伤寒论》，兼主持上海慈善团体同仁辅元堂的医务。出入门下者数百人，以秦伯未、章次公、王慎轩、姜佐景、张赞臣、严苍山、黄汉栋等最为著名。迨1937年抗战爆发，曹归故里，拒绝出任维持会会长，后惨遭日寇杀害。曹颖甫所处的时代，温病取代伤寒成为学术的主流；"古方不能治今病""江南夏日无伤寒"等观点盛行。在伤寒、温病争论中，伤寒处于不利地位。但曹颖甫悉心研究仲景学说，治学严谨，师古而不泥古，参西而不背中，亲身体验经方疗效，为中医学正本清源，对《伤寒论》学术思想的发展作出了重要贡献。他善用经方，毕生悉用仲景方治病，"用经方取效者十常八九"，时人有"曹派"之称。任应秋先生评价他为"近代一个纯粹的经方家"，是20世纪沪上著名的中医学家和近代经方派的代表人物。曹颖甫认为《伤寒论》《金匮要略》是中医临床辨证论治的根本，强调"经方"是后世方剂的基础。提出"以经方为源，时方为流"；欲还原伤寒的学术源头地位，认为"温病始于太阳"，可用六经辨证来统温病；强调临床实践的重要性，提出"经方实验"，在实践中验证经方的主张，认为经方良法胜时方，古方可以治今病，并在此基础上对经方的运用有所创新。曹颖甫主张治病务求速效，认为"重量愈病也迅""欲求速效，授以猛剂"，尽快尽力地治好疾病才是医生的责任。著有《伤寒发微》《金匮发微》《经方实验录》《曹颖甫先生医案》等。

二、医案导读

（一）感冒案

予友沈镜芙先生之房客某君，十二月起即患伤寒。因贫无力延医，延至一月之久。沈先生伤其遇，乃代延予义务诊治。察其脉浮紧，头痛，恶寒，发热不甚，据云初得病时即如是。因予：麻黄二钱，桂枝二钱，杏仁三钱，甘草一钱。又因其病久胃气弱也，嘱自加生姜三片、红枣两枚，急煎热服，盖被而卧。果一刻后，其疾若失。按每年冬季气候严寒之日，患伤寒者特多，我率以麻黄汤一剂愈之，谁说江南无正伤寒哉？（《经方实验录・第一〇案：麻黄汤证其四》）

【辨证思路】

《黄帝内经》有一日太阳，二日阳明，三日少阳……之说。然此案虽病一月之久，其现症头痛、恶寒、发热不甚、脉浮紧，符合《伤寒论》第35条经文："太阳病，头痛，发热，身疼，腰痛，骨节疼痛，恶风，无汗而喘者，麻黄汤主之。"故曹颖甫并不依据其病已延及一月之久，而是根据现临床表现，"初得时即如是"的病变过程，辨其病仍在太阳，尚未传变至阳明。盖其人正气本旺，故能与邪久持。因外感风寒，邪气束表，肺气不宣，卫气不得外达，故见头痛、恶寒、发热不甚、脉浮紧等，即外感风寒所致的感冒病证。

【治疗经验】

曹颖甫笃嗜仲景经方，其用方精锐猛烈，长于攻治。当时世俗谓"南方无伤寒，夏日无伤寒"，大江南北盛行温病学术，曹颖甫身处于时医之林，但他深研经方并经大量临床验证后，独倡经方，提出有其证即用其方，不必因季节、节气、传变时间而弃用。此案病程虽有一月之久，却系外感风寒表实证无疑，《伤寒论》第46条经文云："太阳病，脉浮紧，无汗，发热，身疼痛，八九日不解，表证仍在，此当发其汗。"第51条经文云："脉浮者，病在表，可发汗，宜麻黄汤。"故选用麻黄汤治疗，一剂而愈。药用肺经专药麻黄，发汗解表，宣发肺气，与解肌退热、透营达卫的桂枝相配合，二者相须配伍，加强发汗解表而散风寒之功，且桂枝能温通经脉而除头痛；再配伍肃降肺气的杏仁，同麻黄一宣一降，增强宣肺平喘之功；炙甘草调和诸药，又能缓和麻、桂的峻烈之性，使汗出不至过猛而耗伤正气。

（二）咳喘案

冯仕觉，七月廿一日：自去年初冬始病。咳逆，倚息，吐涎沫，自以为痰饮。今诊，得两脉浮弦而大，舌苔腻，喘息时胸部间作水鸣之声。肺气不得疏畅，当无可疑。昔人以麻黄为定喘要药，今拟用射干麻黄汤。

射干四钱，净麻黄三钱，款冬花三钱，花紫菀三钱，北细辛二钱，制半夏三钱，五味子二钱，生姜三片，红枣七枚，生远志四钱，桔梗五钱。

拙巢注愈。（《经方实验录·第四五案：射干麻黄汤证其一》）

【辨证思路】

《金匮要略·肺痿肺痈咳嗽上气病脉证治》云："咳而上气，喉中水鸡声，射干麻黄汤主之。"本案患者初冬得病，咳逆，倚息不得平卧，为寒饮郁于肺脏，肺气不得疏畅，失其宣降功能所致；因痰阻气道，气触其痰，故喉中痰鸣如水鸡声；痰饮随气而上冲，则吐痰涎；苔腻、脉弦，均是寒饮咳喘的常见舌脉。现代临床常见于支气管哮喘、急慢性支气管炎、慢性阻塞性肺病、肺源性心脏病等。

【治疗经验】

曹颖甫主张"以经方为源，时方为流"，经方良法胜时方。辨证准确后，为了尽快地治好疾病，就要用猛剂。这里说的猛剂，包括药物的峻猛，也包括剂量的重用，认为"和则无猛峻之剂，缓则无急切之功""夫轻剂愈疾也缓，重量愈病也迅"。此患者宜用射干麻黄汤温肺化饮，下气祛痰。方中麻黄宣肺温肺，化饮散寒，止咳平喘，开达气机；寒饮结喉，以射干泻肺降逆，利咽散结，祛痰化饮，其为君药。寒饮内盛，以细辛、远志温肺化饮，温宣肺气；肺主宣降，以款冬花宣肺化饮止咳；紫菀泻肺止咳，降逆祛痰，温化寒饮，调畅气机，与款冬花相配，一宣一降，调理肺气；痰饮蕴结，以半夏燥湿化痰，温肺化饮，利喉涤痰；生姜降逆化饮，畅利胸膈，助半夏降逆化痰，共为臣药。肺气上逆，以五味子收敛肺气，使肺气宣降有序，兼防宣发降泄药伤肺气，为佐药。大枣补益中气，生化气血，滋荣肺气，为佐使药。方中重用北细辛二钱、桔梗五钱，一剂奏效。

（三）便秘案

予尝诊江阴街肉庄吴姓妇人，病起已六七日，壮热，头汗出，脉大，便闭，七日未行，身不发黄，胸不结，腹不胀满，惟满头剧痛，不言语，眼张，瞳神不能瞬，人过其前亦不能辨，证颇危重。余曰："目中不了了，睛不和，燥热上冲，此阳明篇三急下证之第一证也。不速治，行见其脑膜爆裂，病不可为矣。"于是遂书大承气汤方与之。

大黄四钱，枳实三钱，川朴一钱，芒硝三钱。

并嘱其家人速煎服之，竟一剂而愈。盖阳明燥气上冲巅顶，故头汗出，满头剧痛，神识不清，目不辨人，其势危在顷刻。今一剂而下，亦如釜底抽薪，泄去胃热，胃热一平，则上冲燥气因下无所继，随之俱下，故头目清明，病遂霍然。非若有宿食积滞，腹胀而痛，壮热谵语，必经数剂方能奏效，此缓急之所由分。是故无形之气与有形之积，宜加辨别，方不至临诊茫然也。（《经方实验录·第三一案：大承气汤证其三》）

【辨证思路】

此案伤寒六七日不解，壮热，头汗出，脉大，便闭，乃热邪伏里，灼竭津液，归入阳明热结成实。身不发黄，胸不结，说明病不在少阳而在阳明。里热蒸腾，阳明燥气上冲巅顶，故头汗出，满头剧痛，不言语。《伤寒论》第252条经文云："伤寒六七日，目中不了了，睛不和，无表里证，大便难，身微热者，此为实也，急下之，宜大承气汤。"盖五脏六腑之精气皆上注于目，瞳神为肾所主，热邪不燥胃津，必耗肾液。今眼张，瞪目直视，目不识人，为燥热亢盛，肾中真阴欲竭之危重证候。阳明病三个"急下之"的症状群分别为"目中不了了，睛不和""发热、汗多""发汗不解，腹满痛"，均为阳热偏亢，阴液潜消所致，急用大承气汤变峻下热实法为急下存阴法。

【治疗经验】

此案患者阳热亢盛，内灼阴液，燥气上冲，病势危急，迟则莫救，故用大承气汤釜底抽薪、急下存阴，泻阳明之热，胃热一平，则上冲之燥气因下无所继，随之俱下，故头目清明，病遂愈。曹颖甫认为本案不是由于宿食积滞等有形之积所致的腹胀而痛、壮热谵语，需数剂方能奏效，而是无形之燥气上冲所致，故一剂即愈。临诊时应对两者的缓急加以辨别，才不至于茫然。通过此案，曹颖甫验证了"目中不了了，睛不和，确为至危至急之候"，运用仲景急下之方大承气汤治之得法，能迅速获效。并认为"目中不了了，睛不和，即为脑病之外征。外见目疾，内实脑病……而治无第二法门，舍大承气汤莫属也"。体现了他主张运用仲景猛峻方剂快速治疗疑难病、急重病的实践经验。

（四）狂证案

住毛家衖鸿兴里门人沈石顽之妹，年未二十，体颇羸弱。一日出外市物，骤受惊吓，归即发狂，逢人乱殴，力大无穷。石顽亦被击伤腰部，因不能起。数日后，乃邀余诊。病已七八日矣，狂仍如故。石顽扶伤出见。问之，方知病者经事二月未行。遂乘睡入室诊察，脉沉紧，少腹似胀。因出谓石顽曰：此蓄血证也，下之可愈。遂疏桃核承气汤与之。

桃仁一两，生军五钱，芒硝二钱，炙甘草二钱，桂枝二钱，枳实三钱。

翌日问之，知服后下黑血甚多，狂止，体亦不疲，且能啜粥，见人羞避不出。乃书一善后之方与之，不复再诊。（《经方实验录·第六七案：桃核承气汤证其二》）

【辨证思路】

本案患者月经已有二月未行，虽诉其体质颇羸弱，但诊见少腹似胀，脉沉紧，可知非精血不足所致，当是瘀血蓄结下焦，致经血受阻。下焦蓄血日久，则瘀热内生；体颇羸弱，气弱则神怯，故受惊吓后易气机紊乱，诱发瘀热上扰心神。心主血脉，主神志，心神受扰，随即发狂。《伤寒论》第106条经文云："太阳病不解，热结膀胱，其人如狂，血自下，下者愈。其外不解者，尚未可攻，当先解其外；外解已，但少腹急结者，乃可攻之，宜桃核承气汤。"第124条经文云："太阳病六七日，表证仍在，脉微而沉，反不结胸，其人发狂者，以热在下焦，少腹当硬满，小便自利者，下血乃愈。"而本案无外邪入侵之表证，为下焦瘀血、瘀热互结所致的发狂病证，当用下法。

【治疗经验】

瘀热互结于里，且在下焦，宜因势利导。曹颖甫宗仲景之法活血化瘀，通下瘀热，使瘀血得去，邪热得泄，则神志自宁，方用桃核承气汤。重用桃仁一两，活血祛瘀，润下通便；生大黄五钱，下瘀泄热，二者合用，直达病所，予邪以出路；桂枝辛温通经活血，"能活动脉之血者也"，既助桃仁活血祛瘀，又防寒凉药凉遏留瘀；芒硝咸寒软坚去实；炙甘草调和诸药，益气和中，以防祛瘀伤正。更加枳实以消胀除积。患者服药后第二天下黑血甚多，发狂止，可知下焦瘀热从大便而出，神志无瘀热所扰则复清明。曹颖甫认为，下焦瘀血证不仅见于女子经闭，也可见于"男子少腹胀痛"，运用"桃核承气汤下后，虽未彻底，而少腹渐软"，其证治机理相似。此案狂止而体不疲，认为其病者体弱不甚，且方药正中其病机。"即使病者体气过虚，或药量过剂，使下后疲惫者，不妨用补剂以调之"。此案体现了曹颖甫正虚不避攻的治疗理念，是其勤于思考、创新，善用经方的重要特色。

三、复习思考题

1. 曹颖甫的学术思想有哪些？
2. 曹颖甫运用经方治疗的临床经验特点是什么？

扫一扫 知答案

第四节　施今墨医案

扫一扫 看课件

一、名医简介

施今墨（1881—1969），"北京四大名医"之一，中国近代中医临床家、教育家、改革家。祖籍浙江省杭州市萧山区，原名毓黔，字奖生。13岁随舅父河南安阳名医李可亭学医，20岁左右独立行医，并遍游全国，医理通彻，经验丰富，疗效卓著。施今墨学术上主张中西医结合，辨病与辨证相结合，但始终坚持中医的辨证论治为主，强调"有是症，用是药"，提出"以阴阳为总纲，表里虚实寒热气血为八纲"的十纲辨证法，创立了七解三清、三解七清及五清五解治法。施今墨善于处方，精于配伍，擅用"对药"，重视药物比例。施今墨长期从事中医临床，治愈了许多疑难重症，创制了许多新成药，献出700个验方。《施今墨对药》是其学生、长女婿祝谌予随他学医时，经留心收集、整理出100多对药，学生吕景山毕业后将此药对又加工整理出版的。另有经其后人及学生整理出版的《施今墨临床经验集》《施今墨医案解读》等著作流传于世。

二、医案导读

（一）糖尿病案（气阴两伤心肾两虚型消渴案）

钟某，男，24岁。病历号：56-11-68。

在某医院检查血糖、尿糖均高，时已两年，经常注射胰岛素治疗。现症为口渴，饮水甚多，全身乏力，头晕而痛，失眠，多尿，血压为150/90mmHg。

舌苔薄白，脉象寸旺尺弱。

辨证立法：肾阴亏损，相火妄炎，阴损于下，火炎于上，火烁津伤，遂致口渴思饮。心肾不交，则常失眠头晕。消耗日久，正气渐衰，全身乏力之症现。寸脉旺则阳亢，尺脉弱为肾亏。证属心肾两虚，气阴两伤，当滋肝肾之阴，消妄炎之火，养心安神并重，多服数剂，冀获疗效。

处方：生黄芪30g，五味子10g，怀山药24g，甘枸杞15g，白蒺藜12g，白薇6g，朱茯神、朱寸冬各10g，怀牛膝15g，瓜蒌子、瓜蒌根各6g（同打），茅苍术6g，润玄参15g。

引：鸡、鸭胰各1条，煮汤代水煎药。

二诊：服药19剂，头晕痛及失眠均见好转，血压已降至120/90mmHg，渴饮尿多，仍本前法，再加药力。

处方：生地黄、熟地黄各10g，茅苍术6g，黑玄参15g，瓜蒌根、瓜蒌子各10g（同打），山茱萸12g，甘枸杞15g，生黄芪30g，五味子10g，怀山药24g，夏枯草12g，沙苑子12g，东白薇6g，粉丹皮6g。

引：鸡、鸭胰各1条，煮汤代水煎药。

三诊：前方连服20剂，除尚觉乏力之外，恢复正常，拟用常方巩固。

处方：朱茯神、朱麦冬各10g，生地黄、熟地黄各15g，甘枸杞18g，金狗脊15g，紫河车10g，女贞子10g，宣木瓜10g，润玄参15g，鹿角胶10g（另烊兑服），生黄芪30g，五味子10g，怀山药30g，野党参12g。（《施今墨医案解读·第六章·第二节》）

【辨证思路】

本案糖尿病而兼高血压，施氏辨证为心肾两虚，相火妄炎，气阴两伤。肾阴亏损，相火妄炎，阴损于下，火炎于上，火烁津伤，遂致口渴思饮。心肾不交，则常失眠头晕。消耗日久，正气渐衰，全身乏力之症现。寸脉旺则阳亢，尺脉弱为肾亏。

【治疗经验】

施今墨以滋肝肾之阴为主，益气降火为辅，阴复津回，水升火降，五脏可安而各项指标恢复正常。此案仿大补地黄丸方［《证治准绳·类方》第一册方：黄柏（盐酒炒）、熟地黄（酒蒸）各四两，当归（酒洗）、山药、枸杞子各三两，知母（盐酒炒）、山茱萸、白芍药各二两，生地黄二两五钱，玄参、肉苁蓉（酒浸）各一两五钱］，另加白薇、夏枯草清肝，五味子、沙苑子滋肾，瓜蒌子、瓜蒌根（天花粉）清热止渴。前后共服汤药 39 剂，症状逐次消除，血压也恢复正常，最后以常方巩固疗效。在三诊常方中加紫河车、鹿角胶等血肉有情之药，滋肾阴补肾阳，以治其本。施今墨据自身临床经历认为，糖尿病从中医辨证来看，临床中以虚证、热证为多，实证、寒证较少，尤以虚热之证最为常见。治虚热证，习用白芍、五味子、生地黄、麦冬、玄参、乌梅等药，酸甘化阴、生津补液，且能除热。从病机演变看，相火妄炎实为标，脾失健运、精气不升方为本。因此，治疗糖尿病，除滋阴清热外，健脾补气实为关键一环。另外，糖尿病兼有血压高者，多属阴阳失调，治疗时不须专治血压，只治其本，血压多能恢复正常。鸡、鸭胰子煮水代水煎药，是脏器疗法，以脏补脏是也，用之临床颇有效验。本案中施今墨运用的主要药对如下。

1. 黄芪 – 山药　黄芪甘温，补气升阳，利水消肿，而偏于补脾阳；山药甘平，补脾养肺，养阴生津，益肾固精，而侧重于补脾阴。二药伍用，一阳一阴，阴阳相合，相互促进，相互转化，共收健脾胃、促运化、敛脾精、止漏浊，消除尿糖之功。黄芪、山药伍用，系施今墨临证经验所得，用于降低尿糖。意即取黄芪的补中益气、升阳、实腠理等作用，与山药的益气阴、固肾精的功用相合，谓之相互为用，益气生津，健脾补肾，涩精止遗，使尿糖转为阴性也。《中华药海》载："山药配黄芪，甘温，固表益卫，补中益气，升提中焦清气，补气生血，利水消肿。二药配用，补脾之阴阳，对糖尿病、肾炎水肿有效，主治消渴水肿。"

2. 苍术 – 玄参　苍术苦温燥湿，辛香发散，功专健脾燥湿，升阳散郁，祛风明目；玄参咸寒，质润多液，功擅滋阴降火，泻火解毒，软坚散结，清利咽喉。苍术突出一个燥字，玄参侧重一个润字。二药伍用，以玄参之润制苍术之燥，又以苍术之温燥制玄参之滞腻。两药参合，一润一燥，相互制约，相互促进，建中宫、止漏浊、降低血糖甚妙。苍术、玄参伍用降低血糖，系施氏之经验。许多人认为，治消渴病不宜用辛燥之苍术。据施氏云，用苍术治糖尿病以其有"敛脾精"的作用。苍术虽燥，但伍玄参之润可制其短而展其长。根据 1936 年经利彬、李登榜等研究，用苍术浸膏试验于家兔及蟾蜍，证明苍术有抑制血糖作用，其抑制作用以注射后 3 小时为最佳。又有药理研究用苍术煎剂给家兔灌胃，对四氧嘧啶引起的糖尿病有降低血糖的作用，在给药的 10 天内，血糖不断下降，停药后血糖未见回升；玄参试验于家兔，证明有使血糖下降的作用。说明施氏应用苍术配玄参降血糖是有其科学根据的。

施氏之高足祝谌予在辨证的基础上，单用苍术配玄参治疗隐性糖尿病，获得降血糖的满意效果。可见苍术与玄参伍用，是经得起实践检验的。

3. 白蒺藜 – 白薇 蒺藜平肝降逆，疏肝散郁，祛风明目；白薇清血热、退低热，凉肝除烦，安眠。二药伍用，清热平肝、凉血安神、行血止痛之力增强。施氏临证处方时，习惯以白薇、蒺藜伍用，善治头昏、头晕、头痛诸症，凡证属血虚肝旺者，屡用有验。血热较甚，以头昏、头晕为主者，多取白薇，少用蒺藜；若头痛颇著，则多用蒺藜，少取白薇；昏、晕、痛并存，二者各半为宜。

4. 玄参 – 麦冬 玄参咸寒，滋阴降火，软坚散结，清热解毒，清利咽喉；麦冬甘寒，清心润肺，养胃生津，解烦止渴。玄参色黑，偏于入肾；麦冬色白，侧重入肺，又兼走胃。二药伍用，一肾一肺，金水相生，上下既济，养阴生津，润燥止渴甚妙。

玄参与麦冬、生地黄参合，谓之增液汤，功专滋阴润燥，善治津液不足，口干口渴，舌干红、少苔等症。

玄参、麦冬伍用，善治糖尿病，证属"上消"者。盖肺为水之上源，肾为水之下源，上水不足，必引下水自救，故肺肾兼顾，最得制方之妙也。

5. 生地黄 – 熟地黄 生熟地亦简称二地。生地黄性凉而不寒，养阴清熟，凉血止血；熟地黄甘温黏腻，补益肝肾，滋阴养血，生精补髓；二药伍用，相互促进，其功益彰，共奏滋阴补肾、益精填髓、补血生血、养阴凉血、清热退热之功。生地黄以养阴生津为主，熟地黄以滋阴填精为要，生地黄偏于凉血止血，熟地黄偏于补血益髓。二药炒炭入药，功善止血养血，宜治疗出血性疾病。

生地黄、熟地黄伍用，出自《景岳全书》二黄散。生地黄、熟地黄各等份，研为细末，每次服10g。治胎漏下血，或内热晡热，或头痛头晕，或烦躁作渴，或胁肋胀痛等症。

6. 茯神 – 麦冬 茯神为茯苓菌的菌核抱松根而生的部分，味甘、淡，性平，入心、脾经。因本品抱木心而生，故入心者居多，功专导心经之痰湿，以开心益智、安魂养神。麦冬又名麦门冬，味甘、微苦，性微寒，入心、肺、胃经。本品既能养阴润肺、化痰止咳，又能养胃阴、生津液、润肠燥，还能清心除烦。茯神入心经以导其痰湿，而开心益智，宁心安神；麦冬甘寒养阴，苦寒清热，生津益胃，润肺清心除烦。茯神以补心气为主，麦冬以补心阴为要。二药伍用，一阴一阳，相互促进，共收养心宁心、镇静安神之功。

施氏临证处方时，习惯以朱茯神、朱麦冬配伍应用。意即茯神、麦冬二药用朱砂拌之，以引药入于心经，而达养心潜阳、镇静安神、增进睡眠之功。

（二）痛经案

武某，女，16岁。病历号 53-6-484。

13 周岁月经初潮，三年间只来 5 次，每次腹痛甚剧，量少色黑，别无他证。舌苔正常，脉象沉迟。

辨证立法：《诸病源候论》云："妇人月水来腹疼痛者由劳伤血气，以致体虚，受风冷之气，客于胞络，损冲任之脉。"故脉象沉迟，经来腹痛，治以调冲任、散寒湿为宜。

处方：盐橘核、盐荔核各 10g，酒延胡索 10g，川楝子 6g，祁艾叶 6g，台乌药 6g，醋香附 10g，醋柴胡、桂枝各 3g（同炒），益母草 12g，炙甘草 3g，杭白芍 10g，砂仁 5g，酒当归 10g，生、熟地（同捣）各 6g，酒川芎 5g，阿胶珠 10g。

二诊：服药 6 剂，适届经期，竟然未痛，遵嘱每于经前一周即服此方数剂。（《施今墨医案解读·第十章·第一节》）

【辨证思路】

经来腹痛，多见于初行经时不重视经期卫生，饮冷遇寒，或肝郁气滞，或为血瘀，或为血虚，均可致痛经。临床上痛经之为病，因寒者多，因热者少，辨证正确，治之匪难。本案即因寒凝胞宫，气血凝滞而致痛经。故见脉象沉迟、经水迟来、腹痛、量少色黑之症。

【治疗经验】

本案之痛经，因寒凝胞宫，气血凝涩所致，故治当温经散寒以温暖胞宫，养血活血以调理冲任。方系化裁艾附暖宫丸、胶艾四物汤、乌附汤诸方，用桂枝、柴胡，则有通调营卫之作用，其效更显。二诊时诉服药 6 剂，恰值经期而竟然未痛，即是明证。本案中施今墨运用的主要药对如下：

1. 橘核 – 荔枝核　橘核沉降，入足厥阴肝经，功专行气、散结、止痛；荔枝核善走肝经血分，功擅行气、散寒、止痛。二药参合，专入肝经，直达少腹，祛寒止痛、散结消肿之功益彰。橘核、荔枝核伍用，应用范围甚广，治小肠疝气，阴囊、睾丸肿痛者，习惯与炒小茴、吴茱萸合用；治气滞血瘀，胃脘疼痛，少腹疼痛，宜与香附、乌药参合。

施氏经验，橘核、荔枝核均以盐炙入药，意即令其专走下焦，提高治疗作用。

2. 艾叶 – 香附　艾叶温经止血，暖胞散寒止痛；香附开郁调经，行气止痛。艾叶除沉寒痼冷为主，香附开郁行气为要。二药参合，温开并举，调经散寒、理血利气、通经止痛的力量增强。艾叶、香附伍用，出自《寿世保元》艾附暖宫丸。治子宫虚寒不孕，月经不调，肚腹时痛，胸膈胀闷，肢怠食减，腰酸带下等。

3. 香附 – 乌药　香附辛散苦降，不寒不热，善于理气开郁，为妇科调经之良药。善入血分，故有人称其为"血中气药"。又长于宣散，能通行十二经脉，疏肝理气，调经止痛。乌药辛开温通，顺气降逆，散寒止痛，温下元，调下焦冷气。香附以行血分为主，乌药专走气分为要。香附偏于疏肝理气，乌药长于顺气散寒。二药伍用，直奔下焦，共奏行气消胀、散寒止痛之效。

香附、乌药伍用，出自《韩氏医通》青囊丸。方由香附、乌药组成，治一切气痛。《局方》加入甘草一味，名曰小乌沉汤，治气逆便血不止。香附行血中之气，乌药调下焦冷气。二药合用，排气除胀力增。根据临床观察，各种原因引起的腹内积气，胀满不适，甚则疼痛，用之均易排除浊气，消胀止痛，对于急慢性肝炎，表现为午后腹胀者，用之颇效。

4. 杭白芍 – 桂枝　杭白芍敛阴和营，养血柔肝，调和肝气为主；桂枝振奋气血，调畅血脉，达卫气以和营解肌为要。二药伍用，发汗之中寓有敛汗之意，和营之内有调卫之力。白芍养血敛阴而不滞邪，桂枝和营解肌而不伤阴。二药相合，一收一散，一寒一温，相互制约，而收调营卫、和气血、启发心阳、益阴止汗之功。

施今墨临证处方时，习惯以川桂枝、杭白芍同炒并用，善治营卫不和、时有燥汗、表虚寒证不解者。若治四肢麻木、酸楚、关节疼痛者，易桂枝为桂枝木，但用量宜大，15～30g 均可。若寒甚四肢发凉者，也可酌加制附片，其效更著。

5. 杭白芍 – 柴胡　白芍养血敛阴，柔肝和血，缓急止痛，清解虚热；柴胡疏肝开郁，和解退热，升举阳气。白芍酸寒收敛，能敛津液而护营血，收阳气而泄邪热，养血以柔肝，缓急而止痛，泄肝之邪热，以补脾阴；柴胡轻清辛散，能引清阳之气从左上升，以疏调少阳之气，而理肝脾、调中宫、消痞满。二药伍用，相互依赖，相互促进，互制其短而展其长。故以白芍之酸敛，制柴胡之辛散，用柴胡之辛散，又佐芍药之酸敛，以引药直达少阳之经，而清胆疏肝，和解表里，升阳敛阴，调经止痛。

6. 川楝子 – 延胡索　川楝子苦寒降泻，清肝火、除湿热、止疼痛；延胡索辛散温通，活血散瘀，理气止痛。二药伍用，相得益彰，清热除湿、行气活血、理气止痛甚效。

川楝子、延胡索伍用，名曰金铃子散，出自《活法机要》。治热厥心痛，或发或止，久不愈者。近代医者用于治疗肝郁气滞，气郁化火所引起的胸腹胁肋疼痛，或痛经，疝气痛，时发时止，食热物则疼痛增剧，舌红苔黄，脉弦或数。

7. 生地 – 熟地　见"（一）糖尿病案（气阴两伤心肾两虚型消渴案）"。

8. 熟地 – 砂仁　熟地黄甘温黏腻，补益肝肾，滋阴养血，生精补髓；砂仁辛散温通，芳香理气，行气和中，开胃消食，温脾止泻，理气安胎。以砂仁辛散之性，去熟地黄黏腻碍胃之弊。二药伍用，互制其短而展其长，补血、滋肾、开胃之力甚妙。用于治疗血少、津亏、腹胀、纳呆等以及胎动欲坠者。

（三）感冒案

张某，男，57 岁。病历号 53-5-430。

身发寒热已 20 余天，曾服药发汗，汗出又复畏风，全身倦怠无力，不思饮食，小便黄且量甚少。舌质红、苔薄黄，脉弦数。

辨证立法：病已 20 余天，邪正相争，寒热时作，病在半表半里之间，故服药虽汗出，而邪仍不得解。小便黄少，苔黄舌红脉弦数，说明兼有里热，拟和表里、清内热、通利膀胱水道之法治之。

处方：赤白芍各 6g，川桂枝、柴胡各 5g（同炒），旋覆花 6g、炒半夏曲 10g（同布包），炒香豉 6g，炒知母 6g，厚朴 5g，炒栀子 10g，煨草果 5g，白通草 5g，白苇根、白茅根各 12g，酒黄芩 10g，酒黄连 5g，赤茯苓 10g，赤小豆 10g，炙甘草 3g。

二诊：药服 4 剂，寒热大为减轻，周身舒畅，20 天以来无此佳象。尿量增多，食欲稍好。

处方：赤白芍各 6g，柴胡 3g，桂枝 1.5g（同炒），旋覆花 6g、炒半夏曲 10g（同布包），车前草、车前子各 6g，赤茯苓、赤小豆各 12g，炒黄连 5g，冬瓜子、冬葵子各 12g，白苇根 18g，炙草梢 3g，焙鸡内金 10g，炒谷芽、炒麦芽各 10g。（《施今墨医案解读·第一章·第一节》）

【辨证思路】

里有蓄热，复染外感，外邪入于半表半里，遂使里热更炽。身发寒热，虽曾服药发汗，但汗出又复畏风，全身倦怠无力，不思饮食，是外感病邪入于少阳半表半里之象，小便黄、量甚少，与舌质红苔薄黄、脉弦数皆为邪入少阳里热渐炽之候。

【治疗经验】

此邪入少阳半表半里之间，外感引动蓄热之证，唯以和解兼清里热之法方能奏效。故初诊以达原饮、柴胡桂枝汤、栀豉汤化裁，方中桂枝与二芍，柴胡与二黄，苇根与茅根，淡豆豉与栀子，草果与知母，一表一里，互助配合，桂、柴、苇、豆、草同施逐邪外出之功，芍、黄、茅、栀、知共起敛阴、清热、凉血之效。清解共伍，体现了施氏善用对药的特点。旋覆花配半夏曲和胃降逆，川厚朴除湿散满，甘草调和诸药并扶正。赤茯苓、赤小豆、通草等药利湿，使邪有出路。本方药味较多，初看杂乱无章，细审方知组方配伍均有法度。

本案虽由外感而致寒热如疟，但因素有蓄热内伏，临床构成复杂之证，"非属风寒正疟"，故施氏不用小柴胡汤，以防"参、甘、姜、枣，温补助邪"，耗伤津液。古人有"疟属少阳"之说，施氏抓住邪在半表半里，兼有蓄热内伏的病机，取达原之意，以和解为法，佐清热利湿之品，宣、疏、清、利共施，一诊便收到了很好的治疗效果，其辨证、立法、组方、配伍俱见巧思。施氏治病的风格，于此案中可见一斑。临床中证候复杂，千变万化，患者的症状往往不能完全符合书本上某证某方，遇此情况，施氏决不墨守成规，而是灵活运用古法古方，体现了古为今用的特点。施氏常说："决不能凑症状以命证，执成方以治病。"

小柴胡汤之应用王孟英说："惟风寒正疟，邪在少阳者，可以按法而投……若温热暑湿诸疟……但执此汤，奉为圣法，则参、甘、姜、枣，温补助邪，骤则液涸神昏，缓则邪留结癖，且有耗阴伤血而成疟劳者。"本案中施今墨运用的主要药对如下。

1. 赤芍 – 白芍 赤芍味苦微寒，清热凉血，活血散瘀；白芍苦酸微寒，养血敛阴，柔肝止痛。赤芍泻肝火，白芍养肝阴。赤芍散而不补，白芍补而不泻。二药伍用，一散一敛，一泻一补，清热退热，养血敛阴，散瘀止痛的力量增强。

2. 白芍 – 桂枝 见"（二）痛经案"。

3. 柴胡 – 白芍 见"（二）痛经案"。

4. 白茅根 – 白苇根（芦根） 白茅根味甘而不腻膈，性寒而不碍胃，利水而不伤阴，善清血分之热；芦根味甘而不滋腻，生津而不恋邪，专清气分之热。二药伍用，一气一血，气血双清，发汗解表，清热退热。用于肺热咳喘，清透疹毒尤佳，还可用于其他疾病引起的各种发热的治疗。

5. 炒香豉 – 炒栀子 栀子味苦气寒，轻飘象肺，色赤入心，善泻心肺之邪热，使其从小便而出，又善解三焦之郁火而清热除烦，栀子炒后入药，既能走血分，以清血分之热，又能出于气分，以清气分之热，可谓气血两清。豆豉色黑，味苦气寒，经紫苏叶、麻黄煮水浸制之后，其气由寒转温，故能发汗开腠理，宣透表邪，散郁除烦。栀子突出一个"清"字，豆豉侧重一个"解"字。两药伍用，一清一解，清解合法，发汗解肌，宣透表邪，清泄里热，解郁除烦甚妙。

6. 知母 – 煨草果 知母苦寒泄热，甘寒滋阴，功专清热泻火，滋阴润燥；草果辛散温通，功擅温中燥湿，化浊，截疟。知母以清里为主，草果以解表为要。二药伍用，一里一表，一寒一热，一阴一阳，相互制约，相互促进，共奏和表里、调阴阳、除寒热、治疟疾之功。

7. 酒黄芩 – 酒黄连 黄芩苦寒，善于清肺、大肠火热；黄连苦寒，善泻心火，除湿散郁。二药参合，清热燥湿，泻火解毒，效果益彰。黄芩清肺火，黄连清心火，二药用酒制之，意即引药直奔上焦，增强清热解毒之力。凡口舌生疮、目赤肿痛、风火牙痛者使用，均有良效。临证处方，黄芩有枯芩、条芩之别。枯芩体轻主浮，专泻肺胃上焦之火；条芩体重主降，专泻大肠下焦之火。黄连大苦大寒，开通散结，清热燥湿，专泻心与小肠之火，故为要药。二药伍用，相得益彰，大肠、小肠之火皆可去之，善治急性肠炎、急性细菌性痢疾。古云"厚肠止泻"，实乃消炎杀菌是也。

施氏认为，黄芩清肺火，黄连泻心火，二者取其酒炒，并走于上，清热解毒之力倍增，除上焦实火之烘热、汗出、心烦诸症甚妙。

8. 旋覆花 – 半夏曲 半夏曲为半夏加面粉、姜汁等制成的曲剂，味苦、辛，性平。本品能燥湿祛痰，和胃止呕，消食化积，散痞除满，下气宽中。旋覆花消痰行水，降逆止呕，宣肺平喘。半夏曲突出一个"燥"字，旋覆花侧重一个"宣"字。二药伍用，一燥一宣，相互促进，和胃降逆，祛稀痰、止咳嗽甚妙。

9. 车前子 – 车前草 车前子、车前草均为车前科植物，合而用之，名曰二草丹。车前子偏于行有形之水液；车前草长于利无形之湿热，兼能凉血止血，可治血尿诸症。二药伍用，清热利湿、通淋利尿之力增强。车前子、车前草伍用，系施氏习惯使用，诸凡泌尿系统疾病均有良效。其中，车前草宜用鲜品，亦可代茶饮，治尿路结石，宜与海浮石、海金沙、金钱草、鸡内金、益元散参合。

10. 赤茯苓 – 赤小豆 赤小豆以清热利湿、利尿消肿、解毒排脓为主，赤茯苓以清利湿热、利窍行水、宁心安神为要。二药伍用，相互促进，清热利湿，利尿排脓，其功益彰。

11. 冬瓜子 – 冬葵子 冬瓜子以清肺化痰、利湿排脓为主；冬葵子以寒滑利窍、利水消胀为要。二药伍用，利湿排脓、消肿止痛之力增强。用于治疗水肿、小便不利、大便不通等症以及肺痈（类似肺脓疡）、肠痈（类似阑尾炎）、悬饮（类似渗出性胸膜炎）诸症。

12. 炒谷芽 – 炒麦芽 谷芽为稻或粟谷的成熟果实（南方用稻，北方用谷）经发芽后，低温干燥而得。麦芽为大麦的成熟种子经发芽后，低温干燥而得。麦芽、谷芽的功效类同，均有启脾进食、宽中消积、和胃补中之功，故二者常常相须为用，以增强疗效。但麦芽消食力强，谷芽和养功胜；麦芽力猛，谷芽力缓；麦芽消面食，谷芽消米食。至于临床上的取舍，应以患者平日以面食为主，还是以米食为主，给予灵活选用。前者宜选麦芽，后者宜用谷芽。若米、面食各半，可二者同用，其效更佳。施氏临床运用谷芽、麦芽颇有法度。每遇饮食所伤，食滞不化者，谷芽、麦芽炒焦入药为治；若胃阴不足，消化无力，没有食欲者，谷芽、麦芽生品入药，用以舒发肝气，升发胃气，用者宜审。另外，生品入药，尚能保持药物的有效成分，以增强疗效。尝治消化系统疾病，如慢性胃炎、萎缩性胃炎、胃及十二指肠壶腹溃疡，或热性病后期和各种癌肿放疗、化疗后的胃阴受损，胃气大伤，以致食欲不振者，均可取得满意效果。

（四）产褥热案

许太太，产后二日，忽发寒热，全身酸楚，恶露极臭，嗜睡，拟退热活血法。

黑芥穗三钱，炒香豉三钱，赤白芍各二钱（醋柴胡钱半同炒），杏仁、桃仁各二钱，泽兰叶二钱，小生地三钱，酒当归三钱，广皮钱半，清半夏三钱，酒川芎钱半，老苏梗钱半，炙草五分。

二诊：前方服二剂后，发热退，智识清，恶露未净。

局方生化汤连服二剂即愈。（《祝选施今墨医案·第十章妇科·产褥热》）

【辨证思路】

此病本为伤风感冒，然特在产褥之时耳，即产后外感之证。当与普通外感一样辨证，明辨感邪性质之寒热、患者体质之虚实。本例患者产后仅二日，必然体虚，气血不足，易于感受外邪而发病。忽发寒热、全身酸楚即是感受外邪之明证，然性质尚不能明确，但多兼风邪可知；恶露极臭、嗜睡说明此时已偏于热邪为患，故知此必风邪乘虚而入，邪热渐及血分为患。

【治疗经验】

本病辨证虽同普通外感一致，然因病发在产褥之时，故治法处方均当顾及患者产后体虚，易阴血受病，当于疏散之剂中酌加血分之药，以清热凉血疏风，自可应手而愈矣。黑芥穗为治产褥热之特效药，故本方用以为主。又加泽兰汤及增损柴胡汤，活血退热。热退邪去后则应专务产后之虚冷，以局方生化汤收功。本案中施今墨共用了4对对药：赤白芍，当归-川芎，半夏-陈皮，桃杏仁。

1. 赤芍-白芍　赤芍味苦微寒，清热凉血，活血散瘀；白芍苦酸微寒，养血敛阴，柔肝止痛。赤芍泻肝火，白芍养肝阴。赤芍散而不补，白芍补而不泻。二药伍用，一散一敛，一泻一补，清热退热、养血敛阴、散瘀止痛的力量增强。

2. 当归-川芎　当归性柔而润，补血调经，活血止痛，化瘀消肿，润燥滑肠；川芎辛温香窜，行气活血，祛风止痛。当归以养血为主，川芎以行气为要。二药伍用，互制其短而展其长，气血兼顾，养血调经、行气活血、散瘀止痛之力增强。当归、川芎伍用，名曰佛手散，又名芎归散，出自《普济本事方》，治妊娠伤胎、难产、胞衣不下等症。

3. 半夏-陈皮　半夏燥湿化痰，消痞散结，健脾止呕；陈皮理气健脾，和胃化痰。二者均入脾经，两药参合，相互促进，故脾可健，湿可去，痰自化，气机通畅，恶心呕吐、咳嗽自除。

4. 桃仁-杏仁　桃仁富有油脂，滑肠润燥，破血行瘀；杏仁质润多脂，行气散结，止咳平喘，润肠通便。桃仁入于血分，偏于活血；杏仁入走气分，偏于降气。二药伍用，一气一血，其功益彰，行气活血，消肿止痛，润肠通便。

三、复习思考题

1. 试述施今墨治疗糖尿病时苍术-玄参药对的运用法度。
2. 施今墨临证善于用对药，试述其谷芽-麦芽药对的运用法度。

扫一扫知答案

第五节　祝味菊医案

扫一扫看课件

一、名医简介

祝味菊（1884—1951），名积德，字味菊，祖籍浙江绍兴祝家桥，晚年自号

"傲霜轩主"。其先祖世代为医，祝味菊弱冠后即自行修读岐黄之学。23岁入四川陆军军医学堂学习西医，毕业后先任职西医，后改中医。祝味菊为中西医汇通派的积极提倡者和代表人物之一，以"术无中西，真理是尚，发皇国粹，融合新知"为其中西汇通思想的根本，虽提出改革中医，但始终立足于中医，主张停止中西医门户之争，建立沟通的桥梁，实现中西医间的认识与了解，以求共同进步。他首提"八纲"一词，明确描述阴、阳、表、里、寒、热、虚、实为"八纲"的辨证纲领，独创"伤寒五段论""本体疗法"。祝味菊客观认识到发热乃病原微生物所引起，为机体抗病之正常反应，故对于发热，他并不以消除发热为目的，而是协助人体自然疗能以抗邪，治疗上主张调整阳气，维持人体适度之抵抗。祝味菊崇尚温阳，重阳理论是其学术思想的一大特点。临床上善用附子，创多种温热配伍法，是沪上"火神派"的代表人物。著有《伤寒新义》《伤寒方解》《病理发挥》《诊断提纲》等著作，其中以质疑问难方式与门人陈苏生编写的《伤寒质难》最能反映其学术思想。

二、医案导读

（一）心肾不交失眠案

刘某，男，年40余，经常失眠，心悸怔忡，健忘多疑，耳鸣目眩，形容枯槁，四肢乏力。祝医生曰：病情多端，其根则一，并非实火上扰，乃心肾不足，虚阳上浮。祝医生用潜阳法与补肾药并用：活磁石30g（先煎），生龙齿30g（先煎），生牡蛎30g（先煎），黄厚附片18g（先煎），酸枣仁12g（打），朱茯神9g，鹿角胶12g，大熟地18g，巴戟天9g，淫羊藿9g，杜仲9g，菟丝子9g，丹参12g，仙半夏9g，炒麦芽12g。此方连服6帖，睡眠得安，心悸怔忡均减，上方略有进出，再服十余帖，其病若失。（《祝味菊经典医案及用药经验·医案·内科疾病》）

【辨证思路】

心居于上为火，肾位于下而属水，"升已而降，降已而升"，水火交融，生生不息。此案初诊时见耳鸣目眩，分明为肝肾之阴亏于下，无以上承于心，如祝氏言"心脏不得不奋其余勇……然心力有限，长期奋发，势必难支"，故经常失眠、心悸怔忡见矣，久则心肾不交，形神失养，虚阳上浮，故健忘多疑、耳鸣目眩、形容枯槁、四肢乏力。

【治疗经验】

此案按常理当滋阴降火，交通心肾。祝氏却以温养为大法，其因何在？盖祝氏认为：阳气是生命活动的原动力，人体脏腑活动，气机的升降出入，以至于整个生命活动均依赖阳气。阳气旺盛，则能调动体内的一切营养物质，做到物尽其用。阳不在多，其要在秘，故祝氏重用黄附片，辅以鹿角胶、巴戟天、淫羊藿、杜仲、菟丝子补肾壮阳，调动人体阳气；仙半夏、炒麦芽护胃健脾，同时适量酸枣仁、朱茯神、活磁石、生龙齿、生牡蛎镇静养心，仅用丹参、熟地黄滋阴血以养心神，诸药协调，而行匡扶之道。此方配伍实得景岳阴中求阳以达阴阳相济之旨。

一诊药证合拍，连服 6 帖，睡眠得安，心悸怔忡均减。故二诊时，原方略有进出。再服十余帖，其病若失。祝氏治病注重人体阳气，由此可见一斑。祝氏认为附子通十二经，可升可降，为百药之长，能随所伍而异用。如本案中，附子加磁石，兴奋加镇静，具有强壮之功，能抑制虚性兴奋，治神经衰弱之失眠有良效；附子配酸枣仁，辛通加酸收，有缓和作用，能调节心血管系统，有强心之效，治心动过速、脉来早搏有良效。

温阳方中附子配磁石，是祝氏临床常用药对之一，祝氏称之为"温潜法"。附子"大辛大热，为阳中之阳，故行而不止"（《汤液本草》），磁石"入肾，镇养真精，使神水不外移"（《本草纲目》）。祝氏为防附子兴奋太过，而遣磁石佐镇静，两药一阴一阳，一动一静，互相制约，"则鲜僭逆之患，而为强壮之剂"，实为配伍之妙招。值得一提的是，祝氏认为：①服用各类附子，须以热水煎煮半小时以上，再纳他药同煎，则附子之麻味消失，虽温而勿僭矣。生附子则需煎 2 小时。②川产黄附片乃盐卤所制，其性纯正，为附子中佳品。③用附子要善去其急暴，制暴为良，每因配伍而异用之（如此案附子配磁石），实属经验之谈。

（二）太阳中风感冒案

王某，男。

一诊：1939 年 11 月 3 日。

症状：鼻塞微呛，苔润，脉息弦细。

病理：正虚阳浮，风邪外干。

病名：感冒。

治法：潜阳和表。

处方：灵磁石 45g（先煎），石决明 45g（先煎），川桂枝 9g，生白芍 9g，白杏仁 12g，仙半夏 15g，赤苓 15g，黄附片 12g（先煎），竹茹 9g，桑寄生 15g，生姜 9g。

二诊：11 月 6 日。

症状：前恙渐瘥，苔腻，脉沉细。

病理：浮阳较敛，表邪未清。

治法：再予前法损益。

处方：上方去赤苓、桑寄生。加炒茅术 15g，朱茯神 18g，制川朴 4.5g，牛膝炭 9g。半夏改用 24g，附片改用 15g。

三诊：11 月 8 日。

症状：鼻塞已除，二便调，睡眠不熟，苔腻，脉虚细。

治法：再与前法损益。

处方：灵磁石 45g（先煎），生龙齿 30g（先煎），姜半夏 24g，黄附片 15g（先煎），炒茅术 15g，朱茯神 18g，酸枣仁 24g，大腹皮 12g，夜交藤 12g，皮砂仁 9g，巴戟天 18g，淡干姜 4.5g。（《祝味菊医案经验集·医案·内科疾病》）

【辨证思路】

本案属太阳中风，初诊患者症见鼻塞微呛，是风邪外干所致；脉细为正虚，弦为阳浮。治当和表潜阳。二诊，前恙渐瘥，是表邪减而未清，浮阳较敛，故脉转沉细。苔转腻，是湿阻中阳之象。说明一诊时辨证及治法方药均正确，然因用药、患者体质及环境因素等影响，证情已略有变化，故治疗时当参前法而稍予随症加减。三诊时鼻塞已除，说明表邪已清；脉转虚细，是浮阳已敛；睡眠不熟、苔腻，是痰湿阻遏、中阳不振所致，故治当着重温阳化痰（湿），潜阳安神。

【治疗经验】

患者初诊系风邪外干引起卫表不和，故用桂枝、白芍、生姜（桂枝汤化裁）祛风和表；以杏仁、半夏、竹茹、赤苓化痰止咳（桂枝加厚朴杏子汤化裁）；以附子、桑寄生、磁石、石决明潜阳温阳。二诊时表邪渐减而未全清，苔转腻，痰湿阻遏、中阳不振渐显，故于原方中加炒茅术、朱茯神、制川朴、牛膝炭，并加大半夏、附片用量以运脾阳化痰湿。祝氏云："江南湿重，脾运多困，茅术、半夏宣发中阳，助麻桂以收达表之功。"此诚真知灼见。三诊时表邪清尽，浮阳亦敛，故去桂枝汤。睡眠不熟、苔腻成为急需解决的问题，证属痰湿阻遏、中阳不振，故加用酸枣仁、夜交藤、干姜、巴戟天、砂仁以温振阳气、化痰燥湿、养心安神。经此加减，全方成为温阳化痰、潜阳安神之方。从本案诊疗过程亦可见祝氏活学活用伤寒方全貌之一斑。

（三）崩漏案

丁女士。

一诊：1941 年 7 月 1 日。

症状：崩复发，淋漓不已，用力即甚，头昏腰酸，脉息虚数。

病理：亡血过多，气虚失御，瘀秽未尽，冲任不调。头昏腰酸，为肝肾亏损，冲任不调。

病名：崩漏。

治法：当予温固。

处方：别直参 9g，菟丝饼 15g，破故纸 15g，酸枣仁 24g，炒杜仲 15g，桑寄生 15g，焦续断 12g，云茯神 18g，生三七 4.5g，乌贼骨 15g，茜草根 4.5g，大腹皮 12g。

二诊：1941 年 7 月 3 日。

症状：崩漏较瘥，头昏腰酸已除，脉息虚数。

治法：再予前法。

处方：上方去杜仲、续断、大腹皮，加生西芪 12g，覆盆子 12g，茅术 15g，炮姜 9g。(《祝味菊医案经验集·医案·妇科疾病》)

【辨证思路】

此案女子崩漏复发，淋漓不已，用力即甚，脉息虚数，为亡血过多，气随血脱之象。崩漏反复发作，是瘀秽未尽之故，瘀血不去，胞宫难复，则崩漏反复。头昏腰酸，崩漏反复，为肝肾亏损，冲任不调。

【治疗经验】

祝味菊认为："出血在下而虚者，温提而举之，佐以对症之药。"故方中以别直参温扶元气，益气摄血，以菟丝饼、破故纸、炒杜仲、桑寄生、焦续断、大腹皮温补肝肾、调摄冲任。崩漏反复是瘀血不去，不得单纯止血，而以生三七活血止血，配合茜草根、乌贼骨行血止血。久崩亡血，心神失养，故以酸枣仁、云茯神增强养心血、宁心神之效。二诊时，崩漏好转，头昏腰酸已除，但脉仍虚数，元气仍虚，故原方去杜仲、续断、大腹皮等强腰之药，而增生西芪、覆盆子、茅术、炮姜以进一步健脾补肾，益气温阳，温提收摄，固崩止漏。

(四) 肾阳虚衰案

符某，男。

症状：溲后余漓，苔腻，脉虚细。

病理：阳虚，肾气不足，分泌失调。

治法：当予扶阳益肾，兼理脾湿。

处方：黄附片 24g，带皮苓 18g，荜澄茄 4.5g，炒巴戟 24g，破故纸 15g，川杜仲 15g，淫羊藿 12g，炒白术 15g，姜半夏 15g，生西芪 4.5g，菟丝子 4.5g，炒车前子 6g。(《祝味菊经典医案及用药经验·医案·内科疾病》)

【辨证思路】

此案患者尿后余漓不尽，且脉虚细，案中虽未多述其他阳虚症状，然肾司前后二阴、主二便，可知此必肾阳虚衰，气化功能失常所致，苔腻之象，再添佐证，亦见脾肾阳虚、湿浊内蕴之象。

【治疗经验】

祝氏对此类病证，治以扶阳益肾，兼理脾湿。处方重用附子温扶阳气，以炒巴戟天、破故纸、川杜仲、淫羊藿、菟丝子温补肾阳，以荜澄茄、带皮苓、炒白术、姜半夏、炒车前子、生西芪健脾益气、温中化湿。方中附子配半夏，取其相反相成之功，具有温阳化湿除饮的作用，为祝氏"温化法"药对，可广泛用于各类水湿痰饮内阻所致诸症。

三、复习思考题

1．试述祝味菊应用附子的经验。
2．试分析肾阳虚衰案中祝氏温阳法的用药配伍特点。

第六节　蒲辅周医案

一、名医简介

蒲辅周（1888—1975），原名启宇，四川梓潼人，近代著名医家。蒲辅周出身于中医世家，"在读书与实践中度过一生"。他坚守辨证论治原则，不满足于一家之说。临床善治各科疾病，在传染病、内科、妇科、儿科等方面都留下了宝贵经验。在内科、妇科、儿科方面重视胃气，认为疾病的发生转归都与脾胃有关，脾胃升降通畅是调理内伤杂病的关键；用药剂量较小，认为唯有脾胃能承载药力，药力才能运转而生效。在儿科方面，蒲辅周反对滥用苦寒，苦寒最伐脾胃生生之气，儿科疾病以外感最多，往往需微辛以透达。蒲辅周重视体质辨证，坚持因人制宜，一人一方。在传染病方面，蒲辅周重视疾病流行区域的气候特点，为特定时空下的流行病做出共性辨证。然而，共性寓于个性之中，共性治法也是基于对一定范围内气运的辨证，当年石家庄与北京都曾暴发流行性乙型脑炎，但两地治法不同。他治疗"乙脑"的八法，丰富了中医对传染病的认知。另外，他的研究报告、论文和医案均有传世，经其弟子整理为《蒲辅周医学经验集》。

二、医案导读

（一）经行抽搐案

何某，女，21岁，未婚。3年前因寒夜起床大便，感受冷气昏倒，此后每次月经来潮时即发生麻木抽搐，经后始平，腹痛，量多有紫血块，经各医院治疗2年余，未见显效。诊其脉象弦虚，舌正无苔。乃本体血虚，风冷之气乘虚而入，邪气附着，营卫失和，以致经期抽搐。治宜调和营卫，祛风活络。处方：当归、桂枝各二钱，吴茱萸八分，细辛七分，黄芪、白芍各三钱，防风、川芎各一钱五分，桑寄生四钱，生姜三片，大枣三枚，连服七剂。下月行经，即无抽搐，但感觉麻木未除，仍用前法。经净后，即停汤剂，早晚各服十全大补丸二钱。再至下月经期，麻木亦微，唯腹部仍有不适感，已不似从前疼痛。经期仍服汤剂；经后，早服十全大补丸二钱，晚服虎骨木瓜丸二钱。数月后诸症平，经期亦复正常。（《蒲辅周医案·妇科治验·经行抽搐》）

【辨证思路】

此案为体虚感寒、经行抽搐案。案中患者夜半大便、受冷竟致昏倒，可推素体气血不足。经期气血更虚，寒气乘虚凝滞肌肉，故发为麻木，收引筋脉，故发为抽搐、腹痛。寒入血分，血行不畅，故多有紫血块。舌、脉、症均与虚寒证契合，故用补虚散寒之法而愈。

【治疗经验】

目前临床治疗各种抽搐多用羚角钩藤之辈、凉肝息风之法，故本案患者求医两年，而无寸效，甚至可能恰恰是因为过用凉肝息风等寒凉药，导致寒邪进一步深入，患者本有自愈之机，亦因此被扼杀。蒲辅周治疗抽搐，重在寻抽搐的病因——寒凝经脉，有是证用是药，故用当归四逆汤加吴茱萸、川芎、防风等和血温经、散寒通脉。服汤药7剂后抽搐已愈，邪去正虚，又取丸药缓补，以十全大补丸补益气血、虎骨木瓜丸补肾壮骨。汤者荡也，丸者缓也，蒲辅周在汤剂与丸剂的选择上也值得借鉴。

（二）眩晕（梅尼埃病）

李某，男，57岁，已婚，干部，1961年4月17日初诊。

从1952年起头晕，当时头晕较剧，如立舟车，感觉周围环境转动，呕吐。血压低，耳鸣如蝉声，于1953年、1957年均同样发作过，西医检查有耳内平衡失调，为梅尼埃病。近两个月来头昏头晕，不能久看书，稍久则头痛头晕加重，胃部不适，有欲吐之感，并有摇晃欲倒感，食纳减退，体重亦减，常嗳气，矢气多，大便正常，晚间皮肤发痒，西医诊为荨麻疹，影响睡眠，噩梦多，小便稍频，有少许痰，有时脱肛，脉弦细无力，舌淡无苔。根据脉症认为属中虚脾弱夹痰，兼心气不足，治宜先益中气，调脾胃，佐以宁心理痰，用补中益气汤加味。

处方：炙黄芪四钱，党参二钱，柴胡八分，升麻八分，白术二钱，当归一钱五分，陈皮一钱五分，炙甘草一钱，茯神二钱，炒远志一钱，法半夏二钱，生姜三片，大枣三枚。服五剂，隔天一剂。

5月12日二诊：服药后诸症均见轻，由于看报稍久，六天前又失眠严重，经某医院诊治，给予镇静剂后稍好，但大便有时燥，近日二便尚调，脉迟滑，舌正、中心苔薄黄腻，似有食滞之象。仍宜调和脾胃，强健中气兼消胃滞。原方黄芪改为二钱，加枣仁二钱、焦山楂一钱，服三剂。

5月31日三诊：服上药后自觉很见效，食欲及睡眠好转，二便调，精神佳，看书写字能较前久些，但超过2小时就觉得烦躁及头部发紧，小便正常，脉虚，舌正无苔，改用心脾肝并调，以丸剂缓治。

补中益气丸八两，每早服二钱；归脾丸八两，每晚服二钱；感冒时停服。药后头晕、失眠等症基本消失。(《蒲辅周医案·内科治验·眩晕》)

【辨证思路】

眩晕当首辨虚实，实者多责之于肝风痰火，浊邪蒙蔽清窍，故朱丹溪言"无痰不作眩"；虚者多责之于脾肾亏损，清窍失养不用，故景岳言"无虚不作眩"。此患者为老年男性，头晕日久，耳鸣如蝉，小便频，时有脱肛，脉弦细无力，当属阳气不能荣养于上所致之眩晕。舌淡无苔，应与阴虚阳亢相鉴别，舌苔为胃气蒸腾阴精上升而成，气化不及，舌亦无苔，若是阴虚阳亢证，舌体当瘦薄，舌色当红，舌面应乏津，脉当细数。时医往往畏惧肝阳，习用滋阴、重坠之品，不敢补气升提，肝阳应表现为脉弦实，而此患者弦细无力，肝虽为将军之官，但此患者毫无实象、热象，病机需在具体情况中求取，不可引喻失义、套用俗方。气虚运化失司，中焦易生痰湿，因此患者兼见胃部不适，嗳气欲呕，有少许痰。

【治疗经验】

气虚不升之证，补中益气汤最为合拍，针对气虚不运所致的痰湿，补中益气汤本有陈皮，蒲氏又加法半夏、茯神、远志。复诊时情况好转，失眠，脉迟有滑象，舌心有薄黄腻苔，蒲氏考虑为食滞，因此将黄芪减量以防壅滞中焦，加山楂消积、酸枣仁安神。三诊时症状大减，予丸药缓图，晨服补中益气丸以顺应阳气升发之势，夕服归脾丸以顺应气血归藏之势，借助自然界气机流转的规律，省力而效佳。

(三) 流行性乙型脑炎后遗症 (热病后遗)

教某，女，27岁，住某医院越两月余，确诊为流行性乙型脑炎后遗症。住院检查摘要：略。

病程与治疗：会诊时，患者神呆不语，吞咽困难，二便不自知，左上下两肢麻痹如废，右上下肢日夜乱动，体温37℃，饮食依赖鼻饲，呼吸正常，咽间无痰声，舌无苔，质红润，呼之不答，目中流泪，高烧时见，月汛今已逾期，再未来潮。详阅病历，前段治疗是采用以寒治热的方法，曾服辛凉重剂及犀、羚、牛黄等药，于一昼夜之内，服石膏竟达四斤之多，自此神呆不语。据此情况，联想到"寒凉过剂"之弊，而且考虑不仁为痹，躁扰属风，遂议用养血活络、祛风宣痹之合剂送回天再造丸，辅以针刺。

处方：当归、白芍、天麻、旋覆花、石决明、紫石英、地龙、桃仁、陈皮、佛手、桑寄生、龟板等出入互用。每日服回天再造丸一粒。先后服回天再造丸二十三粒，而麻痹消失，躁扰不作，言语渐可。遂去其鼻饲，调其饮食，停药休养。越数月，完全恢复健康，而月事亦通。(《蒲辅周医案·内科治验·热病后遗》)

【辨证思路】

流行性乙型脑炎虽多属中医热证，但也不尽然，中医辨证必基于四诊信息，不能与西医疾病机械对应，即便是热证，尚需细辨热之由来、性质、程度，若见炎即清热，则不能发挥中医的优势。此患者为流行性乙型脑炎后遗症，初起或许是热证，但先前治法不顾热之层次、正气之强弱，概用大剂寒凉，直清气分、血分之热，诛戮无过，损伤阳气，蒲氏接诊时已转为寒证。患者此时神昏，呼之不应，吞咽困难，二便自遗，四肢麻木抽动，目中流泪，月经逾期，舌红润无苔，结合病史，此为阳气上不能荣养清窍，下不能固摄二便，中不能通行经脉。外界之风寒湿邪合而为痹，滥用寒凉也可痹阻经脉，更能闭塞神机。

【治疗经验】

患者属阳虚为本，神机、经脉痹阻为标，应在温阳的基础上宣通气机。蒲氏借用治疗中风的回天再造丸，此方主要由辛温通窍之药组成，恰可用于此患者。此外又用汤剂，以当归、白芍养血和络，地龙、桃仁化瘀通络，天麻、桑寄生祛风宁络，陈皮、佛手理气，配合针刺。因患者年轻，不需用大补之药，仅需引阳外出，流布周身，便可逐渐痊愈。

（四）月经不调

谭某，女，20岁，学生，未婚，于1960年12月12日初诊。

患者月经从初潮起，周期不规律已六年之久，每月来潮二三次，量少，色淡，劳动或稍累后即淋漓不断，近四个月来加重，前不久曾服益母草膏，此后夜间经量较多，经期有小腹及腰背痛，腹部喜按喜暖。一年多来常有大便溏稀，日三四次，小便正常。食纳欠佳，胃酸多，睡眠不佳，梦多。面黄，脉弦虚两尺弱，舌淡无苔。根据脉症乃脾肾两虚之象，治宜温脾温肾。

处方：香砂六君丸九两，每次饭后服一钱。金匮肾气丸三十丸，每晚服一丸。

12月17日二诊：服药后症无变化，昨天月经来潮，量多，色红，有血块，余无不适，脉弦滑，舌质正常无苔。值经行，改用调和气血之剂。

处方：当归一钱五分，川芎一钱五分，白芍二钱，干生地二钱，制香附二钱，艾叶二钱，茜草二钱，川续断一钱五分，益母草二钱，藁本一钱五分，红糖引，服二剂，以后继服初诊之丸剂。

至1961年8月8日，因考试后失眠，复来门诊时，谈其月经，自长期服丸药后，已按月来潮，量及色均已正常，经行一般5天，证明月经已恢复正常。（《蒲辅周医案·妇科治验·月经不调》）

【辨证思路】

月经病以虚实二证为纲，以通、补二法为治，为保证月经应时而来，二法往往并用，但病机必有主次。此患者月经漏下，每月来潮二三次，量少、色淡，劳累后即淋漓不断，为气虚固摄无权所致。纳食不佳，大便溏薄，面色黄，腹部喜温喜按，为脾气亏损的征象。后天化源绝，久则累及先天，导致脾肾双虚，因此腰痛，脉弦虚两尺弱，舌淡无苔。患者为虚证漏下，不应再过用通经，前误用益母草膏，此后夜间经量多，正是滥用活血加重虚损的明验。

【治疗经验】

患者脾肾皆虚，蒲氏以香砂六君丸扶脾，金匮肾气丸补肾，脾强则肾得滋养，肾实则脾得温运，先后天二脏密切相关。且服药时间亦有玄机，每餐后服香砂六君丸，则脾能磨食，夜晚服金匮肾气丸，则肾得收藏，借时而补，得补法之妙。复诊时正值经期，因此予四物汤调和气血，加续断收敛肾气，艾叶、茜草止血。此后长期服前丸药，脾得统血，肾得固摄，月经逐渐恢复正常。

三、复习思考题

1. 蒲辅周乙脑治疗八法是什么？以何法为先？为什么？
2. 蒲辅周运用补法时有何独到之处？
3. 蒲辅周常规用药剂量是多少？为什么？

扫一扫知答案

第七节　岳美中医案

扫一扫看课件

一、名医简介

岳美中（1900—1982），名钟秀，字美中，号锄云，河北省滦县人，当代著名中医学家、临床家、教育家，在中医界享有极高的声誉。多次远涉重洋，应邀为多国国家元首诊疗急难重症，效验卓著。岳美中幼读私塾，有深厚的文史学基础，17岁任小学教员；25岁因病习医，研究仲景学说、温病学说，又博采各家之长，尤其是汲取了张仲景、李东垣、叶天士三家所长，重视理论研究又不离临床探索；28岁时，在朋友的鼓励和支持下，开办小药铺，取名"锄云医社"，自此开始行医。岳美中善用古方，但师古不泥古，常将经方作为母方，依辨证论治原则加以使用，效如桴鼓；同时根据患者脉证，因人因病而异，随病机加减，如用麻黄连翘赤小豆汤治湿疹内陷慢性肾炎、真武汤和六君子汤加减治疗尿毒症、补中益气汤治疗脾虚气陷长期尿血等；并根据病证创制了许多经验良方，如加减冠通汤治疗胸痹、一味茯苓饮治疗秃发、妇宝胜金丹治疗女性不孕症、锄云止咳汤或锄云利肺汤治疗咳嗽等。更善用经方起大症，倡导专病专方与辨证论治相结合，如鳖甲煎丸治疗晚期血吸虫病肝脾肿大等。他提出"寒邪伤阳是伤寒病之基本矛盾，热邪伤阴是温热病的基本矛盾"；治疗伤寒用汗、下法时，固守"发表不远热，攻里不远寒"的原则；治疗温热病时，则"泻阳之有余，实其阴以补其不足"。对待疾病的态度，应"治急性病有胆有识，治慢性病有方有守"，这些都有效地指导临床实践。岳美中一生勤于写作，现整理出版的著作有《岳美中医案集》《岳美中论医集》《岳美中老中医治疗老年病的经验》《岳美中医话集》《岳美中医学文集》《锄云诗集》等。

二、医案导读

（一）输尿管结石案

施某，男性，53 岁，印尼华侨。

1962 年 4 月 16 日初诊，患者述：两个月前，开始右侧腰痛，尿血，经某医院 X 线摄片检查发现，右侧输尿管相当于第 3 腰椎之下缘处，有约 0.8cm×0.5cm 之结石阴影，同年 3 月，又进行泌尿系统静脉造影，结石下移至骨盆腔，估计距离输尿管口约 5cm，因来求诊。疏以猪苓汤治之。

处方：猪苓 9g，茯苓 9g，泽泻 12g，滑石 18g，阿胶 9g，水煎服。

5 月 2 日二诊：前方服 14 剂，小便血止，尿转短赤，仍腰痛。一周前，腹部平片检查，结石位置未动，因改服下方。

金钱草 60g，滑石 15g，石韦 12g，冬葵子 9g，海金沙 12g，车前子 12g，泽泻 12g，茯苓 9g，水煎服。上方服近 20 剂，结石排出，诸症消失而痊愈。（《岳美中医案集·猪苓汤、石韦散治疗输尿管结石》）

【辨证思路】

岳美中认为砂、石淋病，为"尿中之砂"。《医宗必读》谓尿结石"如汤瓶久在火中，底结白碱也"。此虽取类比象之说，但观察临床患者多数有小便短赤、尿道炽热等症状，是因其内有湿热留滞，固不可移所致。若湿热灼伤脉络，则尿血；蒸于肾之外府，则腰痛。他指出："中医认为肾与膀胱相表里，同为水府，尿结石既为水府疾患，则结石之形成自非一端。若水府失职，积湿蓄水，再遇到内因或外因的火热、湿热交蒸，煎熬成石。"本案患者有腰痛、尿血症状，X 线检查发现输尿管结石，并下移至骨盆腔，应为湿热之邪居于下焦，煎熬成石，日久灼伤阴络，而出现尿血。结合病证，属于五淋中的"石淋"。

【治疗经验】

岳美中常使用清热利湿法治疗砂、石淋病，亦即西医学中之泌尿系统结石属于下焦湿热者，选用的方剂有《外台秘要》石韦散、《太平惠民和剂局方》八正散、《伤寒论》猪苓汤等。此三方虽均主清利，但其用法各不相同。如湿热蕴蓄膀胱不甚，出现小便短赤、尿道灼热者，以石韦散为宜；若湿热较甚，不仅小便短赤或不通，大便亦秘者，当用八正散兼泻二阴；若湿热之邪居于下焦，灼伤阴络、尿血者,苦寒清利之品非所宜,若勉强为其用,必更损阴液,应以猪苓汤治之。本案病程较久,出现尿血、阴伤之证,故始用猪苓汤清热利湿、养阴止血,方中二苓甘平,泽泻、滑石甘寒,清利湿热而不伤阴,阿胶养血止血,而不碍清利。等到血止阴复,再用石韦散加减收功。石韦散中石韦、车前子、海金沙、泽泻、茯苓渗湿利尿,滑石、冬葵子通淋滑窍,岳美中还擅用大剂量金钱草利水通淋,促进结石顺利排出。因此,同一治法的不同方剂必须辨证选用,恰如其分,方能奏效。

(二)慢性肾盂肾炎案

彭某,女性,干部,43岁。久患慢性肾盂肾炎,经常发作,中西医久治,迄无显效。半月或一月即发作1次,腰腿酸软,小便频数,有窘迫感,劳累后发作更频。1969年7月26日就诊。尿检示红细胞满视野,脉象虚弱,舌质淡,为"劳淋"。投予《金匮要略》当归芍药散合桂枝茯苓丸作汤用。

当归9g,白芍18g,川芎6g,泽泻18g,茯苓9g,白术9g,牡丹皮9g,桂枝9g,桃仁6g。水煎服,3剂。

7月30日复诊,尿中红细胞稍减,易以猪苓汤方,疏导瘀滞,清利膀胱,先此本欲用济生肾气丸,继思下焦湿热未净,用补剂过早,会导致病邪留恋不去,反使病程延长,故投以此方,为用肾气丸提供条件。但此症已积年累月不愈,肌体日趋衰弱,亦不宜常事清利,耗伤津液,终应长服滋养强壮之剂如肾气丸者。

8月8日三诊,见尿液渐清,红细胞少见,即采取济生肾气丸作汤用。

熟地黄24g,茯苓12g,牡丹皮9g,泽泻12g,怀山药12g,肉桂6g,山萸肉9g,川牛膝9g,车前子12g(布包煎),炮附子9g。嘱服两周。

8月28日四诊,服前方14剂,腰膝已觉有力,检查基本痊愈。嘱服济生肾气丸一个比较长的时期,以巩固疗效。追踪观察两年,未再复发。(《岳美中医案集·济生肾气丸治疗慢性肾盂肾炎》)

【辨证思路】

岳美中认为,慢性肾盂肾炎比较顽固,病情迁延,有的积年累月,损伤正气,机体抗病能力减弱,在中医学中多属"劳淋"范畴,一部分则属于"血淋"或"膏淋"。斯病感染所致,尤以女性尿道短,罹患此疾为多,以不易根治为其特点。本案患者经常发作,中西医久治而效不显,以肾气亏虚为本。在急性发作期,腰腿酸软,小便频数,有窘迫感,尿检示红细胞满视野,脉象虚弱,舌质淡,为脾肾两虚、瘀血内停的"血淋"。运用攻补兼施治疗后,尿中红细胞稍减,瘀血渐消,但湿热犹存,故宜清热利湿,疏导瘀滞;三诊后尿液渐清,红细胞减少,病势见缓,进入缓解期,以药测证,患者当见腰腿酸软、水肿等肾阳不足、水湿内停之证。

【治疗经验】

岳美中认为，慢性肾盂肾炎的治疗常需要较长时期，应注意疾病的阶段性。在发作的初期，正气壮实，见"血淋"者应以祛邪为主，服用当归芍药散合桂枝茯苓丸（汤剂），可气血兼顾，攻补兼施，祛瘀生新。再服清热利湿之猪苓汤，能够很快奏效，不用强壮补剂以辅之，即可达到治愈，所谓"祛邪即所以扶正"。到中期邪仍在，正见衰，邪正纷争，应祛邪兼以扶正，看邪有几许，正伤几许，在疏方遣药上既宜分别细致地加以照顾，在服药日程上也宜斟酌得当，服几日清热利湿剂，在病势缓解后，服几日固本培元剂，交替使用，标本兼治，病则易愈，所谓"祛邪与扶正并重"。到了后期，患者体力不支，抗病能力衰减，往往容易急性发作，此时措施，切忌当发作时，过度强调利湿清热，以伤仅存之正气。应当在发作时，适当地予以抑制，服几剂猪苓汤，一见缓解，即以济生肾气汤或丸助正气，坚持服用。若再见急性发作，仍宜服猪苓汤，如此反复治疗，则抗病之机能渐增，而复发之距离渐远，病势亦渐轻，终于不再复发而告痊愈，所谓"扶正即所以祛邪"。待检查完全正常，仍宜服肾气丸3个月至半年，以巩固疗效，并避免劳累及风寒，以防复发。

（三）慢性胃炎案

胡某，男性。患慢性胃炎，自觉心下有膨闷感，经年累月饱食后嗳气，所谓"干噫食臭"；腹中常有走注之雷鸣声。体形瘦削，面少光泽。岳美中认为是胃机能衰弱，食物停滞，腐败成气，增大容积，所谓"心下痞硬"；胃中停水不去，有时下走肠间，所谓"腹中雷鸣"。以上种种见证，都符合仲景生姜泻心汤证，因疏方予之：生姜12g，炙甘草9g，党参9g，干姜3g，黄芩9g，黄连3g（忌用大量），半夏9g，大枣4枚（擘）。以水8盏，煎至4盏，去滓再煎，取2盏，分2次温服。服1周后，所有症状基本消失，惟食欲不振，投以加味六君子汤，胃纳见佳。（《岳美中医案集·生姜泻心汤治干噫食臭腹中雷鸣》）

【辨证思路】

古人称胃为"心下"。本案患者多年脾胃之气虚弱，以致邪气乘机内陷，寒热错杂互阻于中焦，升降乏力，运化失司，遂致水饮、食滞结聚中焦，阻塞气机升降，痞结于心下，容积增大，自觉有膨闷感，所谓"心下痞硬"。饱食后，脾运化失职，胃腐熟无权，饮食积滞胃脘，腐败成气，嗳气有食物气味，所谓"干噫食臭"。中焦水湿不化，水饮下走肠间，所谓"腹中雷鸣"。脾胃升降失常，脾虚不能运化水谷，气血生化乏源，不能荣润肌肤，故形体瘦削，面少光泽。岳美中认为此证切合《伤寒论》生姜泻心汤之病机，故疏方予之。

【治疗经验】

岳美中认为"治急性病要有胆有识，治慢性病要有方有守"。慢性病患，若病情单纯，可迳取温、清、消、补等法，药味不要多，药量不要重，直截了当地解决问题。若病情复杂，则以复合方剂照顾到比较多的方面，或分成小量频投，或予以丸散长服。长期的虚弱尤其是慢性脾胃虚弱症，多因"饥困劳倦"而得，导致生理机能衰弱，出现胃呆纳少，脘闷腹胀，这本身就是脾胃功能不健康的表现，若再日夜投以两次大量药物煎剂，只会给脾胃增加负担，增重疾病。必须缓缓以小量药扶持，假以时日，由量变达到质变，脾胃生气得到复苏。本案岳美中运用生姜泻心汤和胃泄热，散水消痞。重点在散水气之痞结，并补益中气，故以生姜为主药，辅以半夏宣泄胁下之水气。唯痞坚之处，必有伏阳，故用苦寒性的黄芩、黄连以降之清之，但湿浊久积之邪，又非苦降直泄所能尽祛，故必佐干姜之大辛大热以开发之。一苦一辛，一降一开，相反相成，以成和胃散痞之功。更用人参、大枣、甘草补益中州，振奋脾胃功能，以防苦辛开泄药过当。尤其是此方药"去滓再煎"，以协调药味，达到和解胃气之目的。喻嘉言曾提出"泻心诸方，开结，荡热，益虚"，可算是高度概括。迨所有症状基本消失，惟食欲不振，投以加味六君子汤缓缓恢复脾胃之生机。

（四）感冒持续高热案

汪某，男性，年54岁。患感冒发热，于1971年6月12日入某医院。在治疗中身热逐步上升，到14日达38℃以上。曾屡进西药退热剂，旋退旋起，8天后仍持续高烧达38.8℃，6月22日由中医治疗。诊察证候：口渴、汗出、咽微痛；脉象浮大，舌苔薄黄。岳美中认为温热已入阳明经，内外虽俱大热，但尚在气分，不宜投芩连苦寒之剂，因疏白虎汤加味以治。处方：生石膏60g，知母12g，粳米12g，炙甘草9g，鲜茅根30g（后下），鲜芦根30g，连翘12g。水煎，米熟汤成，温服。下午及夜间，连进2剂，热势下降至38℃；23日，又按原方续进2剂，热即下降至37.4℃；24日，原方石膏量减至45g，进1剂；25日又进1剂，体温已正常，口不渴，舌苔退，惟汗出不止，以王孟英驾轻汤加减予之。随后进补气健脾剂，兼饮食调理，月余而愈。（《岳美中医案集·白虎汤治温热证》）

【辨证思路】

岳美中认为，张仲景《伤寒论》的六经，叶天士《温热论》的卫气营血，吴鞠通《温病条辨》的三焦，都是证候群的代名词。《伤寒论》之伤寒是广义的，包括急性热病和急性传染病。此案患者因感冒而出现高热、口渴、汗出、脉大等症，属于《伤寒论》六经辨证中的阳明经里热炽盛证，亦属于《温热论》卫气营血辨证中的气分证，尚有咽微痛、脉浮、舌苔薄黄等卫分证。温热之邪最易化燥伤津，热愈炽则津愈亏，津愈亏则热愈炽，持续外感高热导致疾病恶化，所以温病医家有"留得一分津液，保得一分生机"之说。以方测证，此案当有口舌干燥、小便量少等津液亏虚的表现。

【治疗经验】

白虎汤用于伤寒阳明热盛，或温病热在气分证。《伤寒论》第170条云："伤寒脉浮，发热无汗，其表不解，不可与白虎汤。"提示病邪在表，不可过早使用白虎汤。本案有高热、口渴、汗出、脉大等里热炽盛之证，当使用白虎汤达热透表以"治病留人"，其中必用石膏、知母治阳明胃热。但患者尚有舌苔薄黄、脉浮、咽微痛等卫表之证，故岳美中结合伤寒和温病学说，师古不泥古，在白虎汤的基础上略佐鲜茅根、鲜芦根、连翘等辛凉透解及生津养液之品，冀热邪从卫分而解。此时切忌使用苦寒泄热之黄芩、黄连，有凉遏冰伏之弊。可见岳美中用药虽遵古法，亦能变通，将辨证与辨病相结合，视患者脉证进行增减。治疗后患者体温正常，口不渴，但汗出不止，运用鲜竹叶、白扁豆、炒豆豉、石斛、枇杷叶、橘红、木瓜、焦栀子等加减予之，清余邪、养胃阴、存津液。再进补气健脾之剂及饮食调理，以培土固本。

三、复习思考题

1. 岳美中论治泌尿系统结石的主要病机以及治疗要点是什么？
2. 岳美中对慢性肾盂肾炎急性发作期、中期、后期的治疗特点是什么？何谓"祛邪即所以扶正"？何谓"扶正即所以祛邪"？
3. 岳美中对待急性病、慢性病的辨治要点是什么？

扫一扫知答案

第八节　秦伯未医案

扫一扫看课件

一、名医简介

秦伯未（1901—1970），原名之济，号谦斋，上海人，现代中医学家，出身儒医世家，自幼酷爱文学和医学。1919年进入上海中医专门学校，在名医丁甘仁门下学习。1955年任卫生部中医顾问，并执教于北京中医学院（现北京中医药大学），兼任中华医学会副会长、国家科委中药组组长、全国药典编纂委员会委员，还被推选为全国第二、三、四届政协委员。秦伯未以诊治内科杂病见长，对虚劳痼疾多有体会，尤擅长用膏方治病。他指出膏方润泽主要是营养五脏六腑之枯燥虚弱者也，但又并非单纯之补剂，乃包含救偏却病之义，将膏方的滋补功效分为温补、清补、涩补、平补四类。其著作丰富，有《膏方大全》《内经知要浅解》《金匮要略浅释》《内经病机十九条之研究》《清代名医医案精华》《中医入门》《谦斋医学讲稿》等50余种。

二、医案导读

（一）水肿

男，24岁。头面四肢浮肿，反复发作，已经两年。近1年来中药治疗，健脾利尿，病情尚平稳。近期肿势又起。

会诊：浮肿偏重上半身，尤其头面及胸部明显，伴见胸闷烦热，咳嗽，不能平卧，口渴食少，两手皮肤干燥如泡碱水，小便短黄，脉象沉弦而数，舌净质淡。根据《内经》所说："上肿曰风，足胫肿曰水"，似属"风水"，但没有外感症状，脉亦不浮而反沉。据患者自觉先由中脘满闷开始，逐渐胸痞、气短、咳嗽，说明"诸湿肿满，皆属于脾"，病根仍在中焦。水气上逆，肺气窒塞，郁而为热，清肃之令不行，津液不能输布。病在于中，可燥湿利尿，今逆于上，应结合宣肺顺气，以越婢汤加减。炙麻黄3g，光杏仁9g，紫苏4.5g，生石膏24g，赤茯苓12g，通草3g。（《秦伯未医案讲习录》）

【辨证思路】

《素问·平人气象论》曰："面肿曰风，足胫肿曰水。"指上部以颜面肿为特点的水肿，多因风邪侵入人体而致。现在普遍认为，水肿以上部为主的多和肺、脾有关，水肿以下部为主的多和肾有关。肺为五脏之华盖，宣降气机主行水；脾为中土，运化水液以调水；肾主水，气化以司开合。故肺、脾、肾为人体水液代谢的重要脏器，病理过程中此三脏又能互相影响。据患者自觉先由中脘满闷开始，逐渐胸痞、气短、咳嗽，说明"诸湿肿满，皆属于脾"，病根仍在中焦。水肿本在于中焦脾胃不利，形成水湿内停，但此次发病是水气上逆影响肺的宣降，致上半身的水肿，同时出现肺气不利的胸闷、咳喘、不能平卧诸症，治疗仍以开宣肺气为先。

【治疗经验】

对于水肿，秦伯未认为，用发汗来开宣肺气的治法多用于表证、实证、寒证，临床表现水肿多在腰以上，头面较为明显，并伴有外感症状。越婢汤治疗水肿出自《金匮要略》，因肿势较甚，故去掉甘缓的生姜、甘草、大枣，加杏仁、紫苏、赤茯苓、通草，这里用麻黄开肺，不欲其发汗，故剂量较轻；佐以紫苏辛香入肺脾两经，既能宣上焦，又走中焦，祛湿浊；再以石膏、杏仁配合麻黄宣肺顺气，清热除烦；赤茯苓、通草淡渗利尿。

（二）头痛

一中年男患者。

一诊：经常头痛，恼怒即发，感冒亦发，服辛散轻剂便止，但反复发作，深以为苦。诊其脉沉弦带数，舌质边尖稍红，性情急躁，夜寐不安。据述在头痛、心烦、失眠时候，饮白酒少许亦能缓解。

诊断为肝经郁火，恼怒则火升故痛，感风则火不得泄亦痛。稍与辛散或饮白酒少许而减轻者，因火有发越的机会，但治标不治本，所以不能根除，拟方用白芍、柴胡、薄荷、牡丹皮、山栀、黄芪、青黛、绿梅花、枳实、生甘草，从肝经血分透泄伏火。

二诊：5 剂后，头痛减，睡眠渐熟。继服 5 剂，隔两月未见头痛复发。(《秦伯未医案讲习录》)

【辨证思路】

头痛是临床常见病。诱发原因和疼痛部位是头痛辨证的重要依据。本案患者平素性情急躁，则肝气郁结，肝失疏泄，络脉失于条达；恼怒太过，则使气郁化火，火郁不得发，故而头痛。因此辨证为肝郁化火。服用辛散药或饮酒缓解，正是因为辛香发散，以散郁火，但是辛又能助热，故此治标不治本，时间久了反而会加重病情，治本还需从肝治。

【治疗经验】

火郁于内宜升散，即"火郁发之"。肝体阴而用阳，以血为本，以气为用，因此对于肝之用异常之气郁化火，可用辛散升发法散郁火，针对肝之体以疏肝凉血法来清肝火。针对肝的体用异常，柴胡、芍药经常配伍使用，如四逆散、逍遥散、柴胡疏肝散等。柴胡疏散肝郁，因肝既藏血又寓有相火，疏肝太过易伤肝阴。芍药养血滋阴、柔肝。此案中用逍遥散加减，栀子、薄荷清热散火，芍药、牡丹皮养阴清热，柴胡、枳实疏肝理气。

(三) 咳嗽

裘某，9 月 23 日。咳嗽，痰声甚多，咳甚恶吐，思食即厌，形肉瘦削，脉象濡滑，舌红有红刺。肺蓄风痰，脾胃薄弱，拟宣肺和中。净蚕蜕 3g，炙款冬 8g，炒牛蒡 6g，薄橘红 6g，光杏仁 10g，象贝母 10g，仙半夏 5g，炒谷麦芽各 10g，江枳壳 8g，炒竹茹 8g，白蔻仁 1g（杵，后下）。(《秦伯未医案讲习录》)

【辨证思路】

秦伯未辨证咳嗽从外感、内伤入手。病位主要在肺脾，外感咳嗽多责之于肺；内伤咳嗽则多责之于脾。外感咳嗽要辨别痰和兼症以及邪气的性质。风寒咳嗽痰白而稀，咳吐爽利；风热咳嗽痰浓色黄，不易咳吐，常兼口干、咽痛等症，外感咳嗽的脉象多为浮滑。本案咳嗽是由外感兼有内伤所致，风痰蓄肺，脾胃不足。患儿不思饮食、形体消瘦都提示有脾胃不足之证。脾为生痰之源，肺为贮痰之器，小儿脉濡滑提示有脾虚湿痰。

【治疗经验】

秦伯未认为治疗外感咳嗽，必须掌握宣肺祛邪的原则。外感咳嗽治法应以祛邪为主，病位既在于肺，应宣畅肺气。在上焦，药宜轻宣，所谓"上焦如羽，非轻不举"。治疗上秦伯未主要分为辛平、辛温、辛凉、清燥、辛润宣肺。本案正是应用了辛平宣肺法，主要用于外感咳嗽初起，风寒或风热征象不明显时，平剂宣肺化痰方用三拗汤加牛蒡子、象贝、橘红。因为患儿兼有脾胃不足，所以祛邪之后当培补后天。首先宣肺，再就本病的特征，佐用化痰顺气以祛邪。使外邪能散，肺气能清，咳嗽自然停止。大忌见咳止咳，反使肺气不宣，外邪内郁，痰浊不易排除，咳嗽愈加繁剧。

（四）崩漏

奚某，女，49 岁。经年崩漏，肝肾太虚，素禀胃寒，中气不振，每值风阳升动之令，眩晕辄发，若逢寒凉肃杀之时，咳嗽即起。血枯于内，则腑行燥结；痰困于中，则舌苔白腻。滋肾以养肝，健脾以和胃，乃探本寻源之治，亦奇恒揆度之长，膏以代煎，方候明正。

人参须 30g（另煎之，冲入收膏），绵芪皮 90g，野于术 45g，云茯苓 90g，炒熟地黄 120g（砂仁 18g 拌），山萸肉 45g，制何首乌 90g，玳瑁片 45g，白归身 90g，生白芍 45g，白蒺藜 90g，炒池菊 45g，法半夏 45g，冬桑叶 45g（水炙），黑芝麻 90g（捣包），甜杏仁 90g（去皮尖），真川贝 60g，新会皮 45g，侧柏炭 45g，柏子仁 90g，炙款冬 45g，乌贼骨 90g，煅牡蛎 150g，龙眼肉 180g，核桃肉 180g。

上味浓煎 2 次，滤汁，去渣，加驴皮胶 120g、龟板胶 120g（上胶陈酒烊化），煎熬，再入白纹冰糖 250g，文火收膏，以滴水为度。（《秦伯未先生膏方选集》）

【辨证思路】

本案崩漏，患者 49 岁，《素问》云："七七，任脉虚，太冲脉衰少，天癸竭，地道不通，故形坏而无子也。"患者正是七七之年，天癸将竭，复加崩漏多年，可知肝肾阴血亏损。每值春令时发眩晕，因春气主升，以血虚生风故也；血虚化燥，秋冬季节，燥气当令，故易患咳嗽。患者阴血久耗，肠液内涸，则大便干结难解；中气不足，痰湿中阻，则舌苔白腻，此乃虚多实少之候。秦伯未认为，"女子以肝为先天，肝系藏血之脏，而气机善于郁结，肾阴所养，而冲任为其隶属"。妇女一生数伤于血。肝以血为体、以气为用，妇科诸病主要以肝之气血失衡为主要表现。

【治疗经验】

针对本案特点，秦伯未提出滋肾养肝、健脾和胃治法。细研秦伯未方药，实以六味地黄汤、四君子汤、二陈汤化裁，酌加平肝潜阳、润肺化痰之药组成。费伯雄指出："六味地黄汤非但治肝肾不足，实三阴并治之剂。"脾失健运，痰浊内生，单用滋补，恐助痰患，再以二陈汤燥湿化痰，理气和中。肝之阴血亏耗，日久必内热扰动，上有风阳升动之疾，下有崩漏不止之患，故以桑叶、菊花清肝解热，玳瑁片、白蒺藜、煅牡蛎平肝潜阳，龟板胶、驴皮胶、当归、白芍补益肝血，止崩涩漏，冀肝木柔而风息，血海复而浪平。龙眼肉、核桃肉补肾益精，滋水涵木；杏仁、川贝母、款冬花润肺通便，佐金平木，皆为五行制化之治。药味虽多，而调遣得当，法度严谨，既益肾调脾以补气血，更平肝清肺兼化痰湿。遣方用药，既体现了秦伯未诊治妇科疾病重视调补肝脾肾三脏、调理气血及冲任奇经的特色，又体现了秦伯未膏方的运用要点——"膏方并非单纯之补剂，乃包含纠偏祛病之意。故膏方之选药，须视各个之体质而施以平补、温补、清补、涩补；亦须视各个之病根，而施以生津、益气、固精、养血。万不可认膏方为唯一之补品，贸然进服"。

三、复习思考题

1.秦伯未用膏方补益的特点是什么？
2.秦伯未治疗外感咳嗽的特点是什么？

扫一扫知答案

第九节　程门雪医案

扫一扫看课件

一、名医简介

程门雪（1902—1972），名振辉，号九如、壶公，安徽婺源（今属江西）人，业医50余年，是新安医学之大家，也是我国近代著名中医学家。少年至沪，投皖南名医汪莲石门下，后拜孟河派名医丁甘仁为师，以优异成绩首届毕业于上海中医专科学校，旋留校任教，曾任教务长兼沪南广益中医院医务主任。后设诊所于上海，1956年任上海中医学院首任院长，并任上海市中医学会主任委员等。程门雪一生治学严谨，除深研《黄帝内经》和《难经》外，还阅览历代医学名著，对伤寒和温病学说有深邃的学术造诣。他对中医学术的研究，强调"要从诸家入，而复从诸家出，取其精华，融一炉冶"。即使对经典著作，也必须验之临床。临床上，他博采众家之长，融合古今方药，处方简洁，用药精当，尤其推崇叶天士之法，擅长以轻灵之剂治病。程氏医术精湛，诊余从事著述，计200余万言，代表性著作有《金匮篇解》《伤寒论歌诀》《未刻本叶氏医案校注》《叶案存真评注》《藏心方》《女科歌诀》《西溪书屋夜话录歌诀》和《程门雪医案》等。

二、医案导读

（一）虚喘案

陶某，男，65岁。初诊：1958年7月14日。

短气，动则喘促，色不华。舌质淡，苔薄白，脉虚细。肾气大亏，虚冲上逆，证势严重。益气养营，而纳虚冲。吉林参一钱半（另煎冲），紫衣胡桃三枚（打），紫石英四钱（打），大熟地四钱，酒洗白归身二钱，枸杞子二钱，山萸肉二钱，炒补骨脂一钱半，五味子六分，坎炁粉二钱（包煎），4剂。（《程门雪医案》）

【辨证思路】

喘者气从少腹上冲，谓之"冲气"，是由于肾气大虚，虚气不能纳守于下，加以中气亦虚，中无砥柱，则奔冲于上，而为短气喘促，以年老及肾虚者较为常见。治法以温肾纳气、补中守气为本，可酌配补肺降气法，以治其标。

古人认为虚喘之证，"根于肾，关于脾，出于肺"，"气生于脾，降于肺，纳于肾"，故治疗年老、虚弱者之喘，必须重视脾肾二脏。

【治疗经验】

程门雪生前治疗咳喘有几句要言："治喘咳不离乎肺，不限于肺"；"虚喘治肾，实喘治肺"；"在肺为实，实者邪实；在肾为虚，虚者元虚"；"治实必顾虚，治虚必顾实"。进一步的辨证，程门雪则认为表邪有风温、风寒、风燥，痰有寒痰、热痰，或有风寒夹热痰、风温夹寒痰，甚至还有肺阴虚兼伏风温之邪而致的痰红，以及肺气虚兼有热痰，感冒频繁等表里寒热虚实夹杂种种证型。肾虚咳喘，以中老年为多，但年轻者受寒饮冷，多言高声，皆令肺虚，故治疗咳喘也应注意肺虚。本方以吉林参、当归补气和营；熟地黄、山茱萸、枸杞子以补肾精；紫石英、胡桃、五味子、补骨脂、坎炁等则为温肾纳气之要药。如有虚汗，可加重人参用量，以防气随津脱；如面容苍白，虚肿复起，可用肉桂、附子、胡芦巴、黑锡丹等以温肾阳而平冲固脱，此皆为程门雪常用之法。对于肾虚咳喘，程门雪常用七味都气丸、黑锡丹、肾气丸、全鹿丸等。又仿《外科证治全生集》阳和汤法，用熟地黄、鹿角霜、甘草、麻黄、白芥子，配合紫菀、款冬花、白前、苏子、杏仁等药，治疗阳虚咳喘痰鸣也颇有效。

（二）咳血案

叶某，男，成年。初诊：1935年6月20日。

肝火扰犯肺络，络损血溢。苔薄，脉弦带数。咳嗽痰红，红虽暂止，咳嗽痰多未清，仍防复吐，不可忽也。姑与清肝肃肺，祛瘀宁络法。

水炙桑叶皮各三钱，粉丹皮一钱半，黛蛤散四钱（包煎），甜杏仁三钱，象贝母三钱，瓜蒌皮三钱，茜草炭一钱半，鲜竹茹三钱，十灰丸三钱（包煎），清炙枇杷叶三钱（去毛包煎），广郁金一钱半。

二诊：咳嗽痰红，再次举发。气上则咳，咳后红至，膺肋引痛，脉弦数。此肺金清肃不行，络损血溢也。肝火未平，痰瘀未清，难期速效。再以肃肺宁络之法进治，须安静怡养为佳。

甜杏仁三钱，川象贝各二钱，水炙桑叶皮各三钱，炙苏子二钱，抱茯神三钱，黛蛤散四钱（包煎），粉丹皮一钱半，茜草炭一钱半，侧柏炭一钱半，鲜竹茹一钱半，冬瓜子三钱，广郁金一钱半，清炙枇杷叶三钱（去毛包煎）。

三诊：咳血已止，肋痛亦除，近有心悸虚汗。再以培土生金、养肺化痰、柔肝宁络而敛虚液之法，复方继进，以资调复。

淮山药三钱，湘莲肉三钱，白扁豆三钱，南沙参三钱，茯苓神各三钱，炙远志八分，炒白芍一钱半，炙甘草五分，淮小麦四钱，蜜水炒陈广皮一钱，肥玉竹二钱，清炙枇杷叶三钱（去毛包煎），糯稻根须一两（煎汤代水）。（《程门雪医案》）

【辨证思路】

本证因肝火犯肺，肺气失于肃降，上逆而咳，咳震损络；肝火亦伤阳络，而致咳血。肝火是其主因，脉弦不平，可见主因未去；咳嗽或气逆不止，则络道不宁，络不宁则血亦不止。膺肋为肺肝之分野，若肝火窜络，络道有瘀，痰热阻肺，肺气失肃，均可引膺作痛。凡膺痛未止，再见脉弦不平，或痰有腥味，或头痛面赤，或烦躁失眠等症，咳血虽暂止，常易复发。同时也须劳逸适度，不犯情志，以免触动已损而尚未恢复的络道，故程门雪于此例一再叮嘱。

【治疗经验】

此例用桑白皮、苏子、杏仁、枇杷叶等以降气；仅用青黛、牡丹皮清肝，避免大苦大寒之品，不犯"伐肝"之戒；亦不过早用白及、阿胶等止血药，以免留瘀。如本例用黛蛤散清肝化痰热，治肝火犯肺；瓜蒌、贝母合用则清肺化痰解郁；十灰丸凉血止血，而能祛瘀（亦即十灰散，其中大黄炭、茜草、白茅根、牡丹皮等有祛瘀作用），均是程门雪常用的方药。

本案三诊乃善后调复之方。白芍、甘草，缪希雍称为"制肝之专药"，亦即补肝法。茯神、淮小麦、湘莲子养心安神（缪希雍治吐血也用安神法），具有宁络之意。培土不用党参、白术，而用山药、扁豆以养其脾阴，避免温燥动血，考虑可谓周密。

（三）春温夹湿滞案

姚某，男，成年。初诊：1955 年 2 月 16 日。

病起五日，寒热高亢，得汗不解，头痛，胸闷泛恶，腹鸣泄泻，苔腻口苦，脉浮濡滑数。春温之邪夹湿滞互阻，肠胃运化失常，病势鸱张，毋忽。

清水豆卷四钱，黑山栀二钱，银柴胡一钱，薄荷叶八分（后下），辰拌赤茯苓三钱，块滑石四钱（包煎），福泽泻二钱，银花炭四钱，煨葛根一钱半，制半夏一钱半，姜川连三分，酒炒黄芩一钱半，甘露消毒丹五钱（包煎）1 剂。

二诊：热势较低，泄泻已瘥，腹痛未尽，胸闷泛恶见减，夜不安寐，苔腻口苦，脉濡滑数。春温夹湿滞互阻，肠胃三焦不和。再投葛根芩连汤加减，原方出入为继。

煨葛根一钱半，水炒川雅连四分，酒炒黄芩一钱半，清水豆卷四钱，黑山栀二钱，银柴胡一钱，辰赤苓三钱，薄橘红一钱半，块滑石四钱（包煎），福泽泻二钱，银花炭四钱，焦六曲三钱，甘露消毒丹五钱（包煎），1剂。

三诊：泄泻止，寒热退，胸闷泛恶亦轻，夜寐较安，苔薄，脉濡小数，再以原方出入，以尽余波之意。

清水豆卷四钱，黑山栀钱半，银柴胡一钱，霜桑叶三钱，辰赤苓三钱，块滑石四钱（包煎），福泽泻二钱，炒银花四钱，象贝母三钱，薄橘红一钱半，生薏苡仁四钱，梗通草一钱，甘露消毒丹四钱（包煎），3剂。

四诊：寒热虽退，头眩仍甚，胸闷噫嗳，神疲肢倦，苔薄脉濡，再以平剂为治。

冬桑叶三钱，炒杭菊二钱，白蒺藜三钱，煅石决四钱（先煎），辰茯神三钱，炙远志一钱，块滑石四钱（包煎），福泽泻一钱半，薄橘红一钱半，生薏苡仁四钱，梗通草八分，酒炒陈木瓜一钱半，桑寄生三钱，荷叶边一圈，2剂。

五诊：寒热退后，神萎气怯，头眩仍甚，胸闷纳呆，口淡而干，便通而燥，溲赤渐清。再以化湿和中法治之。

处方：川朴花一钱半，白杏仁三钱，白蔻壳八分，生苡仁四钱，辰赤茯苓三钱，块滑石四钱（包煎），竹沥半夏一钱半，广陈皮一钱半，佛手花八分，冬桑叶三钱，炒杭菊花二钱，陈大麦四钱，干芦根八分，荷叶边一圈，3剂。（《程门雪医案》）

【辨证思路】

本例脉症，脉浮数属表热，滑为里有痰湿，以后见脉濡则为邪退正虚；苔腻为有湿滞，口苦属热。一般外感证如不兼有里邪，可以发汗解表，汗出而热退。今初诊时，身热高亢，得汗不解，是因肠胃三焦湿滞互阻之故。程门雪用柴胡、豆卷、葛根以疏解表邪，黄芩、黄连、山栀子苦寒清里，乃表里同治，不使内外合邪。此乃程氏独特之见，常用之法。第五诊时，用三仁汤合桑菊饮。此时大邪已去，汗泻之后，自然疲乏，对余邪只需用轻扬之品，对里湿亦只用芳香轻宣，以尽余波，无须再用重药，以免耗伤体力。

【治疗经验】

本例乃春温夹湿滞之证，其病机为春温湿滞互阻，肠胃三焦不和，故用栀子豉汤、小柴胡汤疏解表邪以治发热胸闷；用葛根黄芩黄连汤清阳明经腑以治其泛恶；稍佐桑菊饮之辛凉解表，宣发头面风热以治头痛；三仁汤淡渗清利湿热，兼实大便。本例处方严谨，配合妥帖，主次分明，故一剂而热势减，泄泻瘥，二剂而泄泻止，身热清，三日内即能遏止其高热鸱张之势，取得良好效果。综观本案，程氏既选用栀子豉汤、小柴胡汤、葛根黄芩黄连汤、泻心汤等伤寒诸方，又配合甘露消毒丹、三仁汤、桑菊饮等温热诸方，能在二三日内使热退泻止，实为将伤寒、温病学说融为一体，灵活运用于临床之典范。

（四）不寐案

顾某，男，35 岁。初诊：1958 年 7 月 21 日。

不寐已久，口苦，舌麻辣，后脑热，时痛。心肾不交，阴虚阳扰。拟与育肾柔肝，清心安神。

阿胶珠二钱，酒炒大白芍二钱，珍珠母四钱（先煎），抱茯神三钱，炙远志一钱，枣仁三钱、川连三分（同炒），酒炒黄芩八分，嫩钩藤钱半（后下），夜交藤四钱，莲子芯八分，淮小麦四钱，5 剂。

二诊：不寐、口苦、舌麻辣感、后脑痛均见轻减，腰酸痛。再从前方加减之。

处方：阿胶珠三钱，酒炒大白芍二钱，珍珠母四钱（先煎），抱茯神三钱，炙远志一钱，枣仁三钱（川连三分同炒），酒炒黄芩八分，炒川断三钱，桑寄生三钱，嫩钩藤三钱（后下），夜交藤四钱，5 剂。

三诊：不寐，头痛虽减未安，腰酸痛，遗泄。再拟育肾柔肝安神。

处方：阿胶珠三钱，酒炒大白芍二钱，珍珠母五钱（先煎），抱茯神三钱，炒杜仲二钱，枣仁三钱（川连三分同炒），炒川断三钱，炒潼白蒺藜各三钱，桑寄生三钱，金锁固精丸四钱（包煎），5 剂。

四诊：夜寐安，头痛止，口舌和，已二旬余。近日上为耳后疼痛、头痛耳鸣，下则遗泄，寐少梦多，相因同发。苔薄，脉细弦。再拟育阴清肝汤。

处方：阿胶珠三钱，生白芍二钱，抱茯神三钱，夏枯草三钱，枣仁四钱（川连四分同炒），酒炒黄芩一钱半，黑山栀一钱半，炒杭菊二钱，三才封髓丹四钱（包煎），5 剂。（《程门雪医案》）

【辨证思路】

肾阴耗伤，不能上承于心，心肾失交，则心火独亢而不得眠；阴亏于下，虚火上炎，则口苦舌燥，舌感麻辣。肝肾阴亏，相火易动，四诊时头痛、耳鸣、梦遗、失眠又发，故程氏始终以滋阴为主，着眼于治本而兼顾其标，方中养心、柔肝、育肾都属于滋阴的范畴。本例阳不入阴，心肾不交，阴虚火旺，肝阳扰动，前后四诊，黄连阿胶汤滋阴清心的主旨不变。

【治疗经验】

程氏治不寐用黄连，很注意与他药的配合。他认为对心阴不足（或肾水不足）、心火有余而烦躁者，黄连用量宜小，一般在三分至五分之间，用水炒、盐水炒或蜜水炒主要是防其"苦从燥化"。程氏常有因黄连用量较大而致彻夜不寐，后经减轻剂量，加入柔润，遂得以见效的实例，所以提出治不寐须轻用黄连的告诫。他常以黄连配阿胶，以得其滋润；配酸枣仁，以得其酸制。程氏还认识到：补心"体"宜酸，强心"用"宜辛，故归脾汤、补心丹等成方中均以酸枣仁（酸）、远志（辛）相配，且远志交通心肾，解郁开结，辛而不猛，比之川芎与酸枣仁为伍，似更为妥善（川芎过于升散），所以常用茯神（或朱茯苓）、远志、酸枣仁三药相配以养心安神。

扫一扫知答案

三、复习思考题

1. 程门雪治疗咳喘的特点有哪些?
2. 程门雪治疗咳血的特点是什么?
3. 程门雪治疗不寐的用药特点是什么?

第十节　章次公医案

扫一扫看课件

一、名医简介

章次公(1903—1959),名成之,号之庵,江苏镇江人。1919 年就读于上海中医专门学校,亲炙于孟河名医丁甘仁、经方大家曹颖甫诸位先生,又问学于国学大师章太炎,后在上海从事诊务工作,先后任职于上海中医专门学校、上海中医学院、上海中国医学院、苏州国医专校等,是上海国医学院创办人之一。章氏精研中医经典及诸家学说,于伤寒学造诣尤深,集各家学说之长,又参合西医学理论,善于治病求本,辨证明晰幽微。临诊主张运用中医四诊、八纲来辨证论治,兼采现代科学诊断手段,"双重诊断,一重治疗",提高辨治准确率。章氏对于中西医两种医学,曾提出"发皇古义,融会新知"的主张,认为发扬中医须参合西医学理论,打破中西医间的界限,力求两者的沟通。立法用药,不持门户之见,博采众方,无论经方、时方、验方,乃至铃串单方草药等,兼收并蓄,用药机动灵活,注重实效。章氏尤其善用虫类药物,如蜈蚣、全蝎用于头风痛;蜂房、蕲蛇用于风痹;蟋蟀、蝼蛄、䗪虫用于积聚、肿胀等,对症下药,每收显效。章氏对本草深有研究,早年讲授药物学,编有《药物学》四卷,大部分资料收入《中国医药大辞典》。又撰有《诊余抄》《道少集》《立行集》《杂病医案》《中国医学史话》及医学论著数十篇,另与徐衡之合辑《章太炎先生论医集》。晚年拟修订《历代医籍考》和校勘《内经》,未竟病逝。1980 年门人整理出版《章次公医案》一书。1999 年门人朱良春等汇集其遗著、医案等,出版《章次公医术经验集》。

二、医案导读

(一)便秘案

高女,平素有习惯性便秘,此番 6 日未大便。大凡暴秘可泻,久秘不可泻。

泻药只能取快一时，停药则其秘如故。面色不华，脉软，用药以振奋肠机能。

全当归 12g，生白术 9g，薤白 9g，生麦芽 12g，木香 6g，生鸡内金 9g，杭白芍 12g，炙甘草 3g，半硫丸 9g（分 3 次吞）。

二诊：无效，肠之蠕动陷于麻痹状态，予千金温脾饮。

党参 9g，干姜 3g，熟大黄 9g，清炙甘草 3g，炮附块 6g，全当归 12g，玄明粉 9g（分 3 次冲）。（《章次公医案·内科·便秘》）

【辨证思路】

便秘是以大便排出困难，排便周期延长，或周期不长，但粪质干结，排出艰难，或粪质不硬，虽频有便意，但排便不畅为主要表现的病证。便秘的临床分证虽较复杂，但不外虚实两类，便秘多因大肠积热、气滞、寒凝、阴阳气血亏虚等多种因素所致。基本病机为邪滞大肠，腑气闭塞不通，或肠失温润，推动无力，导致大肠传导功能失常。治疗便秘，临床上辨证很重要。便秘的病位虽在大肠，但与脾、胃、肺、肝、肾等脏腑相关。辨治便秘首分虚实，再辨寒热、气血。气滞、热结、寒积属实证，阴阳气血不足所致的虚秘属虚证。气滞者宜行气导滞，热结者宜泄热通腑，寒积者宜散寒通里，气虚者宜益气润肠，血虚者宜养血润燥，阴虚者宜滋阴润下，阳虚者宜温阳通便。上述各证，有时单独可见，有时相兼并见，故临证时应慎审其因，详辨其病，权衡轻重主次，灵活变通治疗。

本案为习惯性便秘之寒积便秘。寒积便秘系由脾阳不足，寒积中阻所致。寒实冷积阻于肠间，阳气失运，则便秘，或有腹中冷痛；脾阳不足，不能布达，则见面色不华，或见手足不温，精神冷淡；脉软亦为脾虚、脾阳不振之象。此种肠功能低下当责之于脾，故此种脾阳不足、寒积中阻之便秘，治当振奋肠功能。

【治疗经验】

本案患者初诊以其久患习惯性便秘，用当归、白芍、生白术润下大便，又佐以麦芽、鸡内金、木香、薤白等理气消食之品，并用半硫丸（姜半夏、硫黄）温肾通便。但该方通下之力不足，故服药二剂后效果不佳。二诊改用《备急千金要方》之温脾汤，药用附子、干姜温补脾阳，祛除寒邪；大黄泻下，攻逐积滞；玄明粉、当归润肠软坚；党参、甘草益气补脾。二诊头煎药服后 3 小时即得大便。患者面色不华，脉软而便秘，为脾阳不足、寒积中阻致排便动力缺乏之寒积便秘，初诊按常法润下，服药二剂无效，说明药力不足；二诊用温脾饮，振奋脾阳，攻逐冷积，亦属"振奋肠功能"之举。

（二）咳喘案（肺与大肠同燥）

卢女。近二月清晨食入则呕，便亦燥结，自觉痰黏喉间不爽利。此肺病而见胃肠功能障碍者。

淮山药 9g，桑椹子 15g，杏仁泥 12g，首乌 9g，麦冬 9g，苏子 9g，蜜炙枳壳 9g，谷麦芽各 9g，象贝母 9g，天花粉 9g。

二诊：肺与大肠相表里。咳呛痰少，此肺燥也，故大便难。

桑白皮 12g，马兜铃 9g，麦冬 9g，玉竹 9g，甜杏仁 18g，浙贝母 9g，北沙参 9g，杭白芍 12g，桑椹子 15g，粉甘草 3g。

三诊：迭用清润法，咳呛有痰且活，大便亦见调整。再事原法加减。

桑白皮 12g，马兜铃 9g，浙贝母 9g，麦冬 9g，北沙参 9g，甜杏仁 12g，粉甘草 3g，白芍 9g。（《章次公医案·内科·咳喘》）

【辨证思路】

咳喘之证，多因外感或内伤等因素导致肺失宣肃，肺气上逆而发。咳喘虽病位在肺，但亦与肝、肾、大肠等相关。本案即为肺与大肠同燥之内伤咳喘。《素问·灵兰秘典论》曰："肺者，相傅之官，治节出焉……大肠者，传导之官，变化出焉。"患者喉间有痰，但不易咯出，乃肺有燥痰，导致肺失肃降；大肠主传化糟粕，肺与大肠相表里，互相影响，浊气不降，上逆于胃，故见清晨食则呕；大便燥结，乃是肺失肃降，大肠腑气为之不利，故见大便燥结。

【治疗经验】

本案咳喘之治疗宜润肺化痰，降气通便，肺肠同调，方可奏效。方中苏子辛温，降气消痰，平喘润肠；杏仁苦温，止咳平喘，润肠通便。枳壳破气、行痰、消积，《日华子本草》认为枳壳可"健脾开胃，调五脏，下气，止呕逆，消痰"。谷麦芽既能消谷，又可疏肝，正如《本草求原》所论，"凡麦、谷……芽，皆得生升之气，达肝以制化脾土，故能消导，凡怫郁致成膨膈等症，用之甚妙，人知其消谷而不知其疏肝也"。象贝母清热润肺，化痰止咳；山药健脾补虚；桑椹子滋阴补血，生津润肠；首乌养血滋阴，润肠通便；麦冬养阴生津，润肺清心；天花粉清热生津，润肠通便。二诊时，去苏子、枳壳、谷麦芽等降气行气之品及山药、首乌等滋腻之品，加桑白皮泻肺；马兜铃清肺降气，止咳；玉竹滋阴润肺，养胃生津；北沙参养阴清肺，祛痰止咳；杭白芍养血和营，通宣脏腑壅气；甘草调和诸药。三诊时，病患已由二诊时的咳呛痰少转为有痰且较易咯出，大便燥结亦得改善，故去掉玉竹、沙参、桑椹子等滋阴之品，而用清润之法。

纵观本案，章次公深谙脏腑之秉性，注重脏腑之间的关系，肺肠同调，值得借鉴。

（三）痹证案

乔女。周身骨节酸痛异常，曾经小产，先用祛风活络法。

羌活 9g，独活 9g，白芷 9g，秦艽 9g，北细辛 2.4g，五加皮 9g，防己 12g，豨莶草 15g，晚蚕沙 12g，小活络丹 1 粒。

二诊：两脉沉弱，胸脘痞闷，舌微腻。

炮附块 9g，苍术 9g，白芷 9g，全当归 9g，白芍 9g，晚蚕沙 12g，汉防己 12g，油松节 9g，小活络丹 1 粒。

三诊：药后所苦大定，但大便难而已。

原方加细辛 2.4g。(《章次公医案·内科·痹证》)

【辨证思路】

本案属中医痹证范畴。痹证是由于人体肌表经络遭受风、寒、湿邪侵袭后，致使气血运行不畅，引起筋骨、肌肉、关节酸痛、麻木，关节肿大等症。痹证的形成，内为正气不足，外为风寒湿侵袭。其发病原因，正如《灵枢·五变》所云"粗理而肉不坚者，善病痹"；《素问·痹论》所云"风、寒、湿三气杂至，合而为痹"。风寒湿之邪侵袭机体，必会影响气血津液的运行，气血不和则气滞血瘀。如《类证治裁》所论"诸痹……良由营卫先虚，腠理不密，风寒湿乘虚内袭，正气为邪所阻，不能宣行，因而留滞，气血凝滞，久而成痹"。

本案患者曾经小产，气血先亏，此次发病周身骨节酸痛异常，章次公先治以祛风散寒通络之法，可知当为体虚外感风寒湿邪所致。

【治疗经验】

章次公论治痹证，多将其分为风寒湿或瘀血为病，认为治疗上"不外祛风、散寒、逐湿、和血、通络"。临床上痹证患者虚实夹杂者不占少数，本案病患之痹证即为风寒湿侵袭，气滞血瘀之证。章氏治疗时即兼顾虚实，既有羌活、独活、细辛、白芷散寒宣痹止痛，秦艽、五加皮、防己、晚蚕沙、豨莶草利湿通络除痹，小活络丹祛风除湿、化痰通络、活血止痛；又在二诊时加炮附子温阳气，散寒凝；另外，考虑到病患曾经小产，故加白芍、当归养血和营，又合"治风先治血，血行风自灭"之古训。且当归甘温而润，活血止痛，辛香善于行走，与祛风湿药配伍，治风湿痹痛效佳。三诊时，病患自述药后所苦大定，仅余大便难，故加细辛散风寒。如此分步论治，随症加减，步步为营，收效甚捷。

(四) 湿温案

李男。此严重之湿温证，两日来大便色红，终日神蒙谵语，湿温证而见此候，生命之危，不绝如缕。

川黄柏 9g，陈胆星 9g，飞滑石 15g，白槿花 15g，银花炭 12g，赤茯苓 18g，鲜石菖蒲 9g，马齿苋 15g，至宝丹 1 粒（分 4 次化服）。

二诊：药后红色之便不再作，是为大幸，终日谵语不休，神烦不宁，而面容如此黄晦，脉搏如此细数，皆与症情相反，表示正气竭蹶，苦寒香开之药势难再进。予全真一气汤作万一之想。

炮附块 9g，党参 9g，生白术 9g，鲜生地 30g，麦冬 9g，远志 6g，陈胆星 6g，五味子 4.5g，怀牛膝 12g。

三诊：神志仍旧迷蒙，热度与脉搏仍旧高涨，病在危殆中。

炮附块 6g，鲜生地 30g，陈胆星 6g，鲜菖蒲 6g，党参 9g，麦冬 9g，郁金 4.5g，茯神 9g。

四诊：热虽稽留不退，脉渐次下降，谵语亦减。此症之最严重在谵语之频、脉之细数，此而能稳定，便有转机。

上方加远志 6g、带心川贝 2.4g。

五诊：热往下挫，神志亦渐次清晰，伤寒极期有进步，大有转危为安之望。

炮附块 4.5g，制首乌 15g，鲜生地 30g，带心川贝 2.4g，玉竹 12g，麦冬 9g，知母 9g，远志 9g，郁金 4.5g，鲜石菖蒲 9g。

六诊：药后大便得解，热即下挫至常温，舌苔亦化，唯入夜仍有迷蒙状，痰黏难以咯出。如无枝节，可以化险入夷。

南北沙参各 9g，远志 4.5g，广郁金 4.5g，鲜石菖蒲 9g，赤苓 9g，麦冬 9g，桔梗 6g，带心川贝 2.4g，生苡仁 15g，车前子 12g（包）。

七诊：热已退尽，谵语亦除，大为幸事。

党参 9g，干地黄 18g，茯苓 12g，生黄芪 9g，五味子 4.5g，麦冬 9g，山药 9g，仙鹤草 15g，浮小麦 15g，糯稻根须 15g。（《章次公医案·内科·暑温湿温》）

【辨证思路】

本案为湿温病之邪热入于血分。长夏为湿土，故多发于长夏。其病机多为湿热疫疠之邪，经口鼻而入，蕴结中焦，阻滞气机，湿热熏蒸弥漫而成。湿温为两淫相交，定有轻重之分，临床上当细细分辨。

本案病患即是此类病情危重者。患者罹患湿温，邪热化火、化燥而入于血分，灼伤肠络导致肠道出血，故见大便色红；心主血脉，邪热炽盛入血扰乱心神则见神蒙谵语。

【治疗经验】

湿温证治宜祛湿为主，兼以清热。此案病患之便血又神昏危重，为湿热并重伤及血分之湿温重证，当速投以清热开窍之品，故章次公予至宝丹清心开窍，合胆南星、石菖蒲化痰开窍之力更强；辅黄柏、马齿苋、白槿花、银花炭以清肠，滑石、赤茯苓以清热利湿。

二诊药后患者便血已止，但仍终日谵语不休、神烦不宁，可知热盛伤阴，病邪未去，正气已伤，故当以扶正为急务。章次公又予全真一气汤。全真一气汤出自清代冯兆张的《冯氏锦囊秘录》，由熟地黄、炒白术、人参、炒麦冬、五味子、附子、牛膝组成。章次公常以此方为主治疗湿温重症，尤其对于正不胜邪，而见高热呓语等症者，获效颇多。方中白术、熟地黄分补脾肾，一燥一润，以麦冬和之，培土生金，补益肺脾之阴；再加牛膝、五味子，则更得纳气藏源，澄清降浊；借附子温肾助阳，使真阳交于下，真阴自布于上；复以人参驾驱药力，助真元、复精气。诸药合用，温阳而无升浮之弊，育阴兼有化气之功。原书称此方"全此一点真阴真阳，镇纳丹田，以为保生之计而已，即名之曰全真一气汤"。全方药虽七味，但配伍严谨，滋阴而不滞，补脾而不燥，清肺而不寒，壮火而不热，火降而心宁。何廉臣认为此方"功在于一派滋养阴液之中，得参、附气化，俾上能散津于肺，下能输精于肾。且附子得牛膝引火下行，不为食气之壮火，而为生气之少火，大有云腾致雨之妙，故救阴最速"。而大队滋阴药功能恋阳，将招回之浮阳使其归宅，用治该证最为适合。

本案在患者高热不退的情况下，连续四次用附子，可见章氏之胸有成竹。在首次用附子后，症情虽未好转，但亦无伤阴耗液之表现，说明用药并无不妥。正如《景岳全书·传忠录·论治篇》所论"攻不可以收缓功，补不可以求速效"。于是坚持使用附子，此后即有转机，并转危为安。此外，此案附子的用量也颇有研究，第一次用量为 9g，第二、三次均为 6g，第四次为 4.5g，可见章氏虽选用附子，但逐次减量，是使勿过之，以退为进之手法。五诊后，患者体温渐趋正常，是正胜邪去之象。此案提示，医者只有处处随病情变化而时时辨证用药，才能使复杂之病情逐渐痊愈。

三、复习思考题

1. 简述章次公参古用今、沟通中西的学术特色。
2. 简述章次公运用虫类药的特色及经验。

扫一扫知答案

第十一节　李聪甫医案

扫一扫看课件

一、名医简介

李聪甫（1905—1990），名明，号老聪，湖北黄梅县人，当代著名中医学家、临床家和理论家。李氏聪颖好学，幼承母训，立志学医。13 岁赴江西省九江赵恒兴药铺当学徒，后师从石椿山先生。1925 年后，在黄梅、九江悬壶应诊，长于内、妇、儿科。1938 年日寇压境，九江沦陷后，李氏辗转于湘潭、湘乡、新化、溆浦、沅陵等地，足迹所至，病家称庆。抗日战争胜利后，定居长沙。李氏倡"形神学说为指导、脾胃学说为枢纽"的整体观，提出人的生命活动依赖于形神的对立和统一，概括了形与神的相互关系，指出脾胃功能与形神活动密切相关。其在李东垣学说的基础上，进一步阐发了脾胃元气确系人体整体功能的基础和源泉。脾胃功能的强弱，影响到脏腑、气血、经络、内外的整体活动，特别是形神矛盾运动的动态平衡和发展。临证中，善以补中益气为主加减化裁，自拟护卫、生津、扶阳、降火等益气汤类方。代表著作有《麻疹专论》《中医生理学之研究》《脾胃论注释》《李聪甫医论》《李聪甫医案》及与刘炳凡先生合编《金元四大医家学术思想之研究》等。

二、医案导读

(一) 鼓胀案

胡某，男，45 岁。3 年前有黄疸型肝炎病史。经治疗，黄疸指数正常，右胁隐隐胀痛，剑突下亦胀痛拒按，四肢无力，精神疲乏，时好时差，迁延至今，巩膜、皮肤又出现黄染，恶心厌油，食纳锐减，头昏心悸，大便溏薄，小溲短赤，腹壁绷急疼胀，肩颈部可见蜘蛛痣，肝代偿功能损害，轻度腹水，诊断为早期肝硬化。西药效果不显，始来就治。

诊视脉沉弦而数，舌边青色，苔呈黄腻，面色黧黑，肌肉消瘦。证属肝血瘀阻，脾气尤伤。病起表现于"脏腑之外，排脏腑而郭胸胁"。因病迁延日久，"癥瘕积聚癖而内著，腹大而形反瘦"，反映"色苍黄，腹筋起"的肝硬化腹水的征兆，病情比较严重。法当疏肝理脾，行气活血，方用自定舒肝饮。

制鳖甲 16g，紫丹参 13g，云茯苓 13g，漂白术 10g，当归身 10g，酒白芍 10g，川郁金 9g，醋青皮 6g，炒泽泻 10g，炒枳壳 7g，广木香 5g，炙甘草 3g。

复诊：原方服至 40 剂，面色黧黑如扫，舌质青痕变淡而苔薄，自觉腹胁舒和，形气转佳，饮食知味，小溲增长，脉亦至数平缓。法兼健脾助化，原方增损。

制鳖甲 13g，紫丹参 13g，漂白术 10g，西党参 10g，云茯苓 10g，酒白芍 10g，当归身 10g，青皮、陈皮各 5g，炒麦芽 10g，炒六曲 10g，川郁金 6g，炒枳实 6g，炙甘草 3g。

三诊：继续服药至 40 剂，面容光泽，脉来匀缓，食量日增，形体渐旺，定方协调肝脾。

紫丹参 13g，西党参 10g，炒白术 10g，云茯苓 10g，当归身 10g，酒白芍 10g，谷芽、麦芽各 10g，广陈皮 6g，鸡内金（炒）5g，炙甘草 3g。（《李聪甫医案》）

【辨证思路】

本案中医诊断为鼓胀，西医诊断为肝硬化腹水。李聪甫辨证本案为肝血瘀阻，脾气尤伤，肝脾不和证。肝血瘀阻，肝气郁滞，失于调达，胆汁不循常道，故见右胁肝经循行区域隐隐胀痛，肝气犯胃则剑突下胃脘区亦胀痛拒按，巩膜、皮肤黄染。《金匮要略》有言，"见肝之病，知肝传脾"，肝病日久伤及脾气，本案中患者脾气尤伤，故见四肢无力，精神疲乏，恶心厌油，食纳锐减，大便溏薄等。脾胃为后天之本，脾气损伤，后天生化乏源，又致头昏心悸等症。李氏认为，本病初起即《灵枢·胀论》所言，"夫胀者，皆在于脏腑之外，排脏腑而郭胸胁，胀皮肤，故命曰胀"，但若疾病迁延日久，气滞血瘀，则"癥瘕积聚癖而内著，腹大而形反瘦"，腹壁绷急痛胀，肩颈部可见蜘蛛痣。舌边青色、面色黧黑等亦为肝血瘀阻的征象。本病病位在肝、脾，为气滞、血瘀、水停腹中，错杂同病的本虚标实之证。

【治疗经验】

由于鼓胀病机复杂，病程久，病情易于反复，一般预后欠佳，故属于中医风、痨、臌、膈四大难症之一。本案中，李氏分三阶段加以调治：第一阶段，患者病位在肝、脾，但以气滞血瘀为主症，故确立疏肝理脾、行气活血之法，自拟舒肝饮（鳖甲、丹参、茯苓、白术、当归身、白芍、泽泻、郁金、青皮、枳壳、木香、炙甘草）加减。方中以鳖甲、丹参、当归、芍药、郁金等养血活血、散结行滞，青皮、枳壳、木香等重在行气，五味异功散则健脾益气。第二阶段，诸症得减，原方增损，加强健脾助化之功，故佐以麦芽、神曲，枳壳易枳实。第三阶段，患者脉来匀缓，食增体丰，再以调和脾胃之剂定方进行后期调养。本案乃肝病传脾，脾气极虚，真脏已伤之证，"当先实脾"，故李聪甫于三阶段的施治中时时注重健脾。同时，善调脾胃，亦为李聪甫临证治疗特点之一。

（二）虚劳案

杨某，男，20 岁。面白无华，噫气不止，胸膈痞胀，左膺肋间沥沥有声，且有麻辣瘙痒之感，呼吸不匀，怔忡纳呆，精神委顿。

诊视脉虚弦，舌质淡胖，此为脾胃不足的表现。劳倦伤脾，脾虚难以制水，水气上凌，故心中悸，噫气痞胀；脾虚不能顾肺，肺失资源，故少气不足以息。水谷的精气不能变化精微，故聚水成饮。治当甘温益脾，辛温涤饮。

西党参 10g，於潜术 5g，朱茯神 10g，姜半夏 7g，广陈皮 5g，姜竹茹 10g，枇杷叶（生姜汁炒）7g，旋覆花（布包）7g，煅赭石 10g，佛手柑 5g，西砂仁 3g，九节蒲 3g，炙甘草 3g。

复诊：脉转虚缓，噫悸俱平，呼吸调匀，胸膺间出现密集红疹，肺气舒布。"凝涩者致气以温之，血和乃治"。

西党参 10g，朱茯神 10g，姜半夏 7g，炒枣仁 10g，当归身 7g，紫丹参（酒炒）7g，酒白芍 5g，柏子仁（炒）10g，广陈皮 3g，麦冬（米炒）5g，炙远志 3g，炙甘草 3g，糯谷米 10g。

续服多剂，面色润泽，饮食增进而瘥。（《李聪甫医案》）

【辨证思路】

李聪甫精研李东垣脾胃学说，重视脾胃与其他脏腑生理病理之间的关系。本案明言"劳倦伤脾"，李氏指出大凡劳倦所伤，都是以脾胃受病而后及于他脏的。李氏引华元化之言："人体欲得劳动，但不当使极耳。动摇则谷气得消，血脉流通，病不得生，譬如户枢，终不朽也。"可是，若人体劳动过度，汗泄气伤，四肢肌肉的精气极度耗伤，无力以动。李聪甫指出，东垣之学特别强调"肺之脾胃虚"和"肾之脾胃虚"，是因为脾胃升降之机，上行极于肺，下行极于肾之故，而不及心与肝的脾胃虚，并非遗缺，因其阐发脾胃病机与心、肝发病机制数见不鲜。本案中，患者脾伤，胃中谷气亦损，气血化生不足，故见面白无华、精神委顿；脾虚难以制水，水谷的精气不能变化精微，故聚水成饮，水气上凌，故心中悸，噫气痞胀；脾虚不能顾肺，肺失资源，故少气不足以息。《素问·调经论》有云："有所劳倦，形气衰少，谷气不盛，上焦不行，下脘不通，胃气热，热气熏胸中。"胸膺为肺之分野，胁肋为肝经循行之域，脾虚而阴火上乘，气血不和，则胸膺间现麻辣瘙痒之感，甚则出现密集红疹。

【治疗经验】

本案劳倦伤脾所致虚劳，李聪甫仿李东垣之法，重在甘温益脾、培补后天。患者聚水成饮，水气上凌，治以辛温涤饮。配以旋覆花、代赭石之属以降浊气，浊气降则水饮消。这也提示脾胃间的清浊升降当循"脾宜升运，胃宜降纳"之理。此外，关于李东垣制补中益气汤，李聪甫认为在"阳气下陷"与"阴火上乘"的矛盾中，如果矛盾的主要方面在于阳气下陷，少气不足以息，四肢无力，腹胀脱肛，妇女子宫脱垂，脉虚缓，舌质淡，以升麻、柴胡为使，引阳气上行，这是适应的治疗方剂。但如果皮肤不任风寒而生寒热，升麻、柴胡应改用桂枝、白芍以调和营卫。倘若矛盾的主要方面表现为阴火上乘，面如火燎，心中烦热，脉无力，升麻、柴胡应改用麦冬、知母以泄阴火。临证应具体情况具体分析，不能千篇一律。

（三）闭经案

陈某，22岁。经停5个月，午后小腹剧痛，腰屈不伸，双手搂腹，阵痛时作，下流白物，唇色淡，食纳减，肌肉消瘦。

诊视脉沉弦且劲，舌上光剥。此忧忿伤肝，肝气横郁，脾机受制，失于健运之常，不能化精微以输冲任，因而经闭不行；湿困于中，反化浊液下注于胞，因而白带不止。法当疏肝达郁，运脾通经。

北黄芪（酒炒）10g，西党参10g，漂白术5g，云茯苓10g，全当归10g，杭白芍（酒炒）7g，乌鲗骨7g，川续断7g，制香附5g，红柴胡3g，广木香3g，上油桂2g，炙甘草3g。

服十剂而腹痛止，再十剂而白带除，继续原方照服，食欲增进，一月后而经汛至。（《李聪甫医案》）

【辨证思路】

本案系七情致病，七情中又以肝气郁结为发病主因。肝主藏血，体阴而用阳。忧忿伤肝，肝气横郁，克伐脾胃，脾胃运化失常，不能化精微以充养冲任，冲任血海不足，又气郁血瘀，故发生闭经。又脾虚湿困，湿浊下行，注于下焦，故白带不止。李氏倡"形神学说为指导，脾胃学说为枢纽"的整体观，指出"五志所伤，心气不宁，化而为火，神无所养，津液不行，不能生血脉。要使病人心无凝滞，重在调制脾胃"。

【治疗经验】

本案病机在于肝郁脾虚，冲任血海不足，故以疏肝达郁、运脾通经立法。对于此类证候，李氏概以逍遥散加减治之，柴胡、当归、白芍疏肝柔肝，养血和血；黄芪、党参、白术、茯苓补中益气，祛湿和中，四药相合使脾胃运化有权，扶土抑木，滋充化源；又《难经·二十二难》有"气主煦之，血主润之"，故辅以续断、香附、木香、肉桂等辛香温通之品以疏肝理气、调经止痛；海螵蛸则功长收涩，善治带下。用药后，肝气调达，肝血濡布，血海充盈，月经自畅。对于"闭经"的治疗，李氏重通重补，注重对气血关系的把握，指出逍遥散、归脾汤同为肝脾同治之方，前者重在达郁，后者重在补虚，而于临证时灵活运用。

（四）痹证案

孙某，女，38岁。起病恶寒发热，关节疼痛；后但发热，出现双膝关节明显肿痛，身热持久不退。入某医院初步诊断为类风湿关节炎，或血栓闭塞性脉管炎，用激素、脉通等药物综合治疗，关节肿痛在一段时间有所好转。3个月后，突然发热达40.3℃，全身关节疼痛，双膝肿痛尤甚，不能起床活动。早起面浮，下午双腿沉重，心悸气促，食欲锐减。转入另一医院检查，发现红斑狼疮细胞，因而确诊为系统性红斑狼疮病。患者有颈淋巴结核和肾盂肾炎病史。

诊视脉象濡弱，舌苔黄燥，舌质红绛。面部及双下肢可见散在棕黄色色素沉着，左下肢自踝至趾青紫剧痛麻木，右下肢相反，炽热肿痛，手不可近，彻夜呻吟叫喊。此系湿热瘀阻，络脉不通，营卫留滞，肿痛为痹。法当通经活络，活血化瘀，清散湿热，畅通营卫，既不宜辛燥以助热，又不宜苦寒以资痹，药当灵活。

生地黄（酒润）13g，全当归10g，赤芍药（酒润）10g，牡丹皮10g，左秦艽10g，北防风10g，生苡仁13g，鸡血藤9g，络石藤9g，怀牛膝10g，淮木通10g，汉防己10g，生蒲黄（布包）9g，净地龙6g，甘草节3g。

复诊：服药17剂，脉转缓滑，舌质转淡红而润，黄苔全退。两足疼痛大减，夜能安睡。左足青紫色转红活，右足赤热之处亦见红淡，小便短频有灼热感，大便黏溏，湿热分化，络脉畅通。原方去甘草，加川黄柏（酒炒）5g。

三诊：上方服至28剂，脉来匀缓，舌质淡红，苔呈薄白。左踝至趾青紫全部消失，不感麻木，右足红肿疼痛大为减轻，能在室中步行活动，胸闷现象亦缓解。按复诊方改当归身12g，汉防己12g，去地黄、秦艽、蒲黄、黄柏，加紫丹参12g。（《李聪甫医案》）

【辨证思路】

痹证，《素问·痹论》有云："风寒湿三气杂至，合而为痹也。"即常见病因多由风、寒、湿三气杂合"壅闭经络，血气不行"所形成。而本案中，李聪甫认为此系湿热瘀阻，络脉不通，营卫留滞，肿痛为痹。中医有"湿热周痹"，又名"白虎历节风"，主要症状是关节疼痛，手指节、腕关节、膝关节和踝关节的对称性疼痛。急性发作时，全身发热恶寒，关节肿痛。"白虎历节风"，形容本病的迅速转移性和疼痛剧烈性，由于湿邪化热、气血瘀阻经络所致。患者多表现为关节红肿热痛、发热、口渴、脉滑数、舌苔黄，反映了湿热蕴阻经络和关节，较之风寒湿痹证更为严重。

【治疗经验】

对于"湿热周痹"的治疗，李聪甫提出总的治疗原则应在祛风、渗湿的基础上加以清热。因为热生于湿，必须以祛湿为主，湿去则热解，祛湿必先祛风，风药兼有燥湿的作用。因此解热必先祛湿，祛湿必须祛风。如此，才能促使湿热清除，循环加畅，气血周流。本案中，李聪甫采用通经活络、活血化瘀、清散湿热、畅通营卫之法，另谆谆告诫用药时既不宜辛燥以助热，又不宜苦寒以资痹，药当灵活。李氏治湿热痹痛自拟方，定名清痹饮［生地黄（酒炒）、全当归（酒润）、赤芍药、牡丹皮、汉防己、丝瓜络（酒炒）、左秦艽、瓜蒌根、嫩桑枝（酒炒）、肥知母（酒炒）、川黄柏（酒炒）、北防风、淮木通、清地龙、威灵仙、甘草节］。若便秘加锦纹大黄（酒润）；膝关节肿痛加牛膝、绿伸筋。

三、复习思考题

1. 李聪甫从肝脾论治鼓胀的辨证与治疗经验是什么？
2. 李聪甫从脾胃论治虚劳的辨证与治疗经验是什么？
3. 李聪甫从肝脾论治闭经的辨证与治疗经验是什么？

扫一扫 知答案

第十二节　姜春华医案

扫一扫 看课件

一、名医简介

姜春华（1908—1992），字秋实，江苏南通县（今南通市通州区）人，著名中医学家，中医藏象及治则现代科学研究奠基人。全国第五届人大代表、上海市第七届人大常委。自幼从父青云公习医，18岁到沪悬壶，复从陆渊雷先生游学，20世纪30年代即名著医林，曾执教于上海中医专科学校、上海复兴中医专科学校、新中国医学院等。1954年进入上海第一医学院任中医教研室主任、藏象研究室主任，相继兼任内科学院（今华山医院）、中山医院中医科主任。历任国家科委中医专业组成员，中国科学院上海分院特约研究员，上海市高级职称评审委员会委员，上海医科大学教授、博士生导师，《中国医学百科全书》编委，《辞海·中医分册》主编。姜氏学识渊博，敢于创新，20 世纪 60 年代初即提出"辨病与辨证相结合"的主张，治学勤奋，勇于探索，曾提出"截断扭转"的独创性临床治疗观点，为中医和中西医结合事业作出了可贵的贡献。姜氏擅长内科，对重症肝炎、肝硬化腹水、支气管扩张出血、支气管哮喘、慢性肾炎、糖尿病、痹证、疑难杂病等，辨病独具慧眼，疗效卓著。早年著有《中医基础学》《中医病理学总论》等，中华人民共和国成立后著有《中医治疗法则概论》《伤寒论识义》《历代中医学家评析》等 10 余部著作，其中《肾的研究》影响广泛，流传国外；《活血化瘀》一书，被日本学者称赞"为西医学开辟了新的视野"。

二、医案导读

（一）鼓胀案（肝硬化腹水）

曾某，男，46 岁。初诊日期：1978 年 12 月 30 日。

患者有肝硬化史 6 年，1977 年底腹胀，西医诊断为肝硬化腹水。两次住院，先用利尿药，继则放腹水。现症见腹大如箕，脐眼突出，青筋暴露，畏寒肢冷，头颈胸臂等处有蜘蛛痣，低热口渴欲饮，饮后更胀，便秘，尿少而赤，每日小便量 500mL 左右。舌质淡胖，舌苔黄糙腻，脉沉弦。实验室检查：锌浊度 20U，麝浊度 20.6U，总蛋白 6.3g%，白蛋白 1.65g%，球蛋白 4.65g%，γ 球蛋白 25g%，腹围 106cm。此系脾阳虚衰，水湿困聚于中，络脉阻塞，瘀血与水互壅。欲攻其壅，恐元阳暴脱，峻补其虚，虑难缓标急。治惟温阳通泄一法，攻补兼施，标本同治。

处方：红参 6g（另煎代茶），黄芪 60g，白术 30g，炮附片 9g，干姜 3g，陈葫芦 30g，生大黄 9g，大腹皮、大腹子各 9g，枳实 9g，虫笋 30g，地鳖虫 9g，泽泻 15g，赤芍 12g，茯苓皮 15g，茅根 30g。服药 7 剂，小便量从每天 500mL 曾至 1500mL，大便日泻 3 次，腹胀顿松，腹水渐退，知饥能食，又服药 7 剂，大便每日 2 次，小便正常，腹围减至 80cm，诸症好转，改用补中益气活血法调理。肝功能复查锌浊度 8U，麝浊度 10U，总蛋白 6.3g%，球蛋白 2.3g%，γ 球蛋白 20%，3 年后随访，情况良好。（《中国百年百名中医临床家丛书·姜春华》）

【辨证思路】

肝硬化腹水属中医鼓胀范畴，为中医四大证之一。《黄帝内经》即有单独的水胀篇，以后历代均有论述。鼓胀因肝、脾、肾功能相互失调终至气滞、血瘀、水停腹中，气、血、水壅结，水湿不化，脏腑虚者愈虚，实者愈实，故本虚标实，虚实交错，为本病特点，如实证而大便溏泄，虚证而大便干结，体肥而声音低微，体羸而声音高朗，至于身体肥瘦亦不绝对表示虚实，有四肢消瘦如柴而行动便捷，有全体肌肉肥盛而动作已衰，当从病者整体精神体质证候做精准判断，仔细分析鉴别。

【治疗经验】

本案症见腹大如箕，脐眼突出，青筋暴露，畏寒肢冷，头颈胸臂等处有蜘蛛痣，低热口渴欲饮，饮后更胀，便秘，尿少而赤，舌质淡胖，舌苔黄糙腻，脉沉弦。姜氏辨证为"脾阳虚衰，水湿困聚于中"，采用益气温脾、利水除湿之法予以治疗，同时不忘活血化瘀，可谓标本兼顾。方中以红参、白术、黄芪、附子、干姜温脾除湿治本，以陈葫芦、大腹皮、枳实、虫笋、泽泻、茯苓皮、白茅根利水消胀，以地鳖虫、赤芍活血祛瘀，生大黄通便。肝硬化腹水的治疗中，虚象明显时，使用大剂量黄芪，具有较好的扶正化气利水之功，一般用量在 60 ～ 120g，陈葫芦、虫笋具有除湿利水、祛瘀破积的作用，是姜氏治疗肝硬化腹水的常用药物。

（二）胸痹（冠心病）案

王某，男，62 岁，患冠心病已 5 年。经某医院心电图检查诊断为"冠心病心绞痛，左前支部分瘀阻，后壁供血不良"。症见胸闷，心悸，心痛，痰多气短，纳呆食少，形寒肢冷，酸痛，畏寒重，虽近火盖被亦无减轻，苔薄白，舌胖，脉弦滑。辨证属心肾阳衰，寒痰停滞，心脉瘀阻，痹阻经络。治拟温肾强阳，蠲除寒痰，宣畅心脉，通痹活络。以枳实薤白桂枝汤合二陈汤加减：附片 9g，桂枝 6g，厚朴 9g，枳实 9g，瓜蒌实 15g，薤白 9g，半夏 9g，陈皮 6g，茯苓 9g，丹参 30g，桑枝 30g，甘草 6g。14 剂。

药后，胸闷、心悸、心绞痛及痰饮减轻，肢冷畏寒略减。

守上方加干姜 5g，党参、黄芪各 12g，续服 2 个月。复查心电图未见异常，已正式上班。(《中国百年百名中医临床家丛书·姜春华》)

【辨证思路】

胸痹的特征是心前区阵发性闷痛或绞痛。姜氏认为其辨证应从体质、兼夹症以及诱发因素等多方面予以综合判断。其诱因有风、寒、湿、劳倦、内伤等。从兼夹症而言，有夹痰、夹饮、夹食（或有消化道症状）以及兼夹其他脏器疾病或兼夹心脏其他疾病之不同。辨其体质，则心肾阳衰较为多见。若心阳不足或心气郁结，则心血瘀滞。肾中真阳不足，则不能振奋鼓舞心阳。本案见症显系心肾阳衰，寒痰停滞，心脉瘀阻，痹阻经络。

【治疗经验】

《金匮要略·胸痹心痛短气病脉证治》提出胸痹病的基本病机为"阳微阴弦"，以阳气衰微，下焦阴寒水湿痰浊上逆填塞心胸为基本发病过程，提出一系列有效的治疗方剂，姜氏临床治疗本病多遵《金匮要略》理法方药。本案即以《金匮要略》枳实薤白桂枝汤合二陈汤加附片加减，温化痰饮，宣畅心脉，则离照当空，阴霾自散，加桑枝通痹活络。后加干姜，与附子、甘草相配为四逆汤，回阳救逆，再与益气药同用，温阳益气，终获良效。本案虚实夹杂，姜氏治疗步步为营，治有层次。

（三）咳嗽案

管某，男，56 岁。咳嗽十余年，每年发作一两次，此次发作始于去年小雪，伴有喘鸣气急胸闷，痰多泡沫清稀，咳时心跳，畏寒肢冷，舌淡苔白，脉沉弱，证属寒饮伏肺，肾不纳气，治宜温肺纳肾。

麻黄 9g，桂枝 6g，瓜蒌仁 9g，姜半夏 6g，五味子 6g，干姜 3g，甘草 6g，枳实 9g。7 剂。

另吞服黑锡丹、坎炁丹各 1.5g，每日 2 次。

药后喘平，诸症减退。续方 7 剂，以资巩固。(《中国百年百名中医临床家丛书·姜春华》)

【辨证思路】

咳嗽，临床常见之证，也是肺系疾病的主要证候。虽为小恙，但有的患者久咳不愈，辗转治疗无效，常常会使医生心中茫然，无所适从。而且久咳易伤肺，肺伤则有成痨之虞，由轻到重，转成他症，因此在某种意义上说久咳亦属难治病范畴。本案患者久咳十余年，伴有喘鸣气急胸闷，痰多泡沫清稀，咳时心跳，畏寒肢冷，舌淡苔白，脉沉弱，证属寒饮伏肺，肾不纳气，肺肾两病，正如《景岳全书》谓："肺为气之主，肾为气之本。"

【治疗经验】

患者久咳、畏寒、肢冷且喘鸣气急，为肾不纳气之象，故以黑锡丹、坎炁丹、附片温肾纳气，以治其本。又见痰多泡沫清稀，为肺寒伏饮，故用小青龙汤加减以温肺化饮，以治其标。咳嗽十余年，本虚标实，在急性发病期，迅速截断标实证候是缓解病证的重要手段，因此，姜氏特别推崇经方，诸如大小青龙汤、麻杏石甘汤、苓甘五味姜辛夏杏汤等。小青龙汤长于宣肺祛饮，能迅速有效控制病情和症状，姜氏应用小青龙汤用意在此。在辨病的基础上，姜氏着重中医辨证，即有专病专方，也有随症取舍，注重截断。

（四）喘证案

杨某，女，38 岁，教师。患有支气管哮喘 25 年，幼时发过湿疹，13 岁时受凉感冒后引发哮喘，以后凡受寒、吃虾蟹、情绪不愉快，或嗅到煤气、汽油、柏油等气味时均可使哮喘发作，每次发作可持续 5～7 天。1980 年 9 月 18 日哮喘发作，症见哮喘面赤，咳剧，痰黄咯之不爽，咽喉红痛，口干，大便不畅，苔薄黄，脉浮滑数。西医诊断：支气管哮喘、支气管炎、咽炎。中医诊断：喘证 (风热夹痰)。处方：佛耳草 15g，老鹳草 15g，碧桃干 15g，旋覆花 9g(包)，全瓜蒌 9g，防风 9g，马勃 6g，开金锁 15g，百部 9g，南天竹子 6g，板蓝根 15g，合欢皮 15g，天竺黄 9g，象贝粉 3g（冲）。上方服 5 剂后，咳嗽哮喘均得平止，咽喉红痛亦退，续服 7 剂巩固疗效，以后用知柏地黄丸常服扶正固本，截治哮喘复发，经随访已二年余未发作。（《姜春华学术经验精粹》）

【辨证思路】

《素问·至真要大论》说"诸气膹郁，皆属于肺"，指出哮喘一证，应责之于肺脏。《诸病源候论》说："肺主于气，邪乘于肺则肺胀，胀则肺管不利，不利则气道涩，故气上喘逆，鸣息不通。"姜氏认为"肺管不利"指气管平滑肌的痉挛，"气道涩"因气管收缩而致不利，因而发生喘鸣。《景岳全书》云"哮有宿根，遇寒即发，或遇劳即发者，亦名哮喘"，姜氏认为"宿根"即过敏原，是指过敏体质，颇能直指病因。讨论支气管哮喘病理，当就哮证而论，但哮既兼喘，又当从喘证中找出与哮有关的病理。明·李士材说："哮证，似喘而非，呼吸有声，呀呷不已，良由痰火郁于内，风寒束于外，或因坐卧寒湿，或因酸碱过度，或因积火熏蒸。"《证治心得》云："哮证之因，内有壅塞之气，外有非时之感，膈有胶固之痰，三者相合，闭拒气道，搏击有声，发为哮喘。"归纳起来，外则为非时之感，内则为痰火壅结。本案患者 13 岁时受凉感冒后引发哮喘，以后反复发作，即合以上发病机理。此次发作，症见哮喘面赤，咳剧，痰黄咯之不爽，咽喉红痛，口干，大便不畅，苔薄黄，脉浮滑数，当为风热夹痰型哮喘。

【治疗经验】

姜春华在 20 世纪 70 年代首先提出在辨病辨证基础上应掌握"截断扭转"方药的学术观点，并对支气管哮喘的截治方法进行了深入研究，结合临床实际疗效筛选了大量的单方、验方，制订了一套能迅速缓解支气管哮喘发作之症状以及控制复发有显著疗效的治疗方案，主张辨病与辨证相参，治病与治体兼顾，处方遣药在辨证用药的基础上与辨病用药、专方专药相结合。他说："一病必定有一主方，一方必有一主药，临床治疗必须从众多方药中取其精华，选用经得起重复的有效方药，尽早顿挫病患，扭转病机，慎防他变。有是证即用是药，故一证有一证之专方。"

患者因咳剧，故用"截喘汤"合"截咳方"，并加入清热化痰之品，直捣病原，药证合拍，丝丝入扣，故应手辄效。用知柏地黄丸善后，防止复发，符合中医对哮喘发则治实，不发治虚的治疗原则。

"截喘汤"是姜春华自拟的截治支气管哮喘的经验方，选药精当，组方严谨，主治咳嗽痰多，气逆喘促的慢支、肺气肿、支气管哮喘病证，适用于各种类型的发作期哮喘患者。方由佛耳草、碧桃干、老鹳草各 15g，旋覆花、全瓜蒌、姜半夏、防风各 10g，五味子 6g 组成。功能降逆纳气，化痰截喘。方中佛耳草出自《本草拾遗》，有化痰、止咳、平喘的功效；老鹳草出自《本草纲目拾遗》，功能祛风活血、清热解毒，煎剂在试管内对金黄色葡萄球菌、肺炎球菌、链球菌以及流感病毒均有抑制作用，能控制支气管哮喘发作期的呼吸道感染；碧桃干收酸敛苦，民间有用其治顽固性哮喘的经验。以上三味合用，有祛痰、镇咳、平喘之功，还能调节自主神经功能。辅以旋覆花化痰、止咳；瓜蒌清上焦之积热，化浊痰之胶结，开胸中痹阻；姜半夏清痰下气、去胸中痰满，五味子补肾纳气，镇咳敛肺；防风祛风解表，"治风通用，泻肺实"，是一味抗过敏的有效药，能抑制支气管哮喘发作期的变态反应，清除过敏原的刺激。上方共具清肺化痰、降逆纳气截喘之效。

"截咳方"由百部 12g、南天竺子 6g、天浆壳 3 只、马勃 3g 组成。功能温肺肃肺，截治咳嗽。方中百部味甘、苦，性平，功能温肺润肺、下气止咳。因百部温润而不燥，又有开泄降气作用，故不论外感、内伤、寒热虚实所致的新久咳嗽均可应用，尤以治久咳、顿咳和肺痨咳嗽为宜。南天竺子味苦，有小毒，有较好的镇咳作用。该药含有南天竺子碱，有强烈的麻痹呼吸中枢的作用，故过量易中毒，成人用量一般不超过 10g。天浆壳性温味甘，具有宣肺化痰、止咳平喘之效，姜氏认为该药稍具强壮作用，与百部配合，治疗百日咳有良效，可以推广使用于诸般咳嗽，尤其对阵发性咳嗽疗效较好。马勃性平味辛，功能清肺利咽，可泄肺热而止咳。四药相辅相成，既能温肺润肺，又能肃肺清肺，邪去肺宁，咳则戛然而止。

三、复习思考题

1. 姜春华论治鼓胀的主要病机以及治疗特点是什么？
2. 姜春华提出的"截断"疗法的核心内容是什么？
3. 姜春华论治喘证的"截喘汤"和"截咳方"各自组成和功效是什么？

扫一扫知答案

第十三节　关幼波医案

扫一扫看课件

一、名医简介

关幼波（1913—2005），原名关霖，1913 年出生于北京市，父亲关月波是当时的著名中医。关幼波自幼受到了良好的教育，入私塾攻读四书五经。16 岁起逐渐接触中医理论，自学中医经典。24 岁开始，正式从父临床学习。至 1943 年其 30 岁时，以优异的成绩通过考试，取得行医执照。1944 年正式操岐黄之术，开始了治病救人的中医生涯。关幼波学术上以"治病必求其本"为主导思想，强调辨证首先分清因虚而病、因病而虚，从气血入手辨明邪正盛衰，倡导以阴阳为总纲，下设气血、表里、寒热、虚实成十纲辨证。他以十纲结合脏腑辨证，涵盖其他具体辨证方法，阐明了痰－气（血）－瘀的病理生理关系，拓展了"痰瘀学说"的内涵与外延，并提出了完整系统的治疗法则，具有广泛的临床意义，尤其对疑难杂重症更为重大。临床擅长治疗内、外、妇、儿等各科疑难杂重症，总结出"治肝十法"和以"化痰活血解毒"贯穿始终的治黄经验，对湿热蕴毒、凝痰之说见解独到，主张病证结合，中西医合参，对肝病常见的胁痛、腹胀、低热、痞块等疗效颇验。他首先把中医学术与现代电子计算机技术相结合，编制成"关幼波肝病诊疗程序"，为中医现代化做了大胆的尝试。著有《关幼波临床经验选》《关幼波肝病百问答》《关幼波肝病杂病论》等著作。

二、医案导读

（一）阴黄案

毕某，男，26岁，病例号247673，住院日期：1963年10月15日。

主诉：两眼轻度发黄，已两年余。

现病史：患者于1961年9月发现面目皮肤发黄，食纳不佳，经医院检查诊为病毒性黄疸型肝炎，服用中西药，自觉症状好转，但眼睛发黄未完全消退，肝功能异常。1962年10月经肝穿活组织检查符合迁延性肝炎诊断。1963年10月15日住院，当时自觉疲乏，右胁痛，疲倦后加重。

检查：面色无泽，巩膜微黄，肝在右肋下可触及边缘，质软，脾在肋下1cm可触及。化验检查：黄疸指数20U，血胆红素定量2.2mg%，谷丙转氨酶25U，麝香草酚浊度试验5U，麝香草酚絮状试验（－），血胆固醇128.5mg%，血浆白蛋白3.08g%，球蛋白2.02g%，凝血酶原时间16s（对照15s）。

舌象：舌苔薄白，舌质正常。脉象：沉缓。

西医诊断：迁延性肝炎。

中医辨证：脾阳不振，寒湿凝聚，发为阴黄。

治法：温振脾阳，祛湿散寒，活血退黄。

方药：茵陈60g，郁金10g，生芪12g，党参15g，干姜6g，炮附子10g，茯苓15g，白术10g，生甘草3g。

治疗经过：服上方6剂后，原方加泽兰15g，继续服药14剂，症状稍有改善，复查肝功能：黄疸指数9U，胆红素0.8mg%，谷丙转氨酶12.5U，麝浊6U，麝絮（－）。效不更方，继服上方共计三月余。其间曾复查肝功能4次，均属正常范围。血胆红素均在1.0mg%以下，血浆白蛋白4.25g%，球蛋白2.55g%。体检：肝在肋下仍可触边，脾未触及。症状消失，于1964年1月31日临床痊愈出院。（《关幼波临床经验选》）

【辨证思路】

关氏根据患者眼目发黄，面色晦暗无泽，食纳不佳，疲乏无力，舌苔薄白，脉沉缓，辨证为脾阳不振，寒湿凝聚，瘀阻血脉，属于阴黄范围。根据其发病情况，开始为阳黄，而后转为阴黄，患者体质已虚，脾阳已衰。

【治疗经验】

关氏用他的经验方药加生黄芪、党参，以加强补气作用。本例从四诊所见，似乎不是典型阴黄，但是，关氏着重从它发展的过程，以及面目微黄而无泽、脉沉缓、无热象这几个主要环节，从阴黄论治，收到了较好的效果。若一见黄疸就清热利湿，过用苦寒，势必中伤脾胃，反而使病情加重。另外，方中郁金活血化痰，泽兰活血利水，也都比较明确地反映了关氏的治黄特点。据西医学研究，茵陈退黄的主要成分是在挥发油内，若先煎势必损耗其有效成分，所以关氏嘱咐患者茵陈后下，一般在群药煎煮 10 分钟左右为宜。黄疸轻者可用 30g，重者可用 60～120g，若超过 60g 则应另包单煎。根据上述病例，也可以看出对于阴黄论治，并非容易掌握，特别是由阳黄转为阴黄的过渡时期，更加难以辨识。所以立法用药应当慎重。

（二）阳黄案

孙某，男，56 岁，门诊号 2012，初诊日期：1975 年 7 月 19 日。

主诉：发热、面目发黄已 1 周。

现病史：6 天前发热（体温 38℃），尿黄赤，恶心，食纳不香，逐渐发现身目发黄。喉中有痰，大便干，今日体温已正常。检查尿：胆红素（＋＋），尿胆原、尿胆素（－）。检查血：谷丙转氨酶 1000U，麝浊 18U，麝絮（＋＋＋），黄疸指数 50U，胆红素 4.8mg%，诊为急性病毒性黄疸型肝炎。7 个多月以前曾患脑血栓，经针刺治疗好转。

检查：巩膜黄染，腹平软，肝脾未触及，左侧半身运动不灵，血压 150/100mmHg。

舌象：舌边尖红、苔黄厚腻。脉象：弦滑稍数。

西医诊断：急性病毒性黄疸型肝炎。脑血栓后遗症。

中医辨证：湿热中阻，瘀热发黄。

治法：清热利湿，活血解毒。

方药：茵陈 30g，蒲公英 30g，小蓟 15g，白茅根 30g，泽兰 15g，车前子、草各 12g，藿香 10g，酒军 6g，大枣 7 枚，六一散 12g（包）。

治疗经过：7 月 21 日服上方 7 剂后，症状无变化，上方去白茅根、小蓟，加金钱草 24g，龙胆草 6g，继服。

7 月 26 日小便色转清，食纳好转，晨起咳嗽有痰，舌苔黄腻，脉象弦滑，方药如下：

茵陈 45g（后下），蒲公英 30g，车前子、草各 15g，小蓟 30g，泽兰 15g，藿香 10g，杏仁 10g，橘红 10g，酒军 10g，大枣 7 枚，六一散 15g（包）。

8月11日，上方每剂三煎，日服3次，服上方后，巩膜黄染明显消退，食纳增加，大便色较黄，肝功能复查结果：谷丙转氨酶830U，麝浊16U，麝絮（＋＋＋），舌苔呈褐色。上方加炒栀子10g继服。8月11日黄疸已退尽。

9月6日，复查肝功能：谷丙转氨酶正常，麝浊9U，麝絮（－）。

10月8日，肝功能全部正常，眠食均安。观察至11月5日，肝炎近乎临床治愈，左侧偏瘫转内科门诊治疗。（《关幼波临床经验选》）

【辨证思路】

患者始有发热，尿黄赤，便干，恶心，纳差，而后身目发黄，舌边尖红，苔黄厚腻，证属阳黄。患者湿热之中热盛于湿，而病位又偏于中上焦。

【治疗经验】

因患者毒热盛，故用茵陈、蒲公英清热、利湿、解毒，酒军清热通下，车前子、车前草、六一散利湿清热，泽兰活血，小蓟、白茅根凉血解毒。因其病位偏于中上焦，故用藿香芳香化湿，杏仁、橘红开胃化痰，又恐过于苦寒伤脾，佐以大枣和中扶脾。本方是在关幼波和肝病组长期实践摸索最后定型下来的复肝2号方基础上，加酒军和白茅根，主要是因为患者热盛于湿，故加强凉血解毒和通下解毒之力。

（三）肝病胁痛案

郭某，男，40岁，肝病组门诊号397，初诊日期：1972年3月2日。

现病史：1960年患急性病毒性无黄疸型肝炎，经休息、治疗，近乎痊愈。1971年11月又复发，除见有明显消化道症状外，肝功能异常，谷丙转氨酶374～484U，麝浊12～17U。1972年3月1日谷丙转氨酶533U，麝浊15.5U。当时症见头晕，右侧胸胁发憋，阵阵作痛，嗜睡，肠鸣，大便日解2次，曾注射1213，每日1次。3月2日来我院肝病组门诊并服用中药养血益气清利湿热之剂，肝功能损害反而加重。近两年来，症状及肝功能始终未见好转，1974年3月14日请关幼波会诊，当时症见腹胀、胸憋、睡眠不安、背痛、鼻衄、臂痛。

检查：腹平软，肝在肋下2cm，剑下3cm，脾2cm，中度硬。

舌象：舌苔薄白。

脉象：弦滑数。

西医诊断：慢性肝炎活动期。

中医辨证：肝郁血滞，痰阻血络，湿热未清。

治法：疏肝清热，活血化痰。

方药：醋柴胡10g，炒栀子10g，旋覆花10g，代赭石15g，瓜蒌24g，杏仁10g，橘红10g，赤白芍各15g，丹参15g，香附10g，郁金10g，藕节12g，小蓟15g，草河车10g，藿香10g。

治疗经过：上方服 14 剂后，症状同前。3 月 28 日，复查肝功能：谷丙转氨酶 330U，麝浊 18.5U，麝絮（＋＋＋），继服上方 14 剂，另加乌鸡白凤丸 1 丸中午服。

4 月 20 日症状有所好转，但仍感肝区发憋，食纳不香，大便稀黑。肝功能检查结果：谷丙转氨酶 220U，麝浊 17.7U，麝絮（＋＋＋），舌苔（－），脉沉弦。湿热渐轻，已见肝脾两虚之象，酌加调补肝脾之剂。方药如下：党参 12g，焦白术 10g，藿香 10g，杏仁 10g，橘红 10g，白芍 15g，当归 10g，苏梗 10g，川断 18g，郁金 15g，泽兰 15g，旱莲草 15g。另：五味子 120g，丹参 30g，共研细末，每服 3g，日服 2 次，中午加乌鸡白凤丸 1 丸。

5 月 9 日，复查肝功能，谷丙转氨酶 140U，麝浊正常，麝絮（－），自觉仍胸闷，发愁，饮食不增。化验白细胞 $6.2×10^9/L$，血小板 $90×10^9/L$。上方去苏梗、川断、郁金、泽兰、旱莲草，加黄精 15g，鳖甲 15g，生黄芪 15g，女贞子 24g，云茯苓 12g，焦三仙 30g，中午加服河车大造丸 1 丸。按上方稍加减继服二月余。

7 月 6 日复查肝功能已正常，1974 年 7 月 25 日，肝扫描示肝脏大小基本正常，左叶稍大（向左），放射性分布均匀，脾显形，未见占位性病变。11 月恢复 8 小时轻工作。1976 年 9 月 17 日门诊随诊，近一年来一直工作，肝功能复查基本正常，肝脾未触及，耐受正常工作，继续门诊观察。（《关幼波临床经验选》）

【辨证思路】

患者总病程已 10 余年，反复发作，肝功能持续异常，症见头晕，胁痛，胸憋，腹胀肠鸣，鼻衄，大便日解 2 次，肝脾肿大，舌苔薄白，脉弦滑数，证属肝郁血滞，痰阻血络，湿热未清。虽有正虚，但是邪实仍在。湿热的存在估计有两种可能性，一则湿热未能彻底清除，二则肝郁日久，肝脾失和，湿热内生，血瘀日久则瘀热丛生。

【治疗经验】

本案患者开始治疗曾以益气养血扶正为主，稍佐祛邪，因为邪羁日久，蕴热易生，如以补虚为主，则闭门留寇，症状不减，肝功能持续异常。转请关幼波会诊后，抓住患者的证候特点，先以清理肝胆湿热为主，佐以活血化痰，清热解毒。方中杏仁、橘红、瓜蒌、旋覆花和胃化痰，配合赭石消痰浊，醋柴胡、香附、郁金、丹参、藕节、赤白芍疏肝行气，活血通络，炒栀子、小蓟、草河车清热解毒，藿香芳香化湿。药后症状有所好转，谷丙转氨酶逐渐下降，但是肝区发憋、食纳不香、大便稀溏仍在，说明肝脾不和证候仍在，故转而调补肝脾为主。其中活血化痰之剂贯穿始终，待症状基本好转、肝功能恢复后，又加入活血软坚和补益肝肾之剂，养肝血，化肝郁。结果症状消失，肝功能恢复正常，肝脾回缩至正常范围。关键在于正确处理祛邪与扶正的辩证关系，虽因久病体虚，但是湿热若在，仍应先清而后补，否则徒补无益，反而有害。

（四）肝病痞块案

陈某，男，23岁，初诊日期：1971年5月。

现病史：患者于1967年患急性病毒性肝炎，住某医院半年，症状、肝功能好转出院。但出院后几年来经常肝区疼痛，劳累后加重，于1970年10月开始脾区也痛，至1971年5月两胁疼痛加重，四肢无力，食欲不振，大便溏薄，手足心热。

检查：一般情况尚可，肝上界第5肋间，下界锁骨中线肋缘下2cm，质较软，有触痛，脾可触及1cm，轻度触痛，右手背可见蜘蛛痣。化验检查：肝功能在正常范围，血小板120×10⁹/L。

舌象：舌苔白。脉象：沉滑。

西医诊断：慢性肝炎。

中医辨证：肝郁脾虚，气滞血瘀，湿热未清。

治法：健脾疏肝，活血化瘀，佐以清热利湿。

方药：党参12g，炒苍白术各10g，藿香10g，茵陈15g，当归12g，白芍12g，香附10g，佛手10g，山楂15g，泽兰15g，生牡蛎15g，王不留行12g。

治疗过程：在治疗过程中，曾加减使用佩兰10g，生薏苡仁15g，红花12g，鳖甲12g等，同时服用肝泰乐等保肝西药。经过两个月的治疗，自觉症状明显好转，眠食及二便正常，四肢无力减轻，手足心热已退，肝脾区痛大减。肝于肋下1cm，触痛不明显，脾未触及。复查肝功能正常，血小板168×10⁹/L。改用丸药调理善后。(《关幼波临床经验选》)

【辨证思路】

本案患者肝脾肿大，肝功能正常，症见四肢无力，食欲不振，大便溏薄，舌苔白，脉沉滑，兼见蜘蛛痣，两胁胀痛，证属肝郁脾虚，气滞血瘀。手足心热、脉见滑象，说明湿热未清。

【治疗经验】

治疗时，扶正之中重在健脾舒肝，方中党参、炒苍白术健脾燥湿，当归、白芍养血柔肝。另外配合疏肝理气和活血化瘀之剂，气行则血易活，血活则瘀易去。本案为肝炎后肝功能正常，而气虚血滞痞块未消者，故重点应以调肝脾扶正为主。

三、复习思考题

1. 简述关幼波的学术思想和临证经验。
2. 简述关幼波关于阳黄辨证论治的体会。

扫一扫知答案

第十四节　邓铁涛医案

扫一扫看课件

一、名医简介

邓铁涛（原名锡才）（1916—2019），广东开平人。广州中医药大学终身教授，博士研究生导师，中华中医药学会常务理事。1932 年就读于广东中医药专科学校，1938 年正式从事中医工作。70 多年医疗、教学、科研生涯，践行仁心仁术。临床以内科见长，擅长诊治心血管疾病如冠心病、高血压，神经肌肉疾病如重症肌无力，消化系统疾病如胃病、慢性肝炎、肝硬化及其他疑难杂症。是国家级非物质文化遗产传统医药项目"中医诊法"代表传承人。学术上，融古贯今，提出一系列对现代中医学发展富有影响的理论，包括五脏相关学说、痰瘀相关探讨、脾胃学说继承与发扬、中医诊法与教材建设、寒温融合中医热病理论、岭南地域医学研究等。2001 年国家中医药管理局在北京人民大会堂举行"全国著名老中医邓铁涛教授学术思想研讨会"，影响深远。2005 年被国家科技部聘任为国家重点基础研究发展计划（973 计划）"中医基础理论整理与创新研究"项目首席科学家。2009 年经国家人力资源和社会保障部、卫生部、国家中医药管理局共同组织评审入选首届"国医大师"。

二、医案导读

（一）重症肌无力危象兼真菌感染案

伍某，男，30 岁，住院号 148723。

患者于 1996 年无明显诱因出现双眼睑下垂，复视，四肢无力，吞咽困难，语言不清，诊断为重症肌无力，长期口服西药强的松、溴吡斯的明以及中药治疗。2002 年 6 月 2 日因感冒发热，咳嗽痰涎，诱发呼吸困难，吞咽不下，四肢无力加重，2002 年 6 月 8 日急诊入广州某西医院重症监护室，经使用抗生素、激素等药物治疗，病情仍无好转，再使用环磷酰胺，病情急转直下，患者全身瘫软，呼吸将停，危在顷刻，遂同意转院，于 2002 年 6 月 11 日上午转至我院。

诊见：神倦，呼吸气短，吞咽困难，痰涎壅盛，四肢无力，眼睑下垂，颈软无力抬起，痰多，上颚及咽部散在白银薄膜，舌质淡胖，舌苔白腻，脉微细弱。实验室检查：白细胞总数 11.3×10^9/L。

西医诊断：①重症肌无力危象（迟发重症型）；②肺部感染。中医诊断：①痿证（脾胃虚损）；②大气下陷。

根据邓铁涛教授经验，中医应升阳益气，强肌健力，予补中益气汤加减，重用黄芪、五爪龙，并予强肌健力口服液 2 支 / 次，3 次 / 日。西药继续按照原西医院激素量，地塞米松 10mg/d，溴吡斯的明每次 60mg，4 次 / 日，但抗生素改用普通红霉素与氯霉素，各 1g/d 静滴。

治疗十余日，病情仍然没有好转，呼吸困难需要持续吸氧，吞咽困难无法饮食，咳嗽痰多色白，口唇四周有多处溃烂，上颚及咽部黏膜出现大片白色薄膜，可剥落，留下潮红基底，四肢无力，卧床不起，频频腹泻水样大便，舌苔白腻。双下肺可闻及干湿啰音。痰培养为白色念珠菌生长，大便涂片发现真菌。连续两次检查仍为上述结果，考虑诱发重症肌无力危象之感染性质为真菌（白色念珠菌）感染，停用抗生素，改用抗真菌药物治疗，病情仍未有起色，于 6 月 17 日邀邓铁涛教授会诊。

邓教授分析病情，认为白色念珠菌感染属于中医鹅口疮范畴，患者长期使用激素、抗生素，使用免疫抑制办法治疗，脾胃之气即元气大伤，元气伤则容易并发各种疑难病证，真菌（念珠菌）感染乃为其一。此为标实本虚之证。处方如下：黄芪 90g，太子参 30g，川草薢 15g，藿香 12g，柴胡 10g，升麻 10g，白术 12g，冬瓜仁 30g，浙贝母 10g，陈皮 3g，甘草 3g，珍珠草 20g。

服药 3 剂，患者口唇四周多处溃烂已结痂，上颚及咽部黏膜白色薄膜消失，咳嗽减轻，痰涎减少，无腹泻，但仍有吞咽困难，四肢乏力，语言欠清利，双肺仍可闻及少许湿啰音。继续以上方治疗，并停用抗真菌药物，激素亦减量为强的松 60mg/d（约相当于地塞米松 8mg，原用量为 10mg）。

6 月 25 日，患者病情明显好转，停止吸氧，眼睑下垂，无复视，可进食软饭，语言较流利，可以自己下床行走，四肢肌力增强，痰少，无咳嗽，双肺呼吸音清，复查 X 线胸片，双下肺感染已吸收。

患者三日后步行出院，随访半年，至今健在，生活自理并可从事轻工作，强的松减为 20mg/d。（《邓铁涛医案与研究·神经肌肉疾病·重症肌无力危象》）

【辨证思路】

根据多年临床体会，邓铁涛教授认为重症肌无力危象属于中医学脾胃虚损，大气下陷。脾胃是元气之本，元气是健康之本，脾胃伤则元气衰，元气衰则疾病生；虚损，反映该病已发展到形体与功能都受到严重损坏的危重阶段；大气下陷，体现为呼吸困难，吞咽不下，气息将停，危在顷刻。

【治疗经验】

临床用药，邓铁涛教授自拟强肌健力饮，方用黄芪、五爪龙、太子参、白术、当归、升麻、柴胡、甘草、陈皮，主治重症肌无力危象。即使真菌感染，黄芪仍需重用，扶正以驱邪。珍珠草与川草薢，两药原是邓铁涛教授治疗病毒性肝炎常用的药物。珍珠草一名叶下珠，又名日开夜闭，广东常用草药，出自清代岭南名医何克谏（番禺人）《生草药性备要》，味劫（劫，粤语，味涩微苦）性温，治小儿疳眼、疳积。近年有学者研究认为其微苦甘寒，有清热利湿解毒功效，对细菌、病毒均有抑制作用。本病例一直使用治疗真菌感染，临床观察疗效满意。川萆薢也是广东常用祛湿药，味苦微寒，分清浊，利湿热，邓铁涛教授经常用于治疗岭南湿热病证，本病例一直使用治疗真菌感染，临床观察其祛邪而不伤正。在上述药物基础上，再配合藿香以芳香化湿，薏苡仁淡渗利湿，浙贝母除痰，数药合力，共奏补脾益损、强肌健力、化湿治菌之功效。

（二）风湿性心脏病案

患者女性，40岁，工人。

病史：患者少年时患风湿性关节炎，20岁时发现有风湿性心脏病，30岁孕产，生产时出现心衰，10年来心悸、气促、水肿反复发作，经中西医诊治不能完全缓解。此次复发急重，于1983年3月7日入我院急诊室留观治疗。入院时患者自觉心悸不宁，胸闷，喘促短气难续，咳白色泡沫痰，小便量少，下半身水肿。神情倦怠，急重病容，喘促声怯，强迫半坐卧位。面色苍白、晦暗，口唇、肢端轻度紫绀。右下胸肋间饱满，叩诊呈实音，呼吸音消失，其余肺野可闻及少量干湿啰音。心尖搏动弥散，心前区可扪及不规则搏动，有猫喘；心界向左下扩大，可闻及四级收缩期杂音、三级舒张期杂音，心律不规则，心率120次/分。腹软，肝上界叩诊不清，下界于右肋下4cm可扪及，质中边钝，有压痛，肝颈静脉回流征阳性。脾于左肋下可触及。臀部以下凹陷性水肿。肝功能：除血清谷丙转氨酶160U外，其余均正常。X线：心脏向两侧扩大，搏动不规则，右侧胸腔中等量积液。心电图：快速心房纤颤伴室内差异传导，左右心室肥大，心肌劳损。超声心动图：二尖瓣狭窄与关闭不全，全心各房室均增大。

入院后中药曾用真武汤加减，每日1剂。西药先后用过西地兰、地高辛、普萘洛尔、多巴胺、氢氯噻嗪、氯化钾、肌苷、维生素B_1、氨茶碱、青霉素等。心悸气促稍减轻，但水肿始终消退不多，仍心房纤颤。

诊查：除上述见症外，舌淡胖黯、苔薄白，脉促，沉细无力。

辨证：心悸、水肿、喘证，兼病癥瘕、悬饮。

治法：病情复杂，形势危急。四诊合参，可知五脏俱病，标证实而本大虚，概括起来为痰、瘀、毒、虚。治疗上从这四个方面去扶正祛邪，随变随应，方能救治患者渡过难关。

处方：①高丽参注射液2mL加入50%葡萄糖40mL静注，每日1～2次，或每日炖红参10g服。②熟附子15g，白术20g，茯苓15g，生姜3片，白芍12g，桂枝12g，防己15g，黄芪30g，丹参30g，炙甘草9g。

每日1剂，上午水煎服，下午复渣再煎服，并暂停西药。

二诊：病者经用上方药7天（西药逐步停用，单用中药，3天后住院医生加用复方丹参注射液4mL肌肉注射，每日2次）后，小便量渐增至每天2000mL以上，水肿逐渐消退，手足转暖，精神较佳，每餐能进食一小碗饭，心悸、气促、肝区痛等也明显减轻，可在病房内走动。但下肢仍有轻度水肿，夜晚失眠、梦多，觉心烦，心率90次/分，心律不齐，右胸腔还有少量积液，舌淡红仍暗、苔少，脉仍细数促，较前有力。此为胃气渐复，阳气能抵达四末，温化膀胱，病有转机，预后有望，但因利水过偏，渐现心阴不足、心神不宁之象。遂按上方减少温阳利水药，加入益气养阴安神药。

处方：党参30g，麦冬12g，五味子9g，白术15g，茯苓20g，白芍15g，酸枣仁20g，黄精20g，桂枝6g，丹参30g。每日1剂。另参须15g，每周炖服2～3次。

在调理上，教导患者思想乐观，避免六淫、七情所伤，注意饮食宜忌，劳逸适中。可行力所能及的活动和锻炼，如散步、打太极拳等，促使气血流畅，增强抗病能力。

患者离院后遵上方加减服药，并按法调理。1个月后随访，心率减慢至80多次/分，仍心房纤颤，水肿全消退。病情稳定，可从事较轻的家务劳动。（《邓铁涛·医案一束·风湿性心脏病》，跟名师学临床系列丛书）

【辨证思路】

患者正气内虚，腠理空疏，致使风寒湿气杂至侵犯而成痹；"脉痹不已，复感于邪，内舍于心"，心系受病，血脉失主，五脏失养，虚之更虚，致使水湿内停，水气凌心射肺，引起心悸、气促、水肿。今又受精神刺激，导致气滞血阻，升降失常，使病情急转直下，若处理不当，随时有阴阳离决的危象发生。且又见唇面暗晦，肢端紫绀，胁下癥痕，胸胀支饮，舌暗紫，脉促等痰瘀交结之征象。故本案之心悸，实由心阳衰弱、水饮上扰、痰瘀阻络所致。概括起来，本案为本大虚而标实盛。本虚，从五脏病变来看，以心脾肾为重点，从阴阳来看是以阳虚为主，而且达到心脾肾阳气欲脱的危重阶段。标实，为邪毒不解，成瘀成痰，血瘀、痰饮交结难解，外阻经脉，内迫脏腑。

【治疗经验】

本病的治疗必须权衡标本的轻重程度而有所侧重，适当兼顾其他相关脏腑；瘀血、水饮不可不除，但攻邪不能过急。宜时刻照顾正气，在补虚的基础上祛邪；补虚不能纯用呆补，否则会使瘀痰难消，变生他证，延误病情。故此，首先用高丽参固其欲脱之阳气，继而用真武汤为基础，加桂枝、炙甘草、防己、黄芪、丹参等；与《伤寒论》的桂枝甘草汤合用，以增强温壮心阳之力，且寓苓桂术甘汤之意；加黄芪、防己益心脾之气而利尿，祛经络之水湿，且与白术、生姜、甘草组成益气健脾、利水消肿的防己黄芪汤，更重用丹参以活血祛瘀。但由于利水过快，未注意"中病即止"的原则，致使心阴不足，故第二阶段用药减少温阳利水药，加入益气养阴安神之品，意在调平阴阳，气血兼顾，标本同治。药证相合，使病者脱离险境而出院。

（三）硬皮病案

张某，女，35 岁，工人。住院号 005854。

因皮肤硬如皮革 3 年余，于 1971 年 11 月 3 日入院。

患者于 1963 年 5 月起出现低热、乏力，面部及两上肢浮肿，后又延及两下肢，三四个月后，皮肤逐渐变硬如皮革样，颈部出现白色脱色斑，手、腕关节活动不灵，1969 年 5 月在某医院皮肤科确诊为硬皮病，经用西药（强的松等）治疗 1 年，无明显好转，但仍能坚持骑自行车上班，1970 年到 1971 年又先后在两家医院进行中医中药治疗，但病情仍继续发展，皮肤发硬及脱色斑的范围继续扩散，并觉心跳、失眠，开口困难，纳差，全身肌肉萎缩，手足麻木，下半身无汗，四肢关节疼痛等，要求入院。

诊查：慢性病容，面部缺乏表情，骨质脱钙，头骨凹凸不平，四肢及面部、颈、肩部皮肤发硬，呈蜡样光泽，不易捏起，颜色加深呈棕色，并夹杂有大片的脱色斑，四肢闭汗，无明显毛发脱落，心尖区二级吹风样收缩期杂音，肺部正常，手指关节、腕关节呈强直僵硬，无病理神经反射。舌质淡，瘦嫩，伸舌不过齿，苔薄白，脉细两寸脉弱。实验室检查：血、尿、便常规及肝功能检查均属正常，红细胞沉降率 27mm/h，血浆总蛋白 61.6g/L，白蛋白 36.4g/L，球蛋白 25.2g/L。X 线检查：胸透心肺正常。

诊断为系统性硬皮病（硬化期及萎缩期）。

辨证：肺、脾、肾俱虚（阴阳俱虚）。

治法：补肾健脾，活血散结。

处方：鹿角胶 6g（烊化），阿胶 6g（烊化），鳖甲 30g（先煎），熟地黄 24g，淮山药 15g，枸杞子 9g，仙茅 9g，巴戟天 9g，红花 4.5g，桂枝 9g，党参 15g，白术 12g，赤芍 12g，炙甘草 6g。

二诊：在上方基础上加减，服药 1 个月后，关节疼痛减轻，但月经来潮多，舌嫩红、瘦，苔黄，脉虚。证以阴虚为突出，改用六味地黄汤加行气活血药。

处方：山萸肉 9g，山药 18g，茯苓 9g，熟地黄 18g，牡丹皮 6g，泽泻 6g，枸杞子 9g，党参 15g，鹿角胶 4.5g（烊化），黄芪 12g，当归 12g，丹参 15g，麦芽 15g。

三诊：上方加减服至 1972 年 4 月，出院。出院时手足麻痹感减轻，皮肤较松弛，颜面、左手皮肤可见皱纹并可捻起，手、腕关节活动较前灵活，精神转佳。出院后仍照上方加减。

治法：滋养肾阴，健脾益气。

处方：黄芪 15g，熟地黄 15g，山药 15g，茯苓 9g，山萸肉 9g，鹿胶（烊化）6g，当归 12g，白芍 15g，牡丹皮 9g，泽泻 9g，枸杞子 9g，谷芽 12g。

上方或去当归、白芍，加巴戟天，或以阿胶易鹿角胶，连服 4 个多月，后改为六味地黄汤加党参 18g，服 4 个多月。在这 10 个月中，间或炖服吉林参，每次 9g，病情日趋好转。后因故停药 10 个月后，病情有些反复。1974 年 8 月再来诊，仍继用六味地黄汤加党参、黄芪、枸杞子之类。服药数月后胸部、腿部之紧束感已除，稍能下蹲，全身皮肤除手指以外均能捻起，两前臂已有汗出。

1975 年下半年起仍用前方加减，每周服药 3 剂，每周加服东北产之田鸡油 3g 炖冰糖服 1 次，或以海南产的沙虫干 30g，煮瘦肉汤吃，以代替难得之阿胶与鹿角胶，时或炖服白糖参 15g。总的治疗法则仍然不离养阴益气。至 1976 年 9 月，患者体重增加，精神、食欲均好，能胜任一般家务劳动。颜面有表情，颜面至手臂的皮肤可以捏起，能下蹲，各关节灵活，但两手的末节指关节活动仍欠佳，原来皮肤颜色暗黑已转为接近正常颜色。除颈部隐约可见白色脱色斑外，背及臀部的脱色斑已全部消失，张嘴活动灵活，舌可伸出唇外。舌尚瘦嫩，苔白浊，脉细。(《邓铁涛·医案一束·硬皮病》，跟名师学临床系列丛书)

【辨证思路】

从患者的临床表现来看，属中医的虚损证。肺主皮毛，肺之气阴亏损，失却"熏肤充身泽毛，若雾露之溉"的作用，故皮肤失其柔润；脾主肌肉、四肢，脾气亏虚，失其健运，气血衰少，饮食不能充养肌肤，故肌肉萎缩而四肢活动困难；肾主骨，病已数年，所谓病久"穷必及肾"，肾阴亏损，故骨质受害。符合中医所谓虚损之重证。《难经》说："损脉之为病奈何？然！一损损于皮毛，皮聚而毛落；二损损于血脉，血脉虚少，不能荣于五脏六腑；三损损于肌肉，肌肉消瘦，饮食不能为肌肤；四损损于筋，筋缓不能自收持；五损损于骨，骨痿不能起于床，反此者至脉之病也，从上下者，骨痿不能起于床者死，从下上者，皮聚而毛落者死。"此患者先起于皮毛而后及于骨，是从上损及于下之证。病虽先起于肺，但已损及后天之本的脾和先天之本的肾。

【治疗经验】

本案以治肾为主，健脾为辅，活血散结以治皮的原则，用第一方治疗一个时期之后，舌由淡嫩转为嫩红，苔色黄，是肾阳虚有所恢复，故转而以补肾阴为主，拟主用六味地黄汤加补气活血药。出院后仍按此原则治疗而逐渐减去活血药，加用补益元气之吉林参，使肺气内充，皮毛得养。林蛙油、沙虫干与阿胶、鹿角胶同样属于"血肉有情之品"，这是根据吴鞠通所说的填阴塞隙，需用血肉有情之品之意。据患者反映，此二味服后，感觉甚好，睡眠亦佳。

此病前后治疗达数年之久，疗效缓慢，足见前人把这类病称为虚损是有道理的。而虚损病的治疗，补益后天之本与先天之本是关键。脾不健运则虽补肾亦不易受纳，但不补肾则病必难愈，补肾对于本病是关键中的关键。

(四) 白细胞及血小板减少症案

李某，男性，45 岁。

病史：因患白细胞及血小板减少症，反复出现皮下瘀斑。此次住院治疗多日未见好转，遂转中医求治。自觉精神疲倦、乏力，头晕目眩，气短声低，胃纳尚可。

诊查：面色黯滞，四肢皮下有出血斑数块，舌嫩稍胖，脉虚，白细胞数 $2.6×10^9$/L，血小板数 $42×10^9$/L。

辨证：血证，属脾阳不升，后天失调，气血亏虚，血失统摄。

治法：升发脾阳，运化气血，兼以固摄血脉。

处方：黄芪 15g，党参 15g，白术 12g，柴胡 9g，黄精 12g，升麻 5g，仙鹤草 30g，陈皮 3g，炙甘草 5g，何首乌 12g。

服上方 1 个月后，白细胞数逐步上升，血小板则无增减。3 个月后，白细胞数为 $5.5×10^9$/L ～ $7.2×10^9$/L，血小板数 $100×10^9$/L。（《邓铁涛·医案一束·白细胞及血小板减少症》，跟名师学临床系列丛书）

【辨证思路】

本案患者因工作繁忙，加上饮食起居失调，致使阴血暗耗，后天失养，正气衰败，从而出现白细胞及血小板减少的虚损证。标在气血，本在脾土，故救治脾土是治疗成败之关键。

【治疗经验】

选用补中益气汤加减化裁。方中黄芪、党参、甘草等甘温之品补中气；白术甘燥以健脾；黄精、何首乌温润补血；陈皮行气，使参、芪补而不滞；加入升麻与柴胡有画龙点睛之意，突出了升发脾阳的作用；原方有当归一味，根据邓铁涛教授的经验，当归对于血小板减少者不宜，故用黄精、何首乌代之；再加仙鹤草以止血，此三药主要为血小板减少而设。遣方用药切中病情，使病者脾阳得升，运化有权，气血化生有源，故能转愈。

三、复习思考题

1. 邓铁涛治疗重症肌无力的特点是什么？
2. 邓铁涛论治硬皮病的主要病机以及治疗特点是什么？
3. 邓铁涛五脏相关学说的主要应用范围是什么？

扫一扫 知答案

第十五节　朱良春医案

扫一扫看课件

一、名医简介

朱良春（1917—2015），江苏省丹徒县人（后移居南通）。18 岁师从孟河御医世家马惠卿先生学医，次年考入苏州国医专科学校，抗战开始后转学于上海中国医学院，师承章次公先生，得其求实创新的治学精神及对中医学的真知灼见。朱良春从医70余年，积累了丰富的临床经验，其用药独特，擅用虫类药治疗风湿骨病和肿瘤等疑难病证，有"虫类药学家""五毒医生"之称。早在20世纪50年代，他培养了治疗毒蛇咬伤、瘰疬、肺脓肿有奇效的季德胜、陈照、成云龙三位"土专家"，使享誉海内外的"季德胜蛇药"从医生秘方走向工业化生产的成药。长期的临床实践让他对痹证、急性热病、肝病、肾病等疾病均有独到见解，总结出许多新方，如"益肾蠲痹丸""痛风冲剂""复肝丸""胃安散"等中药制剂，充分体现了"辨证论治与辨病论治结合"的学术思想。他创新性将六神丸用于热病引起的休克及心衰、早期呼吸衰竭等危重症，以及冠心病心绞痛、肿瘤。朱良春精研药物，并注意搜集民间有效的单方草药，在实践中不断加以验证。2009年获首届"国医大师"称号。他撰写的主要学术著作有《虫类药的应用》《章次公医案》《医学微言》《朱良春用药经验集》《中国百年百名中医临床家丛书·朱良春》《现代中医临床新选》（日文版，合著）等10余部。

二、医案导读

（一）痹证（类风湿关节炎）案

张某，男，48岁，工人。

1985年3月12日初诊：患类风湿关节炎已4年余，经常发作，发则周身关节游走肿痛，遇寒更甚，气交之变增剧。此次发作，症情同前，但局部有灼热感，初得凉稍舒，稍久则仍以温为适，口干而苦。抗"O"为833U，血沉32mm/h。苔薄黄，舌质红，脉细弦带数。迭进温经散寒、蠲痹通络之品无效。此为寒湿痹阻经隧，郁久化热伤阴之证。治宜泄化郁热，养血顾阴，佐以温经通络。处方：

生地黄45g，肥知母12g，全当归10g，鸡血藤30g，广地龙10g，青风藤30g，制川乌8g，忍冬藤30g，土茯苓30g，虎杖20g，甘草6g，7剂。

3月20日二诊：药后自觉较适，关节热痛及口干苦减轻，苔薄舌红，脉细弦。原方续服7剂。

3月27日三诊：关节热痛趋缓，口干已释，苔薄，脉细弦。改服丸药巩固。益肾蠲痹丸3袋，每次6g，每日2次，食后服。

4月10日四诊：症情平稳，复查血沉18 mm/h，抗"O"＜500U。继服丸剂以善其后。（《中国百年百名中医临床家丛书·朱良春》）

【辨证思路】

《素问·痹论》指出："风寒湿三气杂至，合而为痹也。"清代林佩琴《类证治裁》曰："诸痹，良由阳气先虚，腠理不密，风寒湿乘虚内袭，正气为邪所阻，不能宣行，因而留滞，气血凝滞，久而成痹。"由此可见三气杂至仅是外因，正气亏虚，肾阳不振，才是内因。朱良春认为：痹证患者往往阳气先虚，外邪遂乘虚而入，袭踞经隧，气血为邪所阻，壅滞经脉，留滞于内，痹痛乃作。他将痹证分为风寒湿痹、热痹及湿热痹两类，对病程长、病势重、病情复杂、久治难愈的一类疾病，则倡用"顽痹"之名以统称之。本案患类风湿关节炎已 4 年余，初则关节游走疼痛，遇寒更甚，为风寒湿痹无疑，但后来局部有灼热感，口干而苦，苔薄黄，舌质红，脉亦弦细而数，从辨证来说就有了变化，一是郁久化热，二是有伤阴之象，故迭进温经散寒之类无效。

【治疗经验】

疼痛是痹证最主要的症状之一，根据疼痛的临床表现可分为风痛、寒痛、湿痛、热痛、瘀痛。其中风痛多呈游走性，走注无定，《黄帝内经》称之为"行痹"。可运用独活、海风藤、蕲蛇等祛风通络以治其痛。寒痛多为受寒加剧，得温稍舒，《黄帝内经》称之为"痛痹"。治宜温经散寒止痛，运用川乌、草乌、附子、细辛四味辛温大热之品宣通痹闭。湿痛则肢体有重着之感，肌肤麻木，《黄帝内经》称之为"着痹"。治当健脾化湿，参用温阳之品，如生白术、苍术、熟薏苡仁、制附子等。热痛多见于痹证急性发作期，或邪郁已久而化热者，其关节红肿热痛，得凉稍舒，伴有发热、口干、苔黄、脉数等一派热象。常用白虎加桂枝汤加减。瘀痛为顽痹久治乏效，关节肿痛，功能障碍，缠绵不愈者，多是病邪与瘀血凝聚经隧，胶结难解。须采取透骨搜络、涤痰化瘀之品，首选蜈蚣、全蝎、水蛭、僵蚕、䗪虫、天南星、白芥子等药品。本案患者为风寒湿邪痹阻经隧，郁久化热伤阴之证，故重用生地黄、知母养阴清热；虎杖泄热；青风藤、地龙通行经络，疏利关节，与全当归、忍冬藤、鸡血藤同用，不仅养血通络，且舒挛缓痛；佐用小剂量川乌温通经络，而止痹痛；土茯苓解毒除湿，通利关节。其中生地黄、虎杖之用，既是辨证用药所需，也是辨病用药所需要的。用后症状逐渐减轻，血沉、抗"O"等指标亦得以复常。

附"益肾蠲痹丸"处方：熟地黄、当归、淫羊藿、鹿衔草、炙全蝎、炙蜈蚣、炙乌梢蛇（蕲蛇效更好，但价格较贵）、炙蜂房、炙䗪虫、炙僵蚕、炙蛞蝓虫、甘草等，共研极细末。另用生地黄、鸡血藤、老鹳草、寻骨风、虎杖，煎取浓汁，泛丸如绿豆大。每服 8g，日 2～3 次，食后服。妇女经期或妊娠忌服。

（二）顽痹（强直性脊柱炎）案

倪某，女，21 岁。

1999 年 11 月 6 日初诊：双骶髂关节痛半年，翻身困难，伴乏力，脊背痛，面少华，二便调，纳可，舌质淡紫，苔薄白，脉细弦。MRI：早期骶髂关节炎。HLA-B27 阳性。有家族性强直性脊柱炎史。此为肾虚督痹，络脉不利之肾痹也，治宜益肾壮督，蠲痹通络。处方：①穿山龙 50g，生黄芪、鸡血藤、威灵仙各 30g，炒延胡索 20g，淫羊藿、熟地黄各 15g，仙茅、蕲蛇、肉苁蓉、补骨脂各 10g。30 剂。②益肾蠲痹丸 4g×90 包，每服 4g，每日 3 次，饭后服。

12 月 11 日二诊：腰脊疼痛及翻身困难略有好转，无其他不适，原法续进。处方：①穿山龙 50g，鸡血藤、油松节、鹿衔草各 30g，生黄芪 20g，生熟地各 15g，鹿角霜、乌梢蛇、蜂房、地鳖虫、当归各 10g，甘草 6g。30 剂。②益肾蠲痹丸 4g×90 包，每服 4g，每日 3 次，饭后服。

2000 年 4 月 29 日三诊：药后症情好转，自按原方续服至今，现腰脊痛已定，能自由翻身，无其他不适，舌淡紫，苔薄白，脉细弦。原法加减。①上方加补骨脂、肉苁蓉各 10g，淫羊藿 15g，炙守宫、凤凰衣各 8g。30 剂。②益肾蠲痹丸 4g×90 包，每服 4g，每日 3 次，饭后服。(《中国百年百名中医临床家丛书·朱良春》)

【辨证思路】

顽痹是指慢性风湿性关节炎、类风湿关节炎、强直性脊柱炎、坐骨神经痛及增生性脊柱炎等病程较长，症情顽缠，久治不愈之病，绝非一般祛风、燥湿、散寒、通络之品所能奏效。顽痹患者既有正虚一面，又有邪实一面，且病变在骨，骨为肾所主，而督脉能司一身之阳脉。朱良春认为顽痹患者先有阳气亏虚的因素，若肾督亏虚，则卫阳空疏，屏障失固，病邪遂乘虚袭踞经隧，气血为邪所阻，壅滞经脉，留滞于内，深入骨骱，胶着不去。肝肾精亏，肾督阳虚，使筋挛骨弱而邪留不去，痰浊瘀血渐生，痰瘀交阻，凝涩不通，邪正混淆，如油入面，肿痛以作，关节变形，活动受限，顽痹成矣。因此，顽痹具有久痛多瘀、久痛入络、久痛多虚及久必及肾的特点。本案患者有家族性强直性脊柱炎史，肾督阳气亏虚导致双骶髂关节痛、脊背痛、乏力、面少华；舌质淡紫，脉细弦，为气血壅滞经脉之象，具备上述顽痹多个病变特点。

【治疗经验】

朱良春提出顽痹总的治疗法则：益肾壮督以治其本，蠲痹通络以治其标。常选用熟地黄、当归、鹿角胶、紫河车、骨碎补等滋养肝肾精血之品温柔通补，淫羊藿、补骨脂、肉苁蓉、巴戟天、鹿衔草等温壮肾督阳气。因病邪深入经隧骨骱，须选用钻透搜剔较强的虫类药，如蕲蛇、乌梢蛇、蜂房、地鳖虫等。由于风药多燥，根据"治风先治血"的原则，故立方时重用地黄、当归、鸡血藤等养血补血之品，以缓其燥性，提高疗效。本案患者肾督阳气亏虚，气血也不足，故运用穿山龙、威灵仙、鸡血藤、延胡索、蕲蛇等祛风止痛，舒筋活络；淫羊藿、仙茅、肉苁蓉、补骨脂等益肾壮督；生黄芪、熟地黄补气养血；联合使用自行研制的"益肾蠲痹丸"。二诊、三诊加用乌梢蛇、蜂房、地鳖虫、守宫等松透搜剔虫类药，以达到抗炎、消肿、止痛，缩短疗程，提高疗效的治疗目的。

（三）浊瘀痹（痛风）案

夏某，男，55 岁，干部，1988 年 3 月 14 日就诊。

主诉：手指、足趾小关节经常肿痛，以夜间为剧，已经 5 年，右手食指中节僵肿破溃，已两年余。

病史：5 年前因经常出差，频频饮酒，屡进膏粱厚味，兼之旅途劳顿，饱受风寒，时感手指、足趾肿痛，因工作较忙，未曾介意。以后每于饮酒或劳累、受寒之后，即疼痛增剧，右手食指中节及左足跗趾内侧肿痛尤甚，以夜间为剧，即去医院就诊，认为系风湿性关节炎，做一般对症处理，曾服炎痛喜康、布洛芬等药，疼痛有所缓解，时轻时剧，终未根治。两年前右手食指中节僵肿处破溃，流出白色脂膏，查血尿酸高达 918μmol/L，确诊为"痛风"，即服用别嘌呤醇、丙磺酸等药，症情有所好转，但因胃痛不适而停服，因之肿痛又增剧，乃断续服用，病情缠绵，迄今未愈。

检查：形体丰腴，右手食指中节肿痛破溃，左足大趾内侧亦肿痛较甚，入暮为剧，血尿酸 714μmol/L，口苦，苔黄腻，质衬紫，脉弦数。右耳翼摸到二枚痛风结节，左侧亦有一枚。

诊断：浊瘀痹（痛风）。

治疗：泄化浊瘀，蠲痹通络。

处方：土茯苓 60g，生薏苡仁、威灵仙、萆草、虎杖各 30g，草薢 20g，秦艽、泽兰、泽泻、桃仁、地龙、赤芍各 15g，地鳖虫 12g，三妙丸 10g（包煎）。10 剂。

3 月 25 日二诊：药后浊瘀泄化，疼痛显减，破溃处之分泌物有所减少，足趾之肿痛亦缓，苔薄，质衬紫稍化，脉细弦。此佳象也，药既奏效，毋庸更张，继进之。上方去三妙丸，加炙僵蚕 12g，炙蜂房 10g。15 剂。

4 月 10 日三诊：破溃处分泌已少，僵肿渐消，有敛愈之征；苔薄，质衬紫已化，脉小弦。血尿酸已接近正常，前法续进，并复入补肾之品以善其后。上方土茯苓减为 30g，去赤芍、萆草，加熟地黄 15g，补骨脂、骨碎补各 10g。15 剂。

10 月 5 日随访：手足指、趾之肿痛迄未再作，已获治愈。（《中国百年百名中医临床家丛书·朱良春》）

【辨证思路】

痛风之名，始于李东垣、朱丹溪，但中医之痛风是广义的历节病，而西医学之痛风，则指嘌呤代谢紊乱引起的高尿酸血症的"痛风性关节炎"及其继发症，所以病名虽同，概念则异。从病因来看，受寒、受湿虽是诱因之一，但不是主因，湿浊瘀滞内阻才是其主要病机，且此湿浊之邪，不受之于外，而生之于内。本案患者形体丰腴，因经常出差，频频饮酒，屡进膏粱厚味，导致脏腑功能失调，升清降浊无权，痰湿滞阻于血脉之中，难以泄化，与血相结而为浊瘀，滞留于经脉，致骨节肿痛，结节畸形，形成痛风结节；甚则溃破，渗溢脂膏。朱良春认为凡此皆浊瘀内阻使然，而非风邪作祟，故称之为"浊瘀痹"，似较契合病机。口苦、苔黄腻、质衬紫、脉弦数乃湿浊痰瘀郁闭化热之象。

【治疗经验】

朱良春认为痛风的发生是浊瘀为患，故应坚守"泄化浊瘀"这一法则，审证加减，浊瘀即可逐渐泄化，而血尿酸亦将随之下降，从而使脏腑分清泌浊之功能恢复。痛风虽然也属于痹证范围，具有关节疼痛、肿胀等痹证的共同表现，但应注意浊瘀滞留经脉乃其特点。朱良春治疗痛风常用的处方用药：土茯苓、萆薢、薏苡仁、威灵仙、泽兰、泽泻、秦艽是泄浊解毒之良药，伍以赤芍、䗪虫、桃仁、地龙等活血化瘀之品，则可促进湿浊泄化，破解瘀结，推陈致新，增强疗效，能明显改善症状，降低血尿酸浓度。本案湿浊痰瘀易蕴遏化热，加用葎草、虎杖、三妙丸清热泄浊，利湿通络；二诊去三妙丸，加炙僵蚕、炙蜂房破结开瘀，降低血尿酸；三诊减土茯苓用量，去赤芍、葎草，加熟地黄、补骨脂、骨碎补等补肾壮骨之品以善其后。

（四）心痹（风心病）案

陈某，女，36岁，工人，1987年9月16日初诊。

主诉：咳喘、怔忡、足肿已6年余，迭治未愈。

病史：宿有风湿性关节炎，经常发作，6年前自觉心悸气促，活动后更甚，其势日益加剧，胸闷如窒，有时刺痛，咳喘，有时痰中带血。入暮足肿，翌晨稍退。乃去医院检查，确诊为风湿性心脏病，二尖瓣狭窄。因之近数年来，经常服药休息，改调轻工作仍不能坚持正常上班。

检查：两颧紫红，呼吸较促，活动后则加剧。

听诊：心尖搏动向左下移位，心尖区典型舒张期隆隆样杂音，心电图：二尖瓣型P波增宽＞0.11s，左心室肥厚及劳损。血沉28mm/h，抗链球菌溶血素＞800u。脉细数结代，苔薄腻、质紫黯，舌下瘀筋粗黑。

诊断：心痹（风湿性心脏病，二尖瓣狭窄合并二尖瓣关闭不全）。

治疗：养心通脉，温阳利水，泄化痰瘀。生黄芪30g，炒白术、紫丹参、炙桑白皮、茯苓各15g，苏木、花蕊石各20g，桃杏仁各10g，制附片8g，炙甘草6g，红参6g（另炖兑服）。7剂。

9月24日二诊：药后胸闷较舒，咳喘减缓，痰红已止，心悸怔忡趋定，足肿略消，舌质紫黯见化，脉细，偶见结代。此佳象也，效不更方，继进之。上方去花蕊石。7剂。

10月2日三诊：诸象续有好转，惟口微干，苔薄质衬紫，脉细，阳虚渐复，阴血暗耗，治宜兼顾之。上方去制附片，加麦冬、玉竹各10g，柏子仁15g。7剂。

10月10日四诊：口干已润，喘咳心悸趋定，精神渐振，足肿全消，舌质衬紫稍淡，脉细。症情已见稳定，续守前法巩固之。上方间日服 1 剂。14 剂。

　　1988 年 9 月随访：近半年来，颇感畅适，血沉、抗链球菌溶血素正常，能坚持正常工作。嘱：切勿过劳，防寒保暖，以期巩固。[《中国百年百名中医临床家丛书·朱良春·心痹（风心病）证治经验》]

【辨证思路】

　　朱良春认为，心痹相似于风湿性心脏病（简称风心病），系风寒湿邪内舍于心，致使心体残损，心脉痹闭而出现的一种病证。《素问·痹论》云："心痹者，脉不通，烦则心下鼓，暴上气而喘，嗌干善噫，厥气上则恐。"明确指出其病机是心脉瘀阻，气血运行不畅，脉道不利。其临床表现为心悸怔忡、胸闷气短、咳喘咯血、痹痛、水肿等，是"风心病"出现心力衰竭的生动描述。本案患者心悸气促，活动后更甚，其势日益加剧，是心阳气亏损，心脉不通之象；胸闷如窒，有时刺痛，脉细数结代，舌质紫黯，舌下瘀筋粗黑，为心脉痹闭，经脉不通，血行不畅之象。咳喘，有时痰中带血，入暮足肿，系心脉瘀阻，上焦壅遏，肺脏郁血，宣肃失职，痰瘀夹水气逗留使然。本案既有心体受损、心脉不通的器质性病变，又有痰、瘀、水交阻的病理产物滞留，同时体质偏于阳虚，所以临床表现亦颇为复杂，风心病五大症（咳喘、怔忡、足肿、咯血、痹痛）尽备。

【治疗经验】

　　朱良春强调：心痹之咳逆喘促，心悸怔忡，虽表现为肺金失肃，心脉不通，实则为心体伤残，正气虚损，心气拂逆。当益心通脉，参用宣通肺络、泄化痰瘀之品，始可奏效。并发咯血者，恒采用益气以固本、消瘀以宁络之治法，以"参苏散"加花蕊石为主方，随症佐药。本案患者以阳虚为本，痰、瘀、水邪气交阻，故治以人参、黄芪益气；丹参、桃仁、苏木活血化瘀；杏仁、桑白皮定喘降气，兼能利水；附子、白术、茯苓温阳利水；花蕊石既能化瘀，更善止血，配人参、苏木，对瘀血乘肺之咳喘咯血尤为合拍；人参配桃仁，益气通脉；炙甘草宁心。诸药相辅相成，故收效较佳。三诊时阳虚渐复，阴血暗耗，去制附片，加用麦冬、玉竹、柏子仁益阴复脉。

三、复习思考题

　　1. 朱良春对痹证疼痛的分类及如何辨证用药？
　　2. 朱良春提出顽痹的治病特点及治疗法则是什么？
　　3. 朱良春论治痛风的病机及用药特点是什么？

扫一扫知答案

第十六节　刘渡舟医案

一、名医简介

刘渡舟（1917—2001），原名刘荣先，辽宁营口人，著名中医学家，当代《伤寒论》研究大家。先后师从辽宁营口名医王志远和大连名医谢泗泉。熟读中医经典并随师临证，成绩优异，出徒后即在大连远志药房悬壶应诊。1956年调入北京中医学院（现北京中医药大学），历任伤寒教研室副主任、主任，古典医著教研室主任，金匮教研室主任，中医基础部负责人，《北京中医药大学学报》主编，中医药大学学术委员会委员，全国人大第五、六、七届代表，国务院学位评定委员会学科评议组（医学）成员，中华中医药学会常务理事等职。刘渡舟一生致力于《伤寒论》的研究，上溯岐黄之道，下逮诸家之说，力倡仲景之学，博采众长，学验俱丰，形成了独特的学术思想。他强调六经的实质是经络、脏腑、气血的统一体，六经辨证是有其物质基础的。他创立了火证论、水证论、气机论、肝胆论、方证相对论、辨证知机论、古今接轨论等学说，丰富和发展了中医学理论。他的著作丰富，可分为：校定原文，如《伤寒论校注》被认为当代最具权威性的校注本；顺文解释，如《伤寒论诠解》；归类编注，如以证分类之《伤寒挈要》，以方类证之《新编伤寒论类方》；专题发挥，如《伤寒论十四讲》《伤寒论临证指要》；普及读本，如《伤寒论通俗讲话》《医宗金鉴·伤寒心法要诀白话解》；编撰教材，如《伤寒论选读》《伤寒论讲义》；主编辞书，如《伤寒论辞典》。

二、医案导读

（一）水肿案

赵某，男，55岁。周身肿胀，尤以腰以下为甚，小便短少不利，延绵半年，屡治不效。病初时，因咳嗽而后出现肿胀，目睑肿如卧蚕，面色黧黑而亮，腹胀大，下肢肿，按之凹陷成坑，大便干。舌苔黄白相杂而腻，脉弦滑。此证肺先受邪，治节无权而三焦不利，水道不得畅通，故而肿胀。若按"开鬼门""洁净府"之法治疗，宣上以疏通水道则病当早愈。但前医犯"实实"之戒，反用温补脾肾之法，使邪气胶固。当今之计，仍须宣肺利气，行水消肿，使三焦得通，小便得利则可。处方：牡蛎12g，泽泻12g，花粉10g，海藻10g，杏仁10g，白蔻仁6g，薏苡仁12g，厚朴10g，滑石12g，海金沙10g。服药1剂后，患者意欲大便，但所下不多，却突然遍身漐然汗出，顿觉周身轻松，如释重负。第2日，肿胀开始消减，服3剂药后，其病竟霍然而愈。（《经方临证指南》）

【辨证思路】

刘渡舟专攻《伤寒论》，受《伤寒论》辨证论治方法的影响较大，尤其重视和擅长运用"抓主症"辨证方法。他认为主症是辨证的关键，反映了疾病的基本变化，是最可靠的临床依据。本案患者初病时，因咳嗽而后出现肿胀，肺先受邪，理应宣上以疏通水道，但是前医犯"实实"之戒，反用温补脾肾之法，导致邪气胶固，周身肿胀，尤以腰以下为甚，小便短少不利。该案诊断要点是：腰以下水肿为甚，小便不利，兼见舌苔黄白相杂而腻，脉弦滑等。刘渡舟认为水为有形之邪，其性寒冽，最伤阳气。水在人体的新陈代谢，《素问·经脉别论》论之甚详，"饮入于胃，游溢精气，上输于脾，脾气散精，上归于肺，通调水道，下输膀胱，水精四布，五经并行，合于四时五脏阴阳，揆度以为常也"。水的代谢是由胃、脾、肺、肾、三焦共同参与，又经过升、降、浮、沉四个生理阶段，才完成"水精四布，五经并行"的新陈代谢作用。刘渡舟抓住主症，辨证为病后气化不利，水湿壅滞。

【治疗经验】

对本案患者腰以下水肿为甚，刘渡舟以"攻下逐水，通利二便"为治疗大法。治疗水肿必须根据水肿部位而"有的放矢"，因势利导，则使水气乃服。张仲景曰："诸有水者，腰以下肿，当利小便；腰以上肿，当发汗乃愈。""上肿多风宜乎汗"，发汗当用越婢加术汤。腰以下肿，"下肿多湿利水泉"，若其人脉沉有力，当用牡蛎泽泻散。《伤寒论》云："大病差后，腰以下有水气者，牡蛎泽泻散主之"，说明本方是专为腰以下水肿而设。但本方药力峻猛，若非邪气盛实者，应当慎用。张仲景在方后注说"小便利，止后服"，说明此方不宜久服。本案所治水气之邪较重，而有洁净府之能，不料药后反而见汗出，这是因为始病在肺，治节不行，三焦不利，水道不通则为肿胀。牡蛎泽泻散疏通三焦以利水行，加杏仁、蔻仁、薏苡仁利肺气，以行治节。药后肺气得利，下合于大肠则内窍开，故欲大便；三焦通畅，外合于皮毛腠理则外窍开，所以水气之邪得以从汗而解，气布津行，肿胀必消。

刘渡舟强调：水之去路，在表者发汗，在里者渗利，使水气有去路，而又事半功倍。但临床所见，也有腰以上肿而内渗于里，腰以下肿而水气外溢于表，以致肺气不宣，肾气不化，"大气"不能"一转"而使水气不服，如此则不要墨守成规。对腰以上肿，既要发汗解表，又要兼用渗利；腰以下肿，既应渗利，又可应用"提壶揭盖"之法，先开肺气，而使肺气通调，则水邪方去。

（二）胸痹案

陆某，男，42岁。因患冠心病住院，经治两月，病情未解。症见心前区疼痛，憋气，心悸，恐怖欲死。每当心痛发作，自觉有气上冲于喉，则气窒殊甚，周身冷汗。脉弦而结，舌淡，苔白。处方：茯苓18g，桂枝10g，炙甘草6g，龙骨、牡蛎各 12g。服 3 剂，心神得安，气逆得平，但脉仍结，并伴有明显的畏寒肢冷现象。转方用真武汤加桂枝、甘草而逐渐恢复，因而出院。(《伤寒论十四讲》)

【辨证思路】

心阳虚衰，是刘渡舟论治胸痹病机的核心。本案患者心阳虚衰，坐镇无权，水气上冲，阴来搏阳，而使胸阳痹塞，引起心胸作痛，水气凌心，则心悸而动，心律失调，则脉弦而结；阴霾密布，胸阳不振，故胸中憋气而喉中窒塞，水邪发动，肾阳失于约束（肾志为恐），则其人恐怖欲死。水饮在此病发作中扮演了重要的角色，刘渡舟认为心脏阳气充足，则下焦寒水之气不能上冲为害；若心脏阳气虚弱，则下焦水寒之气便可能逆而上冲，致生诸病。刘渡舟据临床所见，多种心脏病均由阳气虚损，水气上冲所致。心脏病而由水气上冲所致者，刘渡舟谓之"水心病"，总由心、脾、肾阳虚，水不化气而内停，成痰成饮，上凌无制为患。心阳虚衰，君主失位，坐镇无权，水气因之上冲，则见胸痛、心悸、胸闷短气等。因此，本案病机为心阳虚衰、水气上冲。

【治疗经验】

既然其病机为阳虚水气上冲，治疗当然应予温阳利水降冲之法。刘渡舟选择苓桂术甘汤作为主治方剂。茯苓之淡渗，以利水邪之泛，用桂枝之温通，以制水气上逆。二药相伍，温阳化气，利水消饮，保养心气而宁神。甘草助桂枝扶心阳以消阴。苓桂术甘去术者，以其症见胸窒气憋，加龙牡者，旨在安神定志。后转以真武与苓桂术甘合方，以其畏寒肢冷，阳虚生外寒也。

刘渡舟曾经感叹，近世医者，只知心主血脉，诸脉系于心，临床一见心脏病，每以大剂活血，欲通心血管之瘀塞。不知心为阳中之太阳，其生理特点是以阳气为先，而并非以血脉为先，因此选择苓桂术甘汤作为主治方剂治疗心系疾病，尤其是临床有水气上冲表现的称为"水心病"。他认为方中茯苓作用有四：一是甘淡利小便以消水阴而治疗痰饮咳逆；二是养心安神；三是助肺治节之令；四是补脾厚土，为本方之主药。桂枝作用有三：一是温复心阳；二是下气降冲；三是通阳消阴，也为本方主药。茯苓、桂枝相配，则温阳之中以制水阴，利水之中以复心阳。正如叶天士所说，通阳不在温，而在利小便。白术助茯苓健脾制水，甘草助桂枝以温补心阳。诸药相配，则温阳利水降冲而治。

(三) 脱发案

某饭店余某，男，42 岁。患脂溢性脱发，每晨起则枕巾落发成片，头顶片片成秃，因之头顶光秃而人亦苍老许多。经人介绍，前来诊治。余问曰：头皮痒否？曰：甚痒。问：头皮溢出脂液为何味？曰：以指甲揩而嗅之，有臭味。切其脉数，视其舌红绛，乃命侍诊学生书三黄泻心汤予服。学生不解余意。皮脂有臭味，亦为火臭寒腥之义，乃火之味矣。且脉数舌绛，非心火独旺而何？心主血脉，今心火及血，则血热而不荣毛发，发脆则脱，液多则痒，此乃头痒发脱之因。余用三黄泻心汤泻其心火，凉其血液，坚其毛发，肃其脂液，服药后其发必不脱矣。患者果服药 3 剂，大便作泻，小便黄如柏汁，从此头痒止，发不落而病愈。(《刘渡舟医案医话 100 则》)

【辨证思路】

刘渡舟认为发为血之余，而主于心。脱发，头皮苦痒，渗出脂溢，晨起则落发成块，日久可致斑秃。头皮甚痒，为心火上炎，脂液味秽，乃火之余矣。况脉数、舌绛，非心火独旺而何？心火伤血，血燥则不能荣发，反成焦灼之害矣。此证脉数、舌红、心烦、尿黄、便秘、头目眩晕不清。本案据此诊断为心火亢盛。

【治疗经验】

刘渡舟专攻《伤寒论》，兼及《金匮要略》，对张仲景辨治火热病证的方法深有研究，颇多体会。古人认为"人体五行各一，惟火有二"。《黄帝内经》病机十九条而属火者五。凡动皆属火，气郁则火起于肺，大怒则火起于肝，醉饱则火起于脾，思虑则火起于心，房劳则火起于肾。治火之法，古人认为实火可泻之，虚火可补之，郁火可发之，阳火宜直折，阴火宜温导，各宜随症施治。刘渡舟依据《伤寒论》治火热之法，又加入《黄帝内经》之理，使《伤寒论》和《黄帝内经》相互印证，提出更完备的火证论。其中包括火郁、燎面、脱发、吐衄、火痞、火狂、火痛、火中 8 种临床常见火热症状之治疗。

本案采用清火凉血的治法，用三黄泻心汤。三黄泻心，苦药泻火下降，则心之阴血得宁。血能滋毛发，则其人头皮不痒，脂液不渗，而发亦不脱。刘渡舟认为治火证必须提到"三黄泻心汤"，它是《汤液经》火剂门一张名方。相传《汤液经》是殷商时代的伊尹所著，后世医家又将泻心汤称为"伊尹三黄泻心汤"。《史记》载西汉太仓公淳于意曾用此方治愈"涌疝"之病。当时称此方为"火齐汤"。三黄泻心汤方传到东汉末年，又为张仲景编写的《伤寒杂病论》所收，用以治疗心下气分的"火热痞"证。但是张仲景进行了改革，用的是"大黄黄连泻心汤"，而缺少一味黄芩。刘渡舟认为，根据火证，三黄泻心汤清火之主治为以下几点：一治二便不通，火热内结的"涌疝"；二治心下痞，按之濡，其脉关上浮的"心下热痞"；三治心之阴气不足，阳气有余的各种吐衄；四治三焦积热，按上、中、下分部所出现的各种火热之证；五治刘渡舟临床总结出来的"火中"动风动痰之证。

(四) 月经病案

刘某，女，28 岁。正值经行之时，因家庭琐事而与丈夫争吵，遂胸胁满闷，时欲太息，不顾行经而赌气下水劳动，以致每次行经之时，先寒后热，寒多热少，有如疟状。兼见脘腹胀满，倦怠乏力，不欲饮食，强食则嗳腐吞酸，经色赤黑而暗。舌苔厚腻，六脉濡滑。投与柴平煎加减以疏肝平胃，消食导滞为法。柴胡 16g，黄芩 8g，半夏 14g，党参 10g，苍术 12g，厚朴 10g，陈皮 10g，焦三仙

30g，炙甘草 4g，生姜 10g，大枣 5 枚，水煎服。于每月行经之时服 3 剂，2 个月而瘥。(《刘渡舟先生经验集》)

【辨证思路】

本案患者正值经期，胞宫空虚，因于情志所伤，肝气郁结，郁闷不绝，故见胸胁满闷，时欲太息。又因不顾行经而赌气下水劳动，体虚外感湿邪，邪乘虚入里，故见先寒后热，寒多热少，有如疟状。肝气郁结，乘犯脾土，加以湿邪内犯，困阻于脾，脾失健运，气机升降失常，故见脘腹胀满，倦怠乏力，不欲饮食，强食则嗳腐吞酸。经色赤黑而暗为气郁化热之象。舌苔厚腻，六脉濡滑，则为内有湿邪之征。刘渡舟辨证为肝气郁结兼湿滞脾胃之证。

【治疗经验】

本案采用的是小柴胡汤与平胃散合用。小柴胡汤出自《伤寒论》，功能和解少阳，治少阳证，往来寒热，胸胁苦满，默默不欲饮食，心烦喜呕，口苦，咽干，目眩，妇人热入血室，以及疟疾等。平胃散出自《太平惠民和剂局方》，功能燥湿运脾，行气导滞，平胃中之腐，消脘腹之胀满，对嘈杂反酸，恶心呕吐，心下痞满，凡舌苔白厚腻者，疗效如神。

刘渡舟提出"古今接轨论"，认为从临床出发，用实事求是的态度，把时方与经方进行巧妙的结合，用"古方"以补"时方"之纤弱，用"时方"以补"古方"之不全。两千年前的张仲景，就有了两方合用的先例，如麻桂合方、桂柴合方等。小柴胡汤与平胃散接轨，古人亦有先例，叫作"柴平煎"。小柴胡汤擅治肝胆气火之郁，而平胃散利气消满，苦温燥湿为长，两方接轨，则疏肝和胃，肝胃两顾。

三、复习思考题

扫一扫知答案

1. 刘渡舟治疗水肿的牡蛎泽泻散辨证思路是什么？
2. 刘渡舟论治胸痹的主要病机以及治疗特点是什么？
3. 刘渡舟治疗火证的三黄泻心汤的清火指征是什么？

第十七节　赵绍琴医案

扫一扫看课件

一、名医简介

赵绍琴（1918—2001），原名赵光莹，北京市人，著名温病学家。三代御医之后，幼承家学，后拜师于太医院御医韩一斋、瞿文楼和北京四大名医之汪逢春，尽得三家真传。博采众家之长，行医 60 余载，临证处方药少而精，疗效显著，被誉为"平正轻灵一代名医"。赵绍琴治学最重临床实践，反对为医者纸上谈病。他将中医理论与临床实践紧密结合，不断验证与创新，在学术上自成体系，在温病学、内科学、脉学等多个领域作出了巨大的贡献。他认为温病的本质是郁热，治疗温病必须谨守宣展气机、透邪外达的治则，不可徒执清热养阴而遏伏气机。宣透为治疗温病之要义，把透热转气法广泛地应用于温病卫、气、营、血各个阶段的治疗。赵氏认为，内科病证多由邪气阻闭气机，人体气血循行障碍，内郁不宣，邪气不得泄越，蕴蓄于内引起。所以内科杂病的治疗，可用解郁、疏利、宣泄等法，开散郁结，宣通其滞，调畅气血，通达营卫。赵氏提出诊脉八纲（浮、沉、迟、数、虚、实、气、血）和诊脉四部（浮、中、按、沉）。他将浮、中、按、沉四部，在温病中对应卫、气、营、血，在杂病中反映标象和本质的关系。著有《温病纵横》《文魁脉学》《赵绍琴临证 400 法》《赵绍琴临床经验集》《赵绍琴内科学》等。由弟子辛松峰、彭建中等人整理成书有《赵绍琴温病精选》《赵绍琴内科精要》《赵绍琴验案精选》等。

二、医案导读

（一）风温案

周某，女，50 岁。初诊：身热头痛，体温 38.3℃，微恶风寒，无汗咳嗽，咽红且痛，口微渴，舌边尖红，苔薄白，两脉浮数。风温之邪侵袭肺卫，用辛凉疏卫方法，以宣肺退热。饮食当慎，荤腥宜忌。薄荷 1.5g（后下），前胡 6g，浙贝 12g，桑叶 9g，银花 9g，连翘 15g，淡豆豉 9g，炒牛蒡 3g，芦根 30g，二付。二诊：药后小汗而头痛身热皆止，体温 37℃，咳嗽有痰，咽红，已不痛，口干，舌苔白而尖红，脉象已变弦滑。风热已解，肺热留恋，再以清解肃化法。薄荷 1.5g（后下），前胡 3g，黄芩 9g，杏仁 9g，芦茅根各 30g，焦三仙各 9g，二付药后诸恙皆安。（《赵绍琴临床经验集》）

【辨证思路】

本案患者发热恶寒，头痛无汗，此为表证。咽红且痛，为温邪上犯。若为风寒之邪，咽必不红。又有口微渴、舌边尖红、脉浮数为佐证，辨为风温犯肺。二诊知药后得汗，此为肺热留恋。

【治疗经验】

初诊投以辛凉平剂银翘散加减，疏卫达邪，药后得汗而热退。再以清宣，以泄余热。卫分证是温热病的第一个阶段，影响的是人体的卫外功能。对于叶天士所说的"在卫汗之可也"，很多人理解为：温病卫分证应用发汗解表法治疗。赵绍琴认为这种理解是非常错误和危险的，正确理解应是："温病初起，邪在肺卫，病轻邪浅，只宜辛凉清解，宣郁清热，开达肺卫郁闭，郁开热清，肺恢复其宣降功能，津液得以布散，自然微汗出而愈，此即'在卫汗之'之意。"他强调，"在卫"并非"在表"，"汗之"并非"汗法"，其治法"辛凉清解"并非"辛凉解表"，绝不可用解表药求汗，而当疏卫开郁，轻宣肺卫。

（二）暑温案

王某，女，41岁。初诊：身热四五日，头晕且沉，微有憎寒，胸闷泛呕，呕吐恶心，舌白苔腻根厚，两脉濡滑而数，大便溏薄，小便短赤，暑热夹湿互阻不化，拟以芳香疏化方法，防其湿热增重，饮食寒暖诸宜小心。鲜佩兰10g（后下），鲜藿香10g（后下），大豆卷10g，前胡3g，半夏10g，厚朴5g，竹茹10g，陈皮6g，马尾连10g，芦根30g，六一散10g（布包），鲜荷叶一角，白蔻仁末1g（冲），二付。二诊：药后身热憎寒皆解，呕吐止而胸闷亦轻，胃纳渐开，小溲如常，暑湿难解而苔腻根厚，大便未行，再以前方增损之。原方加鸡内金10g，焦麦芽10g。又二付，而告痊愈。（《赵绍琴临床经验集》）

【辨证思路】

本案病例是感受暑湿病邪所致。身热、头晕且沉、胸闷泛呕，呕吐恶心为湿热两邪并入，阻滞气机。赵绍琴将湿、热二邪相互的作用描述为："热因湿阻，久郁则热邪更炽；湿因热蒸，弥漫全身上下表里内外；且湿在热外，热处湿中，互相裹结，难解难分。"

【治疗经验】

暑热夹湿，互阻不化，须忌寒凉，治当芳香疏化，分消其邪，故用鲜藿香、佩兰、大豆卷、前胡芳化于上焦，陈皮、半夏、厚朴、白豆蔻辛开于中焦，芦根、六一散导湿于下焦，马尾连、鲜荷叶、竹茹清暑热，兵分数路，各奏其功。湿热病以三焦辨证为其辨证纲领，故治疗上必分上、中、下三焦，各有侧重。吴鞠通在《灵枢·营卫生会》"上焦如雾、中焦如沤、下焦如渎"的基础上，提出"治上焦如羽，非轻不举；治中焦如衡，非平不安；治下焦如权，非重不沉"的湿热病治疗原则。可以简单地解释为，湿热在上焦治以辛香宣透，芳化湿浊；在中焦治以苦温或苦寒燥湿；在下焦当分在肠或膀胱，在膀胱利湿，在大肠则通腑导滞。总之，无论湿热停留何处，都以因势利导为原则。

赵绍琴还指出："湿热证当分三焦论治，上焦宜芳香化湿，中焦宜苦温燥湿，下焦宜淡渗利湿，大法如此。然三焦病证，每多兼见，诸法配合，奏效更捷。"湿热合邪，热蒸湿动，易弥漫三焦，不仅造成病变中心部位失调，还会影响其他部位功能，故实际临证中，很少见到上焦、中焦、下焦单纯某一个部位受邪发病的情况。因此，除了针对病变中心选用相应治湿之法外，还应当兼顾其他部位。例如中焦湿热易向两端弥漫，波及上焦、下焦，故可适当佐入芳香化湿和淡渗利湿之品，上、下两焦同理，当随症变法。这种运用了多种治湿方法，使湿邪从多方向分散消除的方法，即叶天士所谓的"分消"之法，正如王孟英的注解所说：

"其所云分消上下之势者，以杏仁开上，厚朴宣中，茯苓导下。"

（三）关格案（慢性肾病）

周某，男，75岁，退休工人。初诊时间：1989年6月28日。患慢性肾炎23年，2年前因全身水肿、气喘、憋气等症状，某医院以尿毒症、心包积液入院抢救一次。1989年2月又因感冒复发，急诊入院抢救，现已好转出院。初诊时，全身水肿，咳嗽有痰，头晕乏力，皮肤作痒，大便干结，面色苍白，舌红苔白厚腻，口中秽浊，脉弦滑且数，查血肌酐8mg/dL，尿素氮87mg/dL，尿蛋白（+++），血压170/100mmHg，血红蛋白8g/dL。证属湿阻气分，热郁血分，湿热积滞互阻，三焦不畅。治以清化湿热，凉血化瘀。处方：荆芥炭10g，防风6g，白芷6g，生地榆6g，炒槐花10g，赤芍10g，茜草10g，白鲜皮10g，地丁草10g，茅芦根各10g，大腹皮10g，槟榔10g，大黄6g。嘱其清淡饮食，配合走路锻炼。服药7剂，症状减轻，尿蛋白（++），又以上方加减服药20余剂，查尿素氮57mg/dL，血肌酐3.4mg/dL，尿蛋白（+），水肿消失，肤痒已止，咳嗽已愈。再以前方为基础加减服药近半年，于1989年12月4日查尿素氮24.5mg/dL，血肌酐2.5mg/dL，血红蛋白11mg/dL，血压130/90mmHg，尿蛋白（+），舌红苔腻，脉濡软且数，饮食二便正常，无其他不适。仍守前方，改每周三剂。每日瘦肉2两，牛奶450mL或鸡蛋1个，每月来门诊取药1次，又半年后，满面红光，精神较佳，从未感冒，病情稳定。（《赵绍琴温病学术思想在内伤杂病研究中的运用研究》）

【辨证思路】

赵绍琴认为，慢性肾病的基本病机是"风、湿、热邪深入营血，络脉瘀阻"。慢性肾病有血分郁热的病理基础，又多由风、湿、热邪诱发产生或加重，其病多热多瘀。西医检查发现的蛋白尿、贫血，赵绍琴认为这些都是邪实阻滞，血气运行不畅的表现，虽有虚证的表象，但并不能改变其邪实的本质。因此，本案病例辨证为湿阻气分，热郁血分，湿热积滞互阻，三焦不畅。

【治疗经验】

凉血化瘀是赵绍琴治疗慢性肾病的基本治法。疏风化湿法和疏调三焦法也是构成赵绍琴治疗慢性肾病基本法的两大要素。临证处方以此三法构成药方主干，并根据具体病情随症加减。赵绍琴常用的凉血化瘀类药物有生地榆、炒槐花、丹参、茜草、小蓟、赤芍、白茅根、凤尾草、鬼箭羽、紫草、地丁草、白头翁等。其临证处方中，凉血化瘀药少则一二味，多则七八味，具体视病情轻重而定。善用风药是赵绍琴临床用药的最显著特色，在本方中，荆芥、防风、白芷等风药的运用亦是别具匠心。首先，慢性肾病多由急性肾炎发展而来，病始于外邪侵袭，又常因外感因素反复或加重，故用风药解表疏风，切合病因。其次，该病证属热郁营血，又多有湿阻不化，湿与热合，如油入面，邪热深伏不解，三焦壅滞不畅，若单用清营凉血难于取效，故佐以辛散通行之风药，可疏气机，胜湿邪，散火郁，开腠理，使血分伏邪有外透之机，可谓直中病机。再次，选用风药有助于慢性肾病常见症状的解除，如水肿一症，投以风药可疏解肺卫，开鬼门而祛水湿，又如尿毒症常见之皮肤瘙痒，用风药可调和腠理，疏风止痒等。大腹皮、槟榔、大黄用于疏调三焦。其原理在于，一方面，由于受到慢性肾病是中医的肾虚、出现蛋白尿需及时补充蛋白等观点的影响，患者大多采取高蛋白、高热量饮食，结果补益不成，反而导致湿热积滞蕴郁胃肠，三焦传导不畅，加重血分热郁，从西医方面而言，尿蛋白不降反升，人体蛋白流失更多；另一方面，对于这种需要长期服药的疾病，必须注意脾胃功能的维护，只有脾胃运化功能正常，才能维持气机正常转枢，也有利于药物送达病所。因此选用疏调三焦诸药，既可消积导滞，消除壅塞气机之实邪，又能健脾助运，保护胃气，预防食郁。中焦枢机运转正常，则气机条达，三焦通利。

（四）鼓胀案（肝硬化）

卢某，男，46岁。1990年3月11日初诊。自20岁时患肝炎，经治疗后一直尚好。两年前因贫血去某医院就诊，经检查发现肝脾肿大，中等硬度，结合超声波、同位素检查确诊为肝硬化。现面色㿠白，牙龈经常出血，全身乏力，头晕心烦，失眠梦多，脘腹胀满，皮肤甲错，时有低热，大便干结，小便黄赤，舌红苔腻且黄厚，脉沉弦细且滑数。证属湿热郁滞于肝胆。拟先调气机，解郁结，升清降浊。药用柴胡6g，黄芩6g，川楝子6g，杏仁10g，藿香10g，佩兰10g，蝉衣6g，僵蚕10g，片姜黄6g，大腹皮6g，大黄2g，焦三仙各10g。服药10剂后，诸症见轻，二便正常，食欲渐增。仍以前法，佐以凉血化瘀。药用柴胡10g，黄芩6g，赤芍10g，丹参10g，香附10g，郁金10g，茜草10g，杏仁10g，旋覆花10g，白头翁10g，焦三仙各10g，水红花子10g，又服10剂，饮食二便正常，精神较佳，唯肝脾肿大未消，继以疏调气机，凉血化瘀，佐以软坚散结。药用当归10g，赤芍10g，牡丹皮10g，川芎10g，郁金10g，旋覆花10g，益母草10g，茜草10g，炙鳖甲20g，生牡蛎30g，大腹皮10g，槟榔10g，焦三仙各10g。服药30剂后，以此方加减改制成丸药，又服药3个月，再去医院复查，生化指标均属正常范围，肝脾均有较大幅度回缩，质地变软，并可以做轻体力工作。(《赵绍琴温病学术思想在内伤杂病研究中的运用研究》)

【辨证思路】

该患者鼓胀是因肝炎余毒未清，迁延而致。初诊症状以热郁湿阻为主，症见头晕心烦，失眠梦多，脘腹胀满，时有低热，大便干结，小便黄赤等，动血则牙龈出血，耗血则面白、乏力，久病入络，络脉瘀阻，故肌肤甲错，舌红苔腻且黄厚，脉沉弦细且滑数，全是湿热郁滞肝胆之象。

【治疗经验】

本案针对病机采用疏肝清热，宣郁化湿法。所用方药中以升降散加柴胡、黄芩、川楝子泄其肝热，藿香、佩兰芳香化湿，杏仁开宣肺气，焦三仙、大黄、大腹皮疏调三焦。因直中病机，故服药十剂即郁开症轻，二便饮食正常，则行第二阶段疗法，加入凉血化瘀之品，因其郁已开，故去升降散、藿香、佩兰等味，又服十剂，诸症顺利消除，惟肝脾肿大未消，故可转入第三阶段治疗。由于把握病机准确，用药不出半年，该患者不仅在自我感觉、化验指标上恢复健康，肝脾实质性的损伤也得到了控制和缓解。

赵绍琴认为，尽管肝硬化症状复杂繁多，但只要抓住"郁""瘀""虚"三个主要病机，分清主次，采取疏肝调郁为主，配以活血化瘀，咸寒软坚，调整阴阳，有步骤、分阶段进行治疗，常能收到满意的效果。一般分为四个阶段，第一阶段疏肝调郁，柴胡、黄芩、赤芍、蝉蜕、片姜黄、杏仁、焦麦芽，分清郁之所在，有所侧重。热郁、火郁者，舌必红，苔必黄，脉必弦数有力，热郁当清，火郁当发，可加入栀子、牡丹皮之属；气郁者，脉多沉弦而滞，气郁当疏，加佛手、香附之类；湿郁者，舌白苔腻，脉濡软，湿郁当开，宜加藿香、佩兰之属；食郁积滞者，舌苔厚而浊腻，脉来滑实，关部为甚，食郁当消，积滞当通，加保和丸、焦三仙之类。在第二、第三阶段，主要针对"瘀"进行调治，先以活血化瘀为法，再加养血与软坚。第二阶段多用牡丹皮、赤芍、茜草、郁金活血祛瘀，山栀子、白头翁、郁金凉血散郁，白芍柔肝止痛，杏仁、旋覆花利气行水，焦三仙疏调三焦。转入第三阶段治疗的指征是，诸郁疏解，血气渐畅，脏腑功能渐复，饮食睡眠趋于正常，而唯肝硬不消。以养血活血、宣郁畅气为主，兼顾局部肝之硬变，以化瘀消痞、咸寒软肝。其中当归、生地黄、川芎、白芍即四物汤，养血活血，为全方基础，鳖甲、牡蛎性味咸寒，软坚散结，郁金、益母草、茜草增强活血化瘀之力，方中仍用杏仁、旋覆花调畅气机、透热转气，以助诸药之效。第四阶段的调整阴阳法，乃后期调治原则。此法实则也是对"虚"的治法，具体而言无非"阳不足者扶其阳，阴不足者顾其阴，气不足者益其气，血不足者调养其血"。

三、复习思考题

1. 赵绍琴对"在卫汗之可也"的理解是什么？
2. 赵绍琴论治慢性肾病的主要病机以及治疗特点是什么？
3. 赵绍琴治疗肝硬化的四个阶段思路是什么？

扫一扫 知答案

第十八节　路志正医案

一、名医简介

路志正（1920—），字子端，号行健，河北藁城人，首届国医大师，首都国医名师，全国名老中医药学术经验继承工作指导老师，国家级非物质文化遗产传统医药项目代表性传承人。他崇尚脾胃学说和温病学说，师古而不泥古，大胆探索，推进学术继承与创新，在遵循中医整体观念和辨证论治的基础上，提出了"持中央，运四旁，怡情志，调升降，顾润燥，纳化常"系统调理脾胃的学术思想。他治学严谨，精心育人，关注中医药的命运，多次上书献策，并提出"治疗疑难病是中医的优势，要在辨证论治的基础上，充分发挥中医综合疗法优势，内外合用，针药并施，食药配合，身心同治。药不在多而在精，量不在大而在中病，贵在轻灵活泼，恰中病机。"临证治疗中，他发展了湿邪致病的理论，提出了"百病多从湿论治"的思想，并系统归纳为"审三因，察湿征；本中土，宣化渗；轻扬剂，和百病"十八字要诀，确立了燥痹、产后痹、痛风等风湿病的二级病名，阐释了其理论渊源并示以辨证心法及有效方药。另外，他还创立了调理脾胃治疗胸痹的理论，为治疗冠心病开辟了新的诊疗思路。主要著作有《路志正医林集腋》《实用中医风湿病学》等。

二、医案导读

（一）胃心痛案

杨某，男，35岁。素来体健，嗜食肥甘，吸烟，饮酒有时每顿竟达斤许。曾因左胸闷痛，稍劳则甚而多次查心电图，均为多个导联T波低平或倒置，确诊为冠状动脉供血不足。发病一年，经多方调治，奏效甚微而来求诊。患者形体丰腴，精神委顿，面色晦暗，下颌部有散在痤疮，舌质黯红，舌苔黄厚而腻；闻之语声重浊，自诉常感胸闷气短，左胸疼痛，稍劳则剧，纳呆泛恶，口黏干苦而不欲饮，便干溲赤，肢体酸重，心情烦躁，夜寐梦多；脉沉细而涩。查心电图，结果同前。

四诊合参，为胆胃失和，痰热蕴结，上蒙于心，络脉痹阻所致，属心痹中之胃心痛范畴。治宜清胆涤痰，和胃降逆。方用：清半夏12g，竹茹12g，枳壳10g，旋覆花9g（后下），茯苓15g，菖蒲12g，郁金10g，赤芍10g，炒杏仁10g，薏苡仁20g，茵陈12g，忍冬藤15g，炙甘草3g，水煎，早晚各服1次。同时投予茶饮方：小麦30g，绿豆15g，赤小豆15g，荷叶6g，六一散15g，枳椇子12g。

以上方为基础，随症略有增损，经治 3 个月，诸症日渐减轻，甚至消失。复查心电图正常，追访半年无复发。(《路志正医林集腋·清胆和胃疗心痹》)

【辨证思路】

胃心痛乃属中医胸痹之范畴，《灵枢·五邪》指出："邪在心，则病心痛。"《素问·缪刺论》中又有"卒心痛""厥心痛"之称，故胸痹亦有心痹之谓，西医学多称为"冠心病"。本案患者嗜食肥甘，好烟酒，故而脾胃受损，运化失常，日久则聚湿生痰，形成痰湿体质，可见形体丰腴，精神委顿，面色晦暗；痰湿阻滞，气机失调，则蕴而化热，则呈痰热上犯之势，故见患者下颌部有散在痤疮，舌质黯红，舌苔黄厚而腻；胆为清净之府，性喜宁谧而恶烦扰，痰浊内扰，则胆胃失和，痰气交阻，则闭阻心脉，而成胸痹。路氏通过四诊合参认为，该患者乃胆胃失和、痰热蕴结、上蒙于心、络脉痹阻所致。

【治疗经验】

路氏崇尚脾胃学说，认为心痹虽病位在心，但其发病与脾胃有密切关系。脾胃为气机升降之枢纽，倘脾胃失和，升降失常，影响运化水谷及水湿，则常见气滞、湿聚、痰蕴、瘀血等。以清胆涤痰、和胃降逆法治之，处方为温胆汤加味。方中半夏、旋覆花理气化痰，和胃降逆；竹茹清热化痰，除烦止呕；茯苓健脾祛湿，安神宁智；菖蒲、郁金、赤芍理气活血，开胸宣痹；枳壳、杏仁行气宽胸，润肠通便；薏苡仁、茵陈渗利湿热；忍冬藤通经活络。路氏治疗痰湿胸痹常开宣上焦、芳化中焦、渗利下焦，仿《温病条辨》的三仁汤，用药以轻灵为贵，中病即止。对于主方兼顾不到的症状，又常以茶饮方代之，其中小麦养心气，绿豆、赤小豆、枳椇子、六一散清利湿热而解酒毒，荷叶醒脾胃，升清阳。该茶饮方药食同源，性味清淡，对治疗疾病和养生保健有协同和辅助作用。

(二) 泄泻案

患者雷某，女性，64 岁，因患痔瘘十余载，便血年余，于 1982 年 2 月 9 日在某院行瘘管根治术，术后腹泻频作，昼夜达二十余次，经口服小檗碱、输液、药物灌肠等治疗，未见奏功。转服苦寒清热、涩肠止泻、芳香化浊等中药亦罔效，病情日渐加重，体质日衰。于 1982 年 3 月 2 日邀诊。

据述腹泻频作，脘腹胀满，口渴心烦溲频，倦怠乏力，手足心热，不思饮食，察两目呆滞，精神萎靡，面色萎黄，两颧发红，形体消瘦，唇焦齿燥，舌红无苔，脉细而数。乃素体阴虚，久泻伤津，脾阴不足，不能运化精微。药用太子参、莲肉、扁豆、山药、云苓、玉竹、炒白芍、乌梅肉、生谷麦芽、炙甘草，水煎去头煎不用，用二三煎分服，此即周慎斋"淡养胃气，微甘养脾阴"之旨。

患者进上方 5 剂后复诊，泄泻止而腹胀除，精神见振，食欲渐增，唯感身倦嗜卧，口微干，舌红苔薄，脉来沉缓不数。此脾阴见复，精微得布，脏腑已得营运滋养之征，再以前法续进。上方去玉竹，少佐白术以振奋脾胃而生津液，又服

3剂，而获痊愈。（《路志正医林集腋·脾阴虚泄泻诊治偶得》）

【辨证思路】

《难经·五十七难》谓："泄凡有五，其名不同：有胃泄，有脾泄，有大肠泄，有小肠泄，有大瘕泄。"本案患者患痔瘘十余载，便血年余，致营血亏虚，加上术后气血必损，脾胃虚衰，运化失职，水谷不化，积谷为滞，湿滞内生，遂成泄泻，故见术后腹泻频作，昼夜达二十余次，服苦寒清热、涩肠止泻、芳香化浊等中药亦罔效。久病失治，腹泻频作，则阴津亦耗，致气阴两虚，故患者可见口渴心烦溲频，倦怠乏力，手足心热，不思饮食，两目呆滞，精神萎靡，面色萎黄，两颧发红，形体消瘦，唇焦齿燥，舌红无苔，脉细数等症。

【治疗经验】

路氏诊察病机，认为患者乃素体阴虚，久泻伤津，脾阴不足，不能运化精微所致，即唐容川所谓："脾阴不足，水谷仍不化也。"治疗宗缪仲淳"甘凉滋润益阴"，叶天士"病后，阴伤作泻"案之方意，药用太子参、莲肉、扁豆、山药、云苓以益气健脾，渗湿止泻，涩肠固脱；玉竹、炒白芍养血益阴，生津止渴；生谷麦芽、炙甘草消食和中，健脾开胃；乌梅肉既涩肠止泻，又可酸以入肝，以甘养胃，以酸制肝，即泄木安土之法。水煎去头煎不用，用二三煎分服，此即周慎斋"淡养胃气，微甘养脾阴"之旨。

（三）呃逆案

高某，男，60岁，河南籍，据述呃逆已三十载，近年加重，常无诱因而发。开始每月仅发1～2次，近几年每月发3～4次，每次发作连续数月，经治始解。近数月来发作频繁，每隔3～4天1次，既不能进食，也不能入睡，须坐以待旦，自觉体衰病重。在原籍经中西医诊治未见轻缓，于1983年10月来首都301医院住院治疗两月，亦未见好转而来我院就诊。某医诊为"肝气横逆，胃气上逆"，给予旋覆代赭合丁香柿蒂汤加减，药用旋覆花、公丁香、陈皮、半夏、伏龙肝、代赭石、柿蒂、竹茹、生姜、刀豆子、枇杷叶、藿香、浙贝，服十剂而病依然。于12月12日延余诊之。

患者年高已届花甲，形体虚弱，呃声低微，气短不续，良久一作，自觉有气从脐下上冲而来，纳谷呆滞，肢倦神疲，腰膝无力，四末不温，舌淡苔薄白，脉来沉细尺弱，乃脾肾阳虚，肾不纳气所致。治宜温中健脾，补肾纳气。药用太子参10g，炒白术9g，云茯苓12g，淡附子6g（先煎），广陈皮9g，怀山药12g，菟丝子12g，巴戟肉9g，沉香曲2g，胡桃仁2枚。水煎，空腹分2次温服。

1983年12月18日前来复诊。据述服药5剂，呃逆已止，停药两日亦未发作。患者因来京日久，又见初效，拟回原籍继续调治。即以原方增加胡桃仁2个，嘱两日服1剂，以巩固疗效。半年后经追访，未再发作。（《路志正医林集腋·脾肾阳虚呃逆》）

【辨证思路】

朱丹溪在《格致余论·呃逆论》中说："呃，病气逆也，气自脐下直冲，上出于口，而作声之名也。"呃逆多由饮食不当、情志不遂和脾胃亏虚等所致，胃失和降，气逆动膈是呃逆的主要病机。本案患者呃逆已三十载，日渐加重，致脾胃气虚，升降失常，故刻诊见形体虚弱，呃声低微，气短不续，良久一作，自觉有气从脐下上冲而来，纳谷呆滞，肢倦神疲。脾胃为后天之本，气血生化之源，肾为先天之本，元气之根，主藏精摄纳，久病则化源不足，致脾肾阳虚，摄纳无权，冲脉之气上逆而发为呃逆。

【治疗经验】

路氏详审病机，治以温中健脾、补肾纳气之法，方以五味异功散加减，以太子参、炒白术、云茯苓、广陈皮益气健脾，理气和胃，合淡附子既能温中又能补脾胃之阳，调后天之本；以怀山药、菟丝子、巴戟肉补肾填精、强壮腰膝，又固护下元之气，补先天之本；沉香曲、胡桃仁补肾助阳，温肾纳气。诸药合用，共奏温脾益肾、纳气归元之功。

（四）尪痹案

唐某，女，年59岁，2011年3月24日因"全身关节疼痛20年"初诊。20余年前出现双手指关节疼痛，活动不利，渐至全身大小关节疼痛，有时晨僵，夜晚疼痛加重，2006年开始出现关节变形，屈伸不利，双小指发凉麻木，外院诊断为"类风湿关节炎"，予氨甲蝶呤、雷公藤治疗。刻下：周身大小关节刺痛，有走窜感，口淡无味，大便干，尿黄，背臀痛。患者形体偏瘦，双掌指关节肿大变形，拘挛，双足趾关节变形，肘膝关节变形屈伸不利，四肢可见多处血管迂曲并呈瘀斑状。予仲景师方化裁，治以益气活血、温经通络。方以桂枝芍药知母汤加减，药用：生黄芪18g，当归12g，桂枝12g，赤白芍各12g，炙麻黄6g，炒白术15g，淡附片（先煎）8g，细辛3g，防风12g，防己15g，全虫6g，露蜂房10g，炒三仙各12g，忍冬藤30g，川怀牛膝各15g，佛手9g，甘草8g，生姜2片为引，7剂，水煎服，日1剂，早晚分服。

泡洗方：浮萍10g，独活12g，防风12g，防己15g，丹参15g，马鞭草30g，苏木20g，芒硝30g，追地风15g，制乳没各8g，桃仁、红花各10g，鸡血藤2g，7剂，先熏后洗，注意水温，预防烫伤。

服药7剂后，关节疼痛减轻，晨僵较前缓解，怕冷减轻，食欲渐好。上方加减继服，外洗方继用，诸症减轻，随诊半年病情无加重。（《路志正临证精要·临床案例赏析》）

【辨证思路】

《素问·痹论》曰："风寒湿三气杂至，合而为痹也。其风气胜者为行痹，寒气胜者为痛痹，湿气胜者为着痹也。"尪痹相当于西医学的类风湿关节炎，其起病缓慢，反复迁延不愈，多因感受风寒湿邪而发作，其病机多为先天禀赋不足，营卫虚弱，复感风寒湿热之邪，导致气血凝滞不通，痹阻经络，造成全身关节肿痛。病程迁延日久，则耗气伤血，损及肝肾，故多呈本虚标实之特征。故而可见患者周身大小关节刺痛，有走窜感，且四肢可见多处血管迂曲并呈瘀斑状，此乃气滞血瘀，络脉不通之征；形体偏瘦，双掌指关节肿大变形，拘挛，双足趾关节变形，肘膝关节变形屈伸不利，此乃肝肾亏虚，营血不足之象；口淡无味，大便干，尿黄当为寒湿蕴热所致，正如《类证治裁》中曰："诸痹……由营卫先虚，腠理不密，风寒湿乘虚内袭，正气为邪气所阻，不能宣行，因而留滞，气血凝涩，久而成痹。"

【治疗经验】

路氏遵仲景《金匮要略》方桂枝芍药知母汤合黄芪桂枝五物汤之意加减化裁，前方可"治诸肢节疼痛，身体尪羸，脚肿如脱"等症，具有祛风除湿，通阳散寒，兼以清热之功；后方主治"血痹阴阳俱微……身体不仁，如风痹状"，具有益气和血，温经通痹之功；又以蜂房、全虫、忍冬藤、牛膝等增强活血逐瘀，通络止痛，补益肝肾。同时，配合活血通络之外洗方，内外同治，以求速效。全方标本兼顾，体现了祛邪而不伤正，扶正而不留邪的特点。

三、复习思考题

1. 路志正调治脾胃并病的特点是什么？
2. 简述路志正湿邪致病的理论。

扫一扫知答案

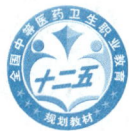

全国中等医药卫生职业教育"十二五"规划教材

免疫检验技术

（供医学检验技术专业用）

主　编　张晓红（郑州市卫生学校）
副主编　李淑珍（新疆喀什地区卫生学校）
　　　　张亚光（河南职工医学院）
　　　　许洪霞（哈尔滨市职工医学院）
　　　　王　挺（南阳医学高等专科学校）
编　委　梁惠冰（广东省连州卫生学校）
　　　　原　英（哈尔滨市卫生学校）
　　　　杨月姬（广东省湛江卫生学校）
　　　　崔　佳（郑州市卫生学校）
　　　　韩冬霞（新疆伊宁卫生学校）
　　　　刘桂英（牡丹江市卫生学校）
　　　　丁文静（贵州省人民医院护士学校）

中国中医药出版社
·北京·

图书在版编目（CIP）数据

免疫检验技术/张晓红主编．—北京：中国中医药出版社，2013.8
全国中等医药卫生职业教育"十二五"规划教材
ISBN 978 - 7 - 5132 - 1529 - 9

Ⅰ.①免…　Ⅱ.①张…　Ⅲ.①免疫学－医学检验－中等专业学校－教材
Ⅳ.①R446.6

中国版本图书馆 CIP 数据核字（2013）第 135510 号

中 国 中 医 药 出 版 社 出 版
北京市朝阳区北三环东路 28 号易亨大厦 16 层
邮政编码　100013
传真　010 64405750
北京市松源印刷有限公司印刷
各地新华书店经销
*
开本 787 × 1092　1/16　印张 14　字数 311 千字
2013 年 8 月第 1 版　2013 年 8 月第 1 次印刷
书　号　ISBN 987 - 7 - 5132 - 1529 - 9
*
定价　35.00 元
网址　www.cptcm.com